A. A. Bühlmann · E. B. Völlm · P. Nussberger
Tauchmedizin

Springer-Verlag Berlin Heidelberg GmbH

A. A. Bühlmann · E. B. Völlm · P. Nussberger

Tauchmedizin

Barotrauma
Gasembolie · Dekompression
Dekompressionskrankheit
Dekompressionscomputer

5., vollständig überarbeitete Auflage

Mit 47 Abbildungen und 33 Tabellen

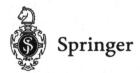 Springer

Professor Dr. med. Albert A. Bühlmann †

Ernst B. Völlm, dipl. Masch.-Ing. ETH
Im Lätten 7
8802 Kilchberg
Schweiz

Dr. med. Peter Nussberger
Rütiring 107
4125 Riehen/BS
Schweiz

Der vorliegende Band basiert auf dem 1983 erschienenen Buch:
A. A. Bühlmann: Dekompression – Dekompressionskrankheit
© Springer-Verlag Berlin Heidelberg New York Tokyo

ISBN 978-3-642-62753-8   ISBN 978-3-642-55939-6 (eBook)
DOI 10.1007/978-3-642-55939-6

Die Deutsche Bibliothek – CIP-Einheitsaufnahme
Bühlmann, Albert A.: Tauchmedizin: Barotrauma, Gasembolie, Dekompression,
Dekompressionskrankheit, Dekompressionscomputer / Albert A. Bühlmann; Ernst
B. Völlm; Peter Nussberger. – 5., vollst. überarb. Aufl. – Berlin; Heidelberg; New
York; Barcelona; Hongkong; London; Mailand; Paris; Tokio: Springer, 2002
   4. Aufl. u. d. T.: Tauchmedizin
   ISBN 978-3-642-62753-8

http://www.springer.de/medizin

© Springer-Verlag Berlin Heidelberg 1990, 1993, 1995, 2002
Softcover reprint of the hardcover 5th edition 2002

Umschlaggestaltung: de'blik, Berlin
Herstellung: M. Uhing
Satz: K+V Fotosatz GmbH, Beerfelden

Gedruckt auf säurefreiem Papier   22/3111   5 4 3 2 1

Vorwort zur 2. Auflage

In der Medizinischen Universitätsklinik Zürich wurde die erste Überdruckkammer im Jahre 1959 in Betrieb genommen. Mit simulierten Tauchgängen in dieser Einmannkammer ergaben sich neue Wege für das Tieftauchen im Bereich von 200–300 m. Aus bescheidenen Anfängen entwickelte sich ein leistungsfähiges Laboratorium.

Die Tauchmedizin hat enge Beziehungen zur Höhenphysiologie, zur Flugmedizin und zur Pathophysiologie der Atmung und des Kreislaufs, ein Arbeitsgebiet, das in Zürich von meinem Lehrer P. H. Rossier besonders gefördert wurde. Damit ergab sich ein enger personeller Kontakt mit dem kardiopulmonalen Laboratorium und anderen Speziallaboratorien der Medizinischen Klinik sowie eine Zusammenarbeit mit anderen Kliniken im Universitätsspital Zürich.

Die Forschung wurde zur Hauptsache mit privaten Mitteln finanziert und war immer praxisorientiert. Das umfangreiche experimentelle Programm konnte nur dank der Mitarbeit vieler interessierter Sporttaucher durchgeführt werden. Herr R. Gamba, der von 1964–1968 an vielen Pilotversuchen im Bereich von 30–300 m beteiligt war, sei stellvertretend für alle diese freiwilligen Mitarbeiter erwähnt. Die Tauchlehrer G. Götte und B. Müller haben mit ihrem Einsatz die Durchführung von realen Tauchgängen in Bergseen und die Herausgabe von modernen Dekompressionstabellen für Sporttaucher ermöglicht. Die Herren Dr. M. Hahn und B. Cole haben Versionen dieser Tabellen in der Bundesrepublik Deutschland bzw. in England herausgegeben.

1983 gelangten die ersten elektronischen Tauchcomputer in den Fachhandel. Diese Geräte haben bald die Tauchgewohnheiten stärker beeinflusst, als anfänglich erwartet wurde. Mit der zahlenmäßigen Zunahme von Pendeltauchgängen sowie von Wiederholungstauchgängen nach kurzen Intervallen an der Oberfläche ergaben sich neue Risiken. Nach jedem Tauchgang ist der Lungenkreislauf und damit die Abgabe des während des Tauchgangs zusätzlich aufgenommenen Stickstoffs zeitweise beeinträchtigt. Diese Verhältnisse mussten mit entsprechenden Experimenten untersucht werden. Die Ergebnisse müssen aber auch bei der Programmierung von Tauchcomputern berücksichtigt werden. Eine gute Lösung des Problems erfordert die enge Zusammenarbeit zwischen Tauchinstruktor, Tauchmediziner und EDV-Spezialist. Herr E. Völlm, Diplommaschineningenieur, Zürich, der einen erfolgreichen Dekompressionscomputer entwickelt hat, ist der kompetente Autor des entsprechenden Kapitels dieses Buches.

Bei den ersten von 1960–1962 durchgeführten Tieftauchversuchen war die risikoarme Dekompression ein Hauptproblem. Für den Bereich von 200–300 m existierten damals keine erfolgreichen Dekompressionsprofile. Es standen uns über die Aufsättigung des Körpers mit Helium nur rudimentäre Daten zur Verfügung. Das Rechenmodell, mit dem auf der Grundlage der Messung von Druck, Zeit und Atemgas die Dekompression bei gleichzeitiger Präsenz von Stickstoff und Helium berechnet werden kann, musste erst entwickelt werden. Viele Ärzte haben eine verständliche Aversion gegen komplizierte mathematische Formeln und Rechenmodelle. Die bescheidenen mathematischen Kenntnisse des Autors sind ein Beweis dafür, dass diese Berechnungen in Wirklichkeit einfach sind.

Das Barotrauma der Ohren sowie die arterielle Gasembolie nach einem Lungenriss haben für den Sporttaucher zahlenmäßig eine größere Bedeutung als die Dekompressionskrankheit. Die Medizinische Universitätsklinik Zürich wurde Ende der 60er Jahre zu einem überregionalen Zentrum für die Behandlung von verunfallten Tauchern. Die Behandlung in der Überdruckkammer hat sich grundlegend geändert. Es konnte z.B. gezeigt werden, dass mit hyperbarem Sauerstoff bei Läsionen des Rückenmarks auch noch mehrere Tage nach dem Tauchgang eine wesentliche Besserung des Zustandes erreicht wird.

Die Ergebnisse der tauchmedizinischen Arbeit in Zürich waren seit 1960 von Anerkennung und Widerspruch begleitet. Wenn Außenseiter unkonventionelle Wege einschlagen, sind Skepsis und Ablehnung naheliegend. Die 30 Jahre dauernde Kontinuität der praktischen Tauchmedizin und der experimentellen Forschung ermöglicht es dem Autor, die Grundlagen entsprechend dem Titel dieser Monographie darzustellen sowie die z.T. persönlichen und nicht allgemein akzeptierten Konzepte mit aussagekräftigen Zahlen zu diskutieren.

A. A. Bühlmann

Vorwort zur 4. Auflage

Am 16. März 1994 verstarb Prof. Albert A. Bühlmann. Es war ihm nicht mehr vergönnt, seine Pläne für eine neue Auflage des hier vorliegenden Buches zu realisieren, das die Ergebnisse seiner über dreißigjährigen wissenschaftlichen Arbeit auf dem Gebiet der Tauchmedizin zusammenfasst und einen Überblick über die praktische Tauchmedizin und experimentelle Forschungsergebnisse verschafft. Die Berücksichtigung der jüngsten Ergebnisse, insbesondere des erstmals zu Beginn des Jahres 1994 der Öffentlichkeit vorgestellten adaptiven Rechenmodells ZH-L8 ADT, war ihm ein wichtiges Anliegen.

Gemeinsam mit der Redaktion haben die Unterzeichner entschieden, die 4. Auflage des Buches in möglichst unveränderter Form auf der 3. Auflage aufzubauen. Eine wesentliche inhaltliche Ergänzung bildet jedoch das neu eingefügte Kapitel 10, welches das adaptive Rechenmodell ZH-L8 ADT erläutert. Herr E. Völlm ist der Verfasser dieses Teiles. Er stellt das für die Entwicklung zukunftsweisender Tauchcomputer wichtige Ergebnis der letzten gemeinsam mit Prof. Albert A. Bühlmann getätigten Arbeiten dar. Verschiedene bedeutende Änderungen und Ergänzungen erfuhr auch das Kapitel 11 (bisher 10) „Dekompressionscomputer".

Die Unterzeichner danken Prof. Dr. med. E. Russi, Leiter der Abteilung Pneumologie des Departments für Innere Medizin der Universität Zürich, für seine wertvollen Hinweise bei der Durchsicht des Manuskriptes.

E. Völlm   T. Bühlmann

Vorwort zur 5. Auflage

Mit der Herausgabe einer neuen Auflage dieses in medizinisch interessierten Taucherkreisen weltweit bekannten Buches des 1994 verstorbenen Professors Albert A. Bühlmann soll die tauchmedizinische Entwicklung in der Schweiz zu einer Zeit aufgezeigt werden, in welcher Forschungsergebnisse, Versuche und Schlussfolgerungen des Autors ihresgleichen suchten. Die Aufzeichnungen der vielfältigen Theorien und Modelle sowie die Protokolle durchgeführter Versuche sind historisch bedeutende Pionierleistungen und Schlüsselereignisse, welche für die Sporttaucherei noch heute bedeutungsvoll sind, aber auch das Offshoretauchen in 200–300 m (Sättigungstauchen) damals erst ermöglicht haben.

Es wurde versucht, Bühlmanns Werk zu würdigen und seine Versuche und Schlussfolgerungen möglichst so wiederzugeben, wie er sie beschrieb und publizierte. Die grundlegenden Forschungsarbeiten, verbunden mit den damals revolutionären Ideen von Hannes Keller, sind erhaltenswert und nach wie vor in vielen Bereichen der Tauchmedizin aktuell. Hervorzuheben ist das stete Anliegen Bühlmanns, als Tauchmediziner und Dekompressionsforscher seine Berechnungsgrundlagen, seine Versuche sowie seine Erkenntnisse zu jeder Zeit und vorbehaltlos zu publizieren.

Wenn es auch immer wieder Kritik an Bühlmanns Überlegungen, Modellen und Berechnungen gab, so profitieren noch heute viele Fachleute von den bewährten Algorithmen. Es kann und soll deshalb nicht das Ziel sein, mit der überarbeiteten Auflage das bekannte und interessante Buch mit den wertvollen Gedanken und Arbeiten Bühlmanns zu einem modernen Lehrbuch umzufunktionieren. Es stehen heutzutage genügend theoretische Lehrbücher zur Verfügung, die aktuelle Kenntnisse und Schlussfolgerungen auf Grund neuester Erkenntnisse und Erfahrungen dokumentieren. Zahlen wurden dort aktualisiert, wo es sich nicht um Aufzeichnungen aus Bühlmanns Forschungszeit handelt. Soweit es notwendig erschien, wurde am Ende der jeweiligen Kapitel auf neuere Erkenntnisse hingewiesen. Die Kapitel über elektronische Dekompressionscomputer – welche ja erstmals in der 2. Auflage Eingang fanden – wurden auf den heutigen Stand gebracht.

E. Völlm   P. Nussberger

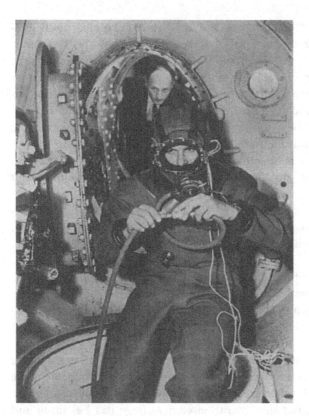

H. Keller beim Einstieg in den Wassertank der Druckkammeranlage der französischen Marine in Toulon. Erster Tauchgang entsprechend einer Wassertiefe von 300 m am 25. April 1961

Inhaltsverzeichnis

Symbole, Abkürzungen, Maßeinheiten

Druck

Pa	Druckeinheit (Pascal), SI-Einheit (gesetzlich zugelassen)
ATA	Druckeinheit (1 ATA = 101,325 kPa = 1,01325 bar)
bar	Druckeinheit (1 bar = 100 kPa = 750,062 Torr)
$p_{amb.}$	Umgebungsdruck
$p_{amb.tol.}$	tolerierter Umgebungsdruck, ohne Symptome der Dekompressionskrankheit
p_{atm}	atmosphärischer Druck, Luftdruck

Atemgase

F	Anteil (Fraktion) eines Gases im Gasgemisch
FO_2	Anteil des Sauerstoffs im Gasgemisch
FN_2	Anteil des Stickstoffs im Gasgemisch
$p_A H_2O$	Wasserdampfdruck in den Lungenalveolen und Atemwegen (bei 37 °C und Sättigung 6,27 kPa = 0,0627 bar)
$p_I O_2$	Sauerstoffteildruck (-partialdruck) im Atemgas bei der Einatmung
$p_A O_2$	Sauerstoffteildruck in den Lungenalveolen
p_I i.g.	Inertgasteildruck im Atemgas (Einatmung)
$p_I He$	Heliumteildruck im Atemgas (Einatmung)
$p_I N_2$	Stickstoffteildruck im Atemgas (Einatmung)

Atemgase im Blut und im Gewebe

$p_a N_2$	Stickstoffteildruck im arteriellen Blut
$p_c N_2$	Stickstoffteildruck in den Lungenkapillaren
$p_{\bar{v}} N_2$	Stickstoffteildruck im venösen Mischblut
$p_{t.} N_2$	Stickstoffteildruck im Gewebe ($_{t.}$ für „tissue")
$p_{t.} He$	Heliumteildruck im Gewebe
$p_{t.\,tol.} N_2$	tolerierter Stickstoffteildruck im Gewebe, ohne Symptome der Dekompressionskrankheit
$p_{t.\,tol.}$ i.g.	tolerierter Inertgasdruck im Gewebe ($p_t N_2 + p_t He + ...$)

Druckausgleich

t	Zeit [min]
t_E	Expositionszeit
t_0	Beginn der Exposition
$t_{1/2}$	Halbwertszeit
$t_{1/2}He$	Heliumhalbwertszeit
$t_{1/2}N_2$	Stickstoffhalbwertszeit

Atmung und Kreislauf

C.I.	Herzzeitvolumenindex („cardiac index"; $l/min/m^2$)
HZV	Herzzeitvolumen [l/min]
$\dot{V}_E$	Ventilation der Lungen, BTPS [l/min]
R	respiratorischer Quotient (Kohlensäureabgabe/Sauerstoffaufnahme)
BTPS	Körpertemperatur, effektiver Umgebungsdruck (mit Wasserdampf gesättigt)
STPD	0 °C, 101,325 kPa (760 mmHg), trocken (Standardbedingungen für Sauerstoffaufnahme und Kohlensäureabgabe)

Weitere Abkürzungen

T	Temperatur

1 Einleitung: Tauchmedizinische Forschung in der Schweiz

Medizinische Forschungen in der Höhe haben in der Schweiz eine lange Tradition. Die Wirkungen des Überdrucks auf den Menschen interessierten wenig. Die großen Eisenbahn- und Straßentunnel wurden ohne Einsatz von Caissons erbaut. Deshalb hatten auch die Arbeitsmediziner kein besonderes Interesse für die Risiken des gegenüber der Norm erhöhten Umgebungsdrucks. In der Schweiz gibt es auch heute nur wenige Berufstaucher. Hingegen hat die Zahl der Sporttaucher während der vergangenen 40 Jahre dauernd zugenommen und betrug 2000 rund 30 000.

Hannes Keller, ein junger, technisch und mathematisch begabter Sporttaucher, konfrontierte den Autor im Jahre 1959 mit den Schwierigkeiten des Tieftauchens. Man diskutierte den Tiefenrausch, der mit Helium anstelle von N_2 vermieden werden könne. Damit ergab sich aber das Problem der Dekompression nach Sättigung des Körpers mit Helium sowie der gleichzeitigen Präsenz von N_2 und Helium in den verschiedenen Geweben des Körpers.

Der Zweifel an Dogmen, wie sie v. a. in der populärwissenschaftlichen Literatur vertreten wurden, aber auch das Fehlen einer tauchmedizinischen Autorität in der Schweiz erleichterten es, unkonventionelle Wege zu betreten. Bekannt waren damals die Atom- bzw. Molekulargewichte und die Löslichkeitskoeffizienten der möglichen Atemgase, wie Helium, N_2 und Argon. Zur Verfügung standen auch die Dekompressionstabellen für Lufttauchgänge der französischen Marine (GERS) und der US-Navy. Mit der Annahme einer praktisch linearen Beziehung zwischen Umgebungsdruck und dem vom Menschen tolerierten N_2-Überdruck war es möglich, die aus den erwähnten Tabellen extrahierten Toleranzgrenzen in den Bereich von 20 bis 30 bar[1] zu extrapolieren. Entsprechend den Tabellen der US-Navy wurde für N_2 eine längste Halbwertszeit von 240 min angenommen.

Bereits im Herbst 1959 wurde im Zürichsee ein Tauchgang bis 120 m ohne Schwierigkeiten durchgeführt. Es folgte 1960 ein gelungener simulierter Tauchgang auf 250 m in den Anlagen der französischen Marine in Toulon. 1961 demonstrierte H. Keller in Toulon und in Washington innerhalb von 14 Tagen 2 Tauchgänge auf 215 m und einen Tauchgang auf 300 m. Das exakte Profil dieser Tauchgänge mit 5 verschiedenen Atemgasen wurde vorher in Zürich in einer Ein-

---

[1] Die Umrechnungsfaktoren in andere Druckeinheiten stehen in Tabelle 12, S. 87.

mannkammer mit der Kombination von Überdruck und Unterdruck mit den Druckverhältnissen 31 zu 1 bzw. 22 zu 1 getestet (Abb. 1 und 2). IBM-Schweiz stellte für die Berechnung des optimalen Zeitpunktes für den Wechsel von einem zum anderen Atemgas einen Computer zur Verfügung. H. Keller wurde später ein erfolgreicher EDV-Spezialist und EDV-Unternehmer.

Die gelungenen Demonstrationen in Toulon und Washington bedeuteten einen Durchbruch für das Tieftauchen mit Helium. Die Fachleute waren weniger von der erreichten Tiefe als von der sehr schnellen und beschwerdefreien Dekompression beeindruckt. In der Folge unterstützte die US-Navy eine Testserie im Bereich von 150–300 m mit etwas längeren Aufenthaltszeiten wie 20 min bei 200 m und 5 min bei 300 m. Bei diesen simulierten Tauchgängen wurden auch die Blutgase und die Atemwegswiderstände untersucht [42, 61]. Mit den längeren Aufenthaltszeiten ergaben sich wesentlich längere Dekompressionszeiten in der Größenordnung von 4 h. Diese Versuche zeigten, dass mit längeren Halbwertszeiten als bei den Pilotversuchen gerechnet werden muss.

Am 3. 12. 1962 erreichte H. Keller mit dem Journalisten P. Small im Meer bei San Diego in Kalifornien eine Tiefe von 300 m. H. Keller verließ die Druckkapsel, schwamm einige Minuten und kehrte programmgemäß in die Kapsel zurück. Während der Dekompression traten Schwierigkeiten bei der Gaszufuhr zu den Atemgeräten auf, die P. Small infolge Hypoxie das Leben kosteten. Der erste reale Tauchgang im Meer in einer Tiefe von 300 m war gleichzeitig ein Erfolg und eine Tragödie und für alle Beteiligten eine Lehre zum Thema Sicherheit beim Tauchen.

Weitere Fortschritte beim Tieftauchen waren nur noch von einem systematischen Vorgehen zu erwarten, was in Zürich mit der Unterstützung durch Shell International, Den Haag, ermöglicht wurde. Als erstes galt es, experimentell festzustellen, mit welchen längsten Halbwertszeiten für N_2 und Helium gerechnet werden muss. Mit schrittweise verlängerten Aufenthaltszeiten in einer simulierten Tiefe von 30 m und einer größeren Zahl von verschiedenen Versuchspersonen wurde für Helium eine längste Halbwertszeit von 180–240 min und für N_2 eine solche von 480–635 min ermittelt [28]. Bei diesen Versuchen zeigte sich auch, dass die Gewebe mit langen Halbwertszeiten für N_2 einen wesentlich geringeren N_2-Überdruck symptomlos tolerierten, als erwartet wurde. Für die Berechnung der Dekompression

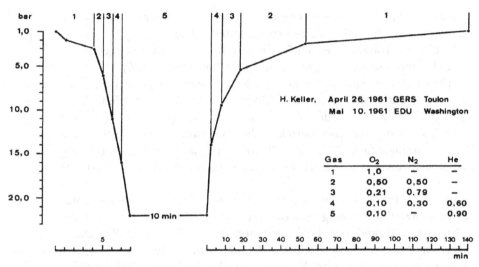

Abb. 1. Exposition während 10 min bei 22,0 bar. Kontinuierliche Kompression und Dekompression mit 5 verschiedenen Atemgasen. Bei 22,0 bar leichte Arbeit mit Gewichtheben im Wasser. Dekompressionszeit 140 min

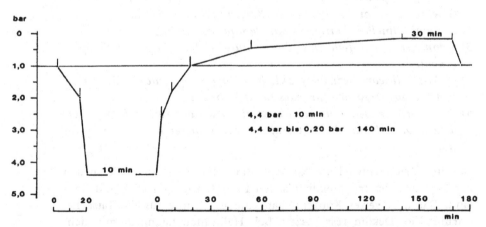

Abb. 2. Vorherige Testung des Dekompressionsprofils der Tauchgänge am 26. 4. 1961 und 10. 5. 1961 mit der Kombination von Überdruck und Unterdruck. Von 1,0–0,5 bar wurden 50% O_2 + 50% N_2 und von 0,5 bis 0,2 bar 100% O_2 eingeatmet. Der Aufenthalt bei 0,2 bar dauerte 30 min, was für das Auftreten von Schmerzen als Zeichen einer ungenügenden Dekompression zu kurz ist

wurde das Spektrum sukzessive auf je 16 Halbwertszeiten für N_2 und Helium erweitert. Die exakte experimentelle Bestimmung der unterschiedlichen Toleranzgrenzen für Helium und N_2 in Abhängigkeit von den Halbwertszeiten erfolgte erst mehrere Jahre später [20].

1966 konnten, wie vorgesehen, im Mittelmeer Langzeitexpositionen mit O_2-Helium bei 30 m und 220 m durchgeführt werden. Diese „Capshellversuche" verliefen dank der umsichtigen Leitung durch Cdr. J. Carr ohne ernste Zwischenfälle. Die Ergebnisse wurden dann mit Sättigungstauchgängen bei 220 m und 300 m in Zürich und zusätzlich in den Anlagen der Royal Navy in Alverstoke gesichert [29, 69].

Bei dem in Zürich entwickelten Konzept für das Tieftauchen spielt die gleichzeitige Atmung von Helium und N_2 sowie der Wechsel der Inertgase während der Dekompression eine wichtige Rolle. Damit ergab sich die Notwendigkeit, bei der experimentellen Forschung die angenommenen Vor- und Nachteile der beiden Gase nachzuprüfen. Die theoretische Grundlage blieb dabei seit 1960 unverändert:

1) Berechnung des Druckausgleichs zwischen Atemgas und Körper für ein enges Spektrum einer größeren Zahl von Halbwertszeiten, die Gewebe bzw. Kompartimente des Körpers repräsentieren,

2) 2,65mal schnellere Sättigung mit Helium als mit N_2,

3) Summierung des Teildrucks von Helium und N_2 in jedem Kompartiment,

4) praktisch lineare Beziehung zwischen Umgebungsdruck und toleriertem Inergasüberdruck für jedes Kompartiment.

5) Der tolerierte Heliumüberdruck ist höher als der tolerierte N_2-Überdruck, weil Helium in Blut und Gewebe weniger gut löslich ist als N_2.

Das in Zürich entwickelte Konzept stand teilweise im Widerspruch zur Meinung der tauchmedizinischen Experten in den USA und England. Das „Schweizer Konzept" gab eine Erklärung für die Tatsache, warum die Dekompressionszeit bei Heliumtauchgängen mit dem Wechsel zu Luftatmung im geeigneten Zeitpunkt ohne Risiko beträchtlich verkürzt werden kann. Die theoretische Grundlage der Methode enthält aber auch die scheinbar paradoxe Konsequenz, dass ohne Senkung des umgebenden Gesamtdrucks und bei gleichbleibendem Inertgasteildruck im Atemgas der aus Helium und N_2 zusammengesetzte Inertgasteildruck im Gewebe zeitweise höher sein kann als der Inertgasteildruck im Atemgas. Diese Vorstellung erregte ungläubiges Kopfschütteln, obwohl sie sich zwangsläufig mit den unterschiedlichen Sättigungsgeschwindigkeiten ergibt. Die praktische Brauchbarkeit der Methode wurde anerkannt, nicht aber ihre theoretische Grundlage. Man kopierte die Anwendung von Mischgasen und den Inertgaswechsel während der Dekompression und kümmerte sich wenig um die Grundlagen.

Nach der Erdölkrise von 1973 hat das professionelle Tieftauchen im Meer auch praktische Bedeutung erlangt. Es entstanden neue und großzügig ausgerüstete Laboratorien. Die tauchmedizinische Forschung erlebte einen Boom mit dem Hauptthema Tieftauchen und Sättigungstauchen. Bereits Ende der 60er Jahre erschienen die ersten Publikationen über das „high pressure nervous syndrom" (HPNS), mit dem sich eine neue Barriere für Tiefen von mehr als 300 m ergab. Mit simulierten Tauchgängen wurden in den USA, England, Frankreich, Norwegen, Zürich und schließlich auch in der Bundesrepublik Deutschland Tiefen im Bereich von 400–650 m erreicht. Es wurde mit tagelangen Anpassungsphasen und mit dem Zusatz von N_2 oder H2 zum Helium versucht, das HPNS zu vermeiden bzw. so zu dämpfen, dass die Taucher geistig und körperlich einsatzfähig blieben. In Zürich hat sich die bereits 1969 praktizierte stufenweise Kompression ohne Zusatz von anderen Inertgasen bewährt. Trotz relativ kurzer Kompressionszeit von einigen Stunden blieben die Taucher in einer Tiefe von 500 m aktionsfähig. Der im Januar 1981 durchgeführte Versuch mit einer 2stündigen Exkursion auf 575 m bildete den vorläufigen Abschluss der Tieftauchexperimente in Zürich.

In der Schweiz interessierten Lufttauchgänge in Bergseen. 1969 wurde die erste Tauchschwimmerrekrutenschule der Schweizer Armee durchgeführt. Man benutzte damals die in der Schweiz allgemein gebräuchlichen französischen GERS-Tabellen. In normaler Höhe wurden mehrere Hundert Tauchgänge ohne Zwischenfall durchgeführt. Dann sollte im Silvaplanersee, 1800 m ü. NN, getaucht werden. Bei der ersten Serie mit 20 min auf 30 m und direktem Aufstieg zur Oberfläche entwickelten 2 von 8 Tauchern innerhalb Minuten Lähmungen beider Beine. Die beiden Taucher wurden sofort in den am Tauchplatz bereitstehenden Einmannkammern mit Erfolg rekomprimiert. Dieses dramatische Ereignis zeigte, dass die damaligen Regeln für das Tauchen in Bergseen zu risikofreundlich waren. In der Folge wurde in Zürich eine erste Serie von simulierten Tauchgängen mit der Kombination von Überdruck und Unterdruck durchgeführt. Die Methode wurde bereits 1941 von A.R. Behnke jr. in den USA angewandt, brachte aber damals für das Tauchen in Bergseen keine Regeln [4]. Mit den in Zürich ermittelten Resultaten wurden provisorische Dekompressionstabellen für Lufttauchgänge in verschiedenen Höhenlagen berechnet, die ab 1972 in der schweizerischen Armee benutzt wurden [10].

Das Ziel der experimentellen Dekompressionsforschung in Zürich war die Entwicklung eines für den Menschen brauchbaren Modells für die Berechnung der risikoarmen Dekompression auf der Grundlage von Druck, Zeit und Zusammensetzung der Atemgase. Ein Modell kann befriedigen, falls es allgemein anwendbar ist. Die Berechnungsmethode soll für kurze Tauchzeiten und für Sättigungstauchgänge, für N_2 und für Helium sowie für jede beliebige Mischung aus O_2, N_2 und Helium eine risikoarme, aber zeitlich ökonomische Dekompression ermöglichen. Das Rechenmodell muss für Meereshöhe und für Bergseen, für Einzeltauchgänge und für wiederholte Tauchgänge anwendbar sein. Ein derartiges Rechenmodell setzt die Kenntnis der Toleranzgrenzen für das ganze Spektrum der N_2- und Heliumhalbwertszeiten voraus.

Toleranzgrenzen lassen sich nur empirisch mit einer großen Zahl von verschiedenen Expositionen und Versuchspersonen bestimmen. Die statistisch ermittelten Grenzen müssen nachgeprüft werden, indem man diese Grenzen auch gezielt und dosiert überschreitet. In Zürich war die Kontinuität bei der Planung und Auswertung der Experimente während 30 Jahren gegeben, sodass die Grenzen für das ganze Spektrum der N_2- und Heliumhalbwertszeiten experimentell bestimmt werden konnten. Weil es immer um ein für den Menschen gültiges Rechenmodell ging, konnte auf die Durchführung von Tierversuchen verzichtet werden.

1986 gelang es, diese Toleranzgrenzen mathematisch direkt von den N_2-Halbwertszeiten abzuleiten [23, 25]. Diese „theoretischen" Toleranzgrenzen haben den Vorteil, dass die empirisch ermittelten Grenzen und die für Dekompressionstabellen und -computer gewünschten Grenzen in Prozent der theoretischen Werte angegeben werden können. Dank der Initiative und unter der Leitung von M.

Moody wurde 1987 eine britisch-schweizerische Tauchexpedition zum Titicacasee, 3800 m ü. NN, durchgeführt. Die Dekompressionstabellen und -computer basierten auf den mathematisch direkt von den N_2-Halbwertszeiten abgeleiteten Toleranzgrenzen. Die Expedition mit 290 Tauchgängen verlief ohne Zwischenfall [51]. W. Keusen, der auch am Titicacasee dabei war, und M. Weber haben dann 1988 im Mount Kenya-Massiv, Afrika, 18 Tauchgänge in Höhen von 4400–4780 m ü. NN in sehr kaltem Wasser ohne Dekompressionsschwierigkeiten durchgeführt.

Zahlreiche Untersuchungen haben gezeigt, dass nach jedem Tauchgang im Gewebe Mikrogasblasen frei werden können und in die Lunge eingeschwemmt werden, wo sie dann eine zeitlich limitierte teilweise Obstruktion der Lungenkapillaren verursachen. Damit ergibt sich wie bei jeder Lungenembolie eine Störung des Verhältnisses zwischen Perfusion und Ventilation und im Effekt ein Rechts-links-Shunt. Dieser Shunt hat zur Folge, dass die N_2-Abgabe mit der Atmung nach einem Tauchgang verzögert wird. Wird dieses Phänomen bei der Dekompression nach einem wiederholten Tauchgang ungenügend berücksichtigt, ergibt sich eine Häufung von Symptomen einer ungenügenden Dekompression insbesondere im Bereich der Haut und Muskulatur. Dieser Rechts-links-Shunt nach einem Tauchgang muss auch bei der Wartezeit vor dem Fliegen nach dem Tauchen berücksichtigt werden. Im Rahmen der Pathophysiologie der Atmung und des Kreislaufes ist die mathematische Beschreibung von Shuntverbindungen alltäglich. Es war deshalb nicht allzu schwierig, das Rechenmodell für die Sättigung und Entsättigung des menschlichen Körpers mit einem fakultativen Rechts-links-Shunt zu ergänzen. Die Brauchbarkeit dieser Anpassung wurde retrospektiv mit den früher durchgeführten wiederholten Tauchgängen und den Dekompressionen in die Höhe nach einem Tauchgang sowie prospektiv mit wiederholten Tauchgängen in Bergseen untersucht [21, 24, 30, 51].

Die tauchmedizinische Forschung war in Zürich immer praktisch orientiert. Sie entwickelte sich zu einem Unterbereich der inneren Medizin mit engen Beziehungen zur Pneumologie, Kardiologie und Intensivmedizin. Anfänglich ging es darum, mit einfachen Mitteln einen praktikablen Weg für das Tieftauchen zu finden. Der Erfolg brachte die finanziellen Mittel und das Verständnis der Universitätsbehörden für eine kontinuierliche Tätigkeit, deren Ergebnisse für die

Sport- und Berufstaucher praktisch wichtig sind. Heute stehen verbesserte Dekompressionstabellen, elektronische Tauchcomputer und wirksamere Behandlungsmethoden für verunfallte Taucher zur Verfügung. Selbstverständlich ist die tauchmedizinische Forschung in der Schweiz gleichzeitig Schuldner und Gläubiger vieler Arbeitsgruppen in Amerika und Europa. Fruchtbare Kontakte ergaben sich insbesondere bei den von der Undersea and Hyperbaric Medical Society (UHMS) seit 1967 regelmäßig organisierten Kongressen und Workshops.

In der Überdruckkammer in Zürich wurden bis 1990 32 Sporttaucher mit Lähmungen und 18 Sporttaucher mit akuten Innenohrsymptomen behandelt. Die Rekompression mit Luft auf 50 m galt früher als Standardmethode der Behandlung dieser Patienten. 1976 wurden in Zürich bei 2 Sporttauchern mit Lähmungen beider Beine die ersten „Spätbehandlungen" mit hyperbarem O_2 erfolgreich durchgeführt. Die Behandlung dieser Patienten begann erst 5 Tage nach dem Tauchgang. In der Folge zeigte sich, dass die Behandlung mit hyperbarem O_2 auch als Frühbehandlung am Tauchtag bei Innenohr- und Rückenmarkläsionen der Rekompression mit Luft bei 50 m überlegen ist. Damit ergab sich für die Taucher eine bessere Behandlung und für die Zentren und Tauchbasen eine praktisch sehr wichtige Vereinfachung. Auch diese Entwicklung darf als echter Fortschritt der Tauchmedizin bezeichnet werden.

Die Entwicklung eines allgemein anwendbaren Rechenmodells für die Dekompression ist eine originelle Leistung der tauchmedizinischen Forschung in der Schweiz. Das System ZH-L16 ist mathematisch einfach und liefert praktisch brauchbare und gut verifizierte Toleranzgrenzen für die Senkung des Umgebungsdrucks. Das gilt für kurze Tauchgänge mit Luft, wie sie in der Hauptsache von Sporttauchern durchgeführt werden, aber auch für den tagelangen Aufenthalt in einer Tiefe von 500 m mit Atmung von Mischgasen und für den Astronauten im Raumanzug auf dem Mond.

Aktueller Wissensstand !

Eine große Zahl der Sporttaucher sind sog. Ferientaucher. Einige Nichtberufstaucher betreiben ihren Sport jedoch mit sehr viel Sachkenntnis, verfügen über große Erfahrung und eine hochstehende Ausbildung in Tauchtheorie und -praxis.

Der Tauchsport hat in den vergangenen Jahrzehnten nicht nur zahlenmäßig enorm zugenommen, auch die Tauchtechnik und die Bedürfnisse vieler Tauchsportler haben sich geändert. So ist heute Tauchen mit O_2-angereicherter Luft (Nitrox) auf bestem Weg, zu einem Standard zu werden. Das sog. technische Tauchen mit Mischgasen und ausgereiften Techniken (Heliox, Trimix, Kreislaufgeräten) ist zahlenmäßig zwar noch marginal, hat aber in engagierten Tauchsportkreisen ebenfalls zahlreiche Anhänger gefunden.

Tauchunfälle sind trotz der enormen Anzahl von Tauchaktivitäten rar. Die Schweizerische Unfallversicherungsanstalt (SUVA), die sich mit der Beratung von Berufstauchern und allfälligen Unfällen in dieser Gruppe befasst, verzeichnete in den Jahren 1995–1999 1535 Unfälle im Zusammenhang mit Tauchen. Diese Zahl beinhaltet allerdings alle Unfallmeldungen, auch Verletzungen – also nicht nur spezifische Tauchunfälle. Auch DAN Schweiz und die schweizerische Fachstelle für Unfallverhütung FTU sind bemüht, durch Erfassung und Analyse möglichst vieler Tauchunfälle mit zum Verständnis und damit zu sichererem Tauchen beizutragen. Ebenfalls von 1995 bis 1999 wurden von diesen Organisationen in der Schweiz zwischen 500 und 600 Tauchunfälle erfasst.

In der Behandlung von Tauchunfällen beschrieb Bühlmann bereits 1976 den erfolgreichen Einsatz von hyperbarem Sauerstoff zur Therapie von Dekompressionsschäden. Heute hat sich weltweit die unmittelbare O2-Therapie und insbesondere die hyperbare Oxygenation bei der Behandlung praktisch aller Folgen der durch Mikroblasen hervorgerufenen Erkrankungen durchgesetzt und gilt als Behandlungsstandard.

2   Abnorme atmosphärische Bedingungen

Die Zusammensetzung der Luft aus 20,95% O_2, 79,02% N_2 (und Edelgase) und 0,03% CO_2 ändert sich bis in eine Höhe von 100 km kaum. Der mittlere Luftdruck beträgt 1,01326 bar. Bei diesem „Normaldruck" lebt ein großer Teil der Menschheit. Bergsteigen, Fliegen und Tauchen bedeuten, dass die normalen atmosphärischen Bedingungen hinsichtlich Umgebungsdruck und Teildruck der geatmeten Gase verlassen werden.

2.1 Höhe, Hypoxie

Mit zunehmender Höhe sinkt der Luftdruck und damit auch der O_2-Teildruck in der eingeatmeten Luft ab. Es entsteht eine *Hypoxie* (Tabelle 1). Durch Hyperventilation kann der alveoläre O_2-Druck durch Absenkung des alveolären CO_2-Drucks bei gegebenem inspiratorischem O_2-Druck etwas erhöht werden. Diese Kompensationsmöglichkeit ist aber bei körperlicher Arbeit beschränkt. Die olympischen Spiele 1968 in Mexico City (2200 m ü. NN) haben gezeigt, dass die Leistungsfähigkeit bei mehrere Minuten dauernden Disziplinen bereits in dieser Höhe etwas reduziert ist.

Abbildung 3 zeigt die Mittelwerte der Pulsfrequenz in Ruhe und während leichter Arbeit auf dem Fahrradergometer von 28 Männern in einer simulierten Höhe von 3000 m ü. NN und bei Überdruck entsprechend einer Wassertiefe von 36 m. Es handelt sich um Akutversuche. Die Unterschiede der Pulsfrequenz sind in Ruhe gering, wäh-

Tabelle 1. Partialdrücke der Luftbestandteile (1 bar = 1000 mbar = 750,06 mmHg). $p_IO_2 = O_2$-Teildruck im Atemgas bei der Einatmung, $p_IN_2 = N_2$-Teildruck im Atemgas bei der Einatmung, $p_ACO_2 = CO_2$-Teildruck in den Lungenalveolen, dieser Wert ist abhängig von der Ventilation der Alveolen und der CO_2-Diffusion aus dem Blut in die Alveolen

	50 m unter Wasser	0–150 m ü. NN	3500 m ü. NN	7500 m ü. NN	14 500 m ü. NN
Umgebungsdruck [bar]	6,0	1,0	0,66	0,38	0,13
Atemgas	Luft	Luft	Luft	Luft	100% O_2
p_IO_2 [mbar]	1244	196	125	66	67
p_IN_2 [mbar]	4692	741	472	251	–
p_ACO_2 [mbar]	55	50	45	35	35

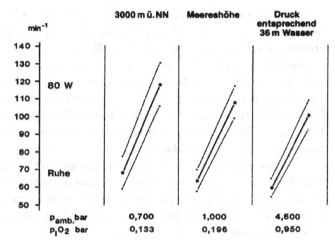

Abb. 3. Pulsfrequenz in Ruhe und bei leichter Arbeit bei Normaldruck und Luftatmung sowie bei Hypoxie und Hyperoxie. 28 Männer (21–36 Jahre), nicht adaptiert. Mittelwerte mit Streuung

rend Arbeit deutlich. Bei Annahme eines konstanten Schlagvolumens des Herzens ist das Herzzeitvolumen bei Arbeit in der Höhe um ca. 9% größer und in einer Wassertiefe von 36 m um ca. 6% kleiner als bei Normaldruck.

In 7500 m ü. NN wird die Hälfte nicht adaptierter Exploranden innerhalb weniger Minuten bewusstlos. Diese Grenze wird bei Atmung von 100% O_2 in einer Höhe von 14500–15000 m ü. NN erreicht. In dieser Höhe kommt es aber zu einer „explosiven" Dekompression mit Freiwerden von Gasblasen in allen Organen, falls der entsprechend dem Druck in Meereshöhe in den Geweben gelöste N_2 nicht vor dem Aufstieg zu einem erheblichen Teil abgeatmet wurde (s. 3.4.1). Bei Atmung von 100% O_2 wird für diese N_2-Abgabe 12 h benötigt.

Die Adaptation an die höhenbedingte Hypoxie betrifft zur Hauptsache die Erythropoese mit Ausschwemmen junger Erythrozyten und Entwicklung einer Polyglobulie. Reinhold Messner hat mit Peter Habeler 1978 den Mount Everest (8848 m ü. NN) erstmals ohne Anreicherung der Atemluft mit O_2 bestiegen und diese Leistung 1980 im Alleingang wiederholt. Beim Mount Everest ist der Luftdruck oft ca. 20 mbar (15 mmHg) höher, als es der Höhenlage in m ü. NN entspricht. Patienten mit einer schweren Pulmonalstenose und einem

Ventrikelseptumdefekt haben während leichter körperlicher Arbeit einen O_2-Druck im arteriellen Blut, der dem der Bergsteiger bei Luftatmung in einer Höhe von 8500 m ü. NN entspricht.

Die Senkung des alveolären O_2-Drucks bewirkt eine Vasokonstriktion im Lungenkreislauf und damit eine pulmonale Hypertonie. Die Bewohner der Anden, z. B. die Einwohner von La Paz, Bolivien (3800 m ü. NN), haben eine Hypertrophie des Myokards des rechten Ventrikels. Die arterielle Hypoxämie bewirkt im Gehirn- und Koronarkreislauf eine Vasodilatation.

Das gelegentliche Auftreten eines Lungenödems in Höhen über 2500 m ü. NN bei herz- und lungengesunden Touristen und auch trainierten Bergsteigern ist ätiologisch noch nicht befriedigend geklärt. Die prompte Besserung bei O_2-Atmung spricht für die Hypoxie als wesentlicher Faktor.

Die akute Bergkrankheit mit Symptomen wie Kopfweh, Übelkeit, Reizhusten, intrathorakale Schmerzen bei tiefer Inspiration und auch das Lungenödem tritt nicht sofort nach Erreichen der kritischen Höhe, sondern erst nach einer Latenz von 1–5 Tagen auf. Werden die kritischen Höhen mit Auto, Eisenbahn oder Flugzeug schnell erreicht, so ist die Bergkrankheit häufiger als bei einem tagelangen Anmarsch. Nach einer Anpassungsphase von einer Woche ist die Bergkrankheit selten.

Tauchgänge in Bergseen über 2500 m ü. NN sollten erst nach einem Aufenthalt von 6–7 Tagen durchgeführt werden. Beim Tauchen in Bergseen in größeren Höhen, z. B. 3500 m ü. NN, ist zu berücksichtigen, dass der inspiratorische O_2-Teildruck während des Tauchganges bis wenige Meter unter der Wasseroberfläche über dem Wert in Meereshöhe liegt, dann aber beim Auftauchen an der Oberfläche abrupt abfällt. Während des Tauchens besteht eine Hyperoxie, beim Auftauchen entsteht akut eine Hypoxie.

Der Wassergehalt der Luft sinkt mit abnehmender Temperatur. Er beträgt bei $-10\,°C$ noch ca. 10% des Wertes bei einer Lufttemperatur von $20\text{–}23\,°C$. Die Atemluft wird in den Atemwegen durch die Schleimhäute entsprechend der Körpertemperatur von $37\,°C$ mit Wasserdampf gesättigt. Damit ergibt sich bei tiefen Temperaturen im Hochgebirge wie in den Polarregionen eine Vervielfachung der Wasserabgabe mit der Atmung. Unter den Bedingungen im Himalaya beträgt dieser Wasserverlust ca. 3–4 l/Tag. Wird dieser Verlust von reinem Wasser nicht ersetzt, entsteht eine gefährliche Dehydrierung und Hämokonzentration mit Beeinträchtigung der Mikrozirkulation und dem Risiko von Thrombosen nicht nur in den Beinen, sondern auch im Zentralnervensystem. Ein Teil der schweren Zwischenfälle bei Himalayaexpeditionen mit Erblindung und Hirnödem sind auf eine ungenügende Wassersubstitution zurückzuführen.

2.2 Hyperoxie und hyperbarer O_2

Der O_2-Druck der Einatmungsluft beträgt bei einem normalen Luftdruck von 1,0 bar 0,196 bar. Dieser Wert repräsentiert die *Normoxie* für die Versorgung des Organismus mit O_2 über die Lungenatmung. Eine Erhöhung des O_2-Drucks im Atemgas, z.B. bei Erhöhung des Umgebungsdruckes oder bei Atmung eines mit O_2 angereicherten Gasgemisches, wird als *Hyperoxie* bezeichnet. Beträgt der O_2-Druck im Atemgas mehr als 1,0 bar, wird *hyperbarer O_2* geatmet (s. unten).

Bei einem gegebenen Metabolismus ist die Pulsfrequenz im Vergleich zur Normoxie bei Hypoxie erhöht und bei Hyperoxie vermindert. Beim Tauchen besteht praktisch immer eine Hyperoxie, deren nachteilige Wirkungen berücksichtigt werden müssen. Diese nachteiligen Effekte ergeben sich in erster Annäherung aus dem Produkt von O_2-Druck und Expositionszeit.

Die Hyperoxieschäden betreffen die Atemwege, das Lungenparenchym und das Nervensystem. Bei tage- bis wochenlangen Expositionen sollte der $p_I O_2$ unter 0,5 bar liegen. Beträgt der $p_I O_2$ 0,9–1,0 bar, z.B. bei Atmung von 100% O_2 bei Normaldruck, so lässt sich bereits nach 24 h eine Zunahme des Flüssigkeitsvolumens im Lungenparenchym nachweisen [32].

Liegt der $p_I O_2$ über 1,0 bar, besteht das Risiko der O_2-Intoxikation. Bei Expositionszeiten von 6 h und länger häufen sich Symptome wie Parästhesien in den Fingern, zuckende Lippen, Übelkeit und Kopfschmerzen. Dazu kommen Reizsymptome der Schleimhäute der oberen Luftwege mit Hustenreiz und retrosternalen Schmerzen bei tiefer Inspiration. In schweren Fällen können sich ein Lungenparenchymschaden und ein Lungenödem mit blutigem Transsudat entwickeln.

Beträgt der p_IO_2 mehr als 2,0 bar, kann es auch ohne Arbeitsleistung nach 1–2 h plötzlich zu Verwirrungszuständen und zu Bewusstlosigkeit mit tonisch-klonischen Krämpfen kommen. Körperliche Aktivität erhöht die Empfindlichkeit des Gehirns auf hyperbaren O_2. Die Toleranz kann mit medikamentöser Sedierung etwas erhöht werden.

Bei einem p_IO_2 von mehr als 6,0 bar tritt in der Mehrzahl der Fälle schlagartig Bewusstlosigkeit mit tonisch-klonischen Krämpfen auf. Es entwickelt sich zudem innerhalb von Minuten ein Lungenödem. P. Bert hat die durch hyperbaren O_2 ausgelösen Krämpfe bereits vor mehr als 100 Jahren beim Hunde demonstriert [8, 9].

2.3 Atemwegswiderstände bei Überdruck

Sofern eine turbulente Strömung besteht, ist der aerodynamische Strömungswiderstand vom Molekulargewicht und von der Dichte des Atemgases abhängig. Die Strömung ist zumindest in der Stimmritze und in den großen Bronchien teilweise turbulent. Der Anteil der turbulenten Strömung wächst mit der Stromstärke. Der Alveolardruck nimmt mit der Stromstärke nicht linear, sondern exponentiell zu. Die Werte der Beziehung zwischen Alveolardruck und Stromstärke in Abb. 4 sind die Mittelwerte von 15 gesunden Männern bei Luftatmung bei Normaldruck. Für die Normalwerte ist auch die Streuung angegeben. Die Werte bei Überdruck sind Mittelwerte von 7 gesunden Sporttauchern. Die Messungen erfolgten bei Atmung von 10% O_2 und 90% N_2 oder 90% Helium. Bei 31 bar wurden nur 2 Taucher untersucht [61].

Bei Atmung von O_2-Helium-Gemisch entspricht der Strömungswiderstand bei einem Druck von 31 bar ungefähr dem der Atmung von 90% N_2 bei einem Druck von 16 bar. In einer Wassertiefe von 150 m ist die Atmung bei Luftatmung ungefähr in demselben Maß erschwert wie bei Atmung von O_2-Helium in einer Tiefe von 300 m.

Die Verhältnisse bei 16–31 bar entsprechen denen mit Luftatmung bei Normaldruck durch eine blendenförmige Stenose mit einem Durchmesser von 7 mm. In Ruhe bereitet eine derartige Stenose keine Beschwerden. Bei mittelschwerer Arbeit, z. B. 80 W und einem Atem-

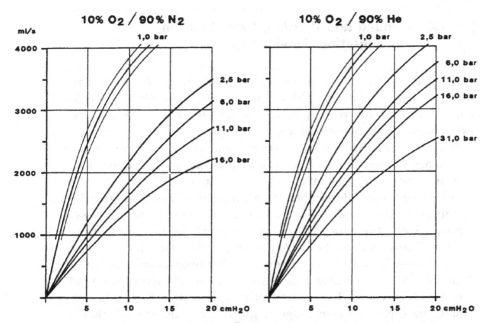

Abb. 4. Atemwegswiderstände bei Überdruck. Alveolardruck in cm H_2O und Stromstärke in ml/s bei Normaldruck und Luftatmung sowie bei Überdruck und Atmung von O_2-N_2- sowie O_2-Helium

minutenvolumen von ca. 30 l/min, geben die Versuchspersonen Atemnot an. Die erhöhte Arbeit der Atemmuskulatur für die Überwindung der Strömungswiderstände lässt sich mit einer Zunahme des O_2-Verbrauchs der Atemmuskulatur, insbesondere des Zwerchfells, nachweisen [27, 45].

Die Zunahme der Atemwegswiderstände bei Überdruck ist einer der limitierenden Faktoren für das Tauchen in großen Tiefen. Entsprechend den Erfahrungen in Zürich mit Exkursionen im Wassertank bei 400 m und 500 m liegt mit optimal eingestellten Atemventilen die Grenze ungefähr bei 500 m. Größere Arbeitsleistungen sind wegen Behinderung der Atmung nicht mehr möglich.

Die Zunahme der Atemwegswiderstände bei Atmung komprimierter Gase gilt selbstverständlich auch für Patienten mit pathologisch erhöhten Strömungswiderständen in den Atemwegen. Diese Patienten sind für das Tauchen ungeeignet [34].

2.4 Atmung und Kreislauf beim Tauchen, Zentralisation, Lungenödem

Beim Tauchen sind 3 für den Kreislauf wichtige physikalische Faktoren zu berücksichtigen: Abkühlung der Haut im Wasser, Wegfall der Schwerkraft im Wasser, Zunahme der Druckdifferenz zwischen extra- und intrathorakalem Raum.

Bei einem Kopfsprung ins Wasser kombinieren sich Apnoe und plötzlicher Kontakt der Gesichtshaut mit kaltem Wasser. Dabei kann es insbesondere bei Jugendlichen zu einer Bradykardie und zu einer Vasokonstriktion im Bereich der Arme und Beine kommen. Diese Reaktion lässt sich mit dem Eintauchen des Gesichts in kaltes Wasser reproduzieren. Die Bezeichnung „Tauchreflex" beruht auf entsprechenden Beobachtungen bei in Apnoe tauchenden Tieren.

Größere Bedeutung als die Bradykardie hat beim Gerätetauchen die Zentralisation des Kreislaufs als Folge einer Begünstigung des venösen Rückflusses zum Herzen. Der intrathorakale Druck ist bei Spontanatmung gegenüber dem Umgebungsdruck negativ. Die Druckdifferenz beträgt bei normalen Atemwiderständen je nach Atemtiefe 5–10 cmH$_2$O, was den venösen Rückfluss zum Herzen begünstigt. Anderseits bewirkt das Gewicht der Blutsäule von den Füßen bis zum Herzen, d.h. der hydrostatische Druck, dass der Blut- und Flüssigkeitsgehalt der Beine bei Orthostase größer ist als im Liegen. Der Wechsel von Stehen zum Liegen bedeutet eine Blutverschiebung in Richtung Herz und Lunge. Die Schwerelosigkeit im Weltraum und die Druckverteilung im Wasser führt unabhängig von der Körperhaltung zu einer Zentralisation. Die Volumenzunahme in den intrathorakalen Gefäßen stimuliert bei Tauchern und Astronauten die Diurese. Der Aufenthalt in einer gasgefüllten Überdruckkammer entspricht hinsichtlich der Orthostase den Verhältnissen bei Normaldruck. Untersuchungen des Flüssigkeits- und Elektrolythaushaltes während Sättigungsversuchen bei 220 m und 300 m ergaben keine relevanten Störungen [69].

Stehen im Wasser kompensiert den hydrostatischen Druck der Blutsäule. Deshalb führt bereits das Hineinlaufen ins Wasser zu einer Blutverschiebung in den intrathorakalen Raum und damit zu einem erhöhten Volumenangebot für das Herz. Eine Vasokonstriktion infolge

Abkühlung der Haut fördert diese Zentralisation. Ein zu enger Nassanzug oder ein Überdruck im Trockenanzug hat wegen der Venen-
kompression denselben Effekt.

Tauchen mit einem Schnorchel begünstigt ebenfalls den venösen
Rückfluss in den intrathorakalen Raum. Befindet sich der Taucher in
einer Tiefe von 30 cm und atmet durch einen entsprechend langen
Schnorchel, so steigt der Blutdruck in den Lungenkapillaren von ca.
5 mmHg auf ca. 27 mmHg an, was zu einer Flüssigkeitsverschiebung
aus dem Blut in das Lungenparenchym führt. Tauchen mit einem zu
langen Schnorchel provoziert ein Lungenödem. Denselben Effekt hat
ein Atemventil mit hohem inspiratorischem und normalem exspirato-
rischem Widerstand. Das Lungenödem beim Tauchen bildet sich an
Land spontan zurück. Derartige Fälle wurden insbesondere beim Tauchen in kaltem Wasser beobachtet [73]. Das Lungenödem bei Hyperoxie s. 2.2.

2.5 Tiefenrausch, N₂-Narkose

N_2 ist für das Zentralnervensystem nicht inert. Bei einem N_2-Druck
von ca. 25 bar kommt es fast schlagartig zur Bewusstlosigkeit.

Die euphorische Verstimmung, der „Tiefenrausch", kann bereits bei
einem N_2-Druck von 4–6 bar eintreten. Die Empfindlichkeit ist individuell sehr unterschiedlich und bei derselben Person variabel. Subjektiv wird der Tiefenrausch oft gar nicht erkannt. Atmen die Versuchspersonen z. B. bei 50 m erst O_2-Helium und dann Luft, so wird der
Stimmungswechsel auch subjektiv festgestellt. Insbesondere sind die
kognitiven Fähigkeiten eingeschränkt und die Reaktionen verlangsamt
[5, 6].

Der Vergleich mit einem Alkoholrausch ist durchaus berechtigt.
Der durch Alkohol oder N_2 „Berauschte" kann sich so zusammenneh-
men, dass der Zustand für den Beobachter kaschiert bleibt. Der Berauschte kann sich aber auch gehen lassen und die Selbstkontrolle
verlieren. Der Tiefenrausch bedeutet für den freitauchenden, d. h. von
oben nicht gesicherten, Sporttaucher das Risiko, zu ertrinken.

2.6 High pressure nervous syndrome (HPNS)

Die ersten erfolgreichen Tieftauchversuche erfolgten 1960–1962. Dabei wurden von den direkt Beteiligten sowie von den beobachtenden Ärzten der französischen bzw. amerikanischen Marine keine zentralnervösen Störungen bei den Tauchern beobachtet (Tabelle 2). Diese 10 Tauchvorgänge wurden von 3 verschiedenen Tauchern durchgeführt. Charakteristisch waren eine sehr schnelle Kompression, ein hoher O_2-Druck und die Atmung von O_2-N_2-Helium-Gemisch mit wechselnden Anteilen je nach Druck (s. Abb. 1). Die Aufenthaltszeiten bei vollem Druck dauerten nur einige Minuten, während denen ein O_2-Helium-Gemisch geatmet wurde.

Bennett beobachtete 1967 [5] in einer Tiefe von 180 m bei Atmung von O_2-Helium bei Versuchspersonen Fingertremor, Schwindel und Übelkeit. Dieselben Beobachtungen machten Brauer et al. [14]. Von

Tabelle 2. High pressure nervous syndrome (*HPNS*) und Kompressionszeiten. Tauchtiefen über 200 m, Medizinische Universitätsklinik Zürich. *He* Helium

Tauch-tiefe [m]	Kompres-sion [m/min]	Kompres-sionszeit [min]	Atemgas	Versuchs-personen (n)	HPNS	Jahr
A. Kontinuierliche, mit der Tiefe *zunehmende* Kompressionsgeschwindigkeit						
215	20–50	3	O_2-N_2-He[a]	2	–	1961
250	20–50	5,10	O_2-N_2-He	3	–	1960, 1962
300	20–50	16	O_2-N_2-He	5	(+)	1961, 1962
B. Kontinuierliche Kompression mit *konstanter* Kompressionsgeschwindigkeit						
220	10	22	O_2-He	16	–	1965–1968
250	10	25	O_2-He	11	+	1967–1980
300	10	30	O_2-He	11	+	1967–1980
350	10	35	O_2-He	6	++	1977
500	10	50	O_2-He	3	+++	1977
C. Kontinuierliche Kompression mit *zusätzlichem Halt auf Stufen*						
300	10	155	O_2-He	6	(+)	1978
350	4	325	O_2-He	3	–	1969
400	10	255	O_2-He	3	++	1979
400	10	415	O_2-He	3	–	1981
500	10	700	O_2-He	3	+	1981

[a] Kompression mit Trimix, bei vollem Druck Atmung von O_2-Helium.

diesen Autoren wurde die Bezeichnung „high pressure nervous syndrome" (HPNS) geprägt.

Zwischen 1970 und 1979 erfolgten in England, Frankreich, in den USA und in der Schweiz simulierte Tauchgänge im Bereich von 450–600 m. Bei diesen Versuchen traten z. T. zusätzliche schwere Störungen mit Erbrechen, Körperzittern, Krämpfen und Schweißausbrüchen auf.

Über die Ätiologie des HPNS bestehen verschiedene Theorien und viele elektroenzephalographische Studien [7]. Praktisch wichtig ist die Unterscheidung zwischen subjektiven Symptomen, wie Schwindel, Übelkeit, Visusstörungen, Müdigkeit, und objektiven Störungen, wie Tremor, Gleichgewichtsstörungen, Erbrechen, Schweißausbruch. Bei einem leichten HPNS bleibt der Taucher einsatzfähig. Entsprechend den Erfahrungen in Zürich können 3 Schweregrade unterschieden werden:

+	Schwindel, Gleichgewicht leicht gestört, Stehen auf einem Bein unsicher.
++	Übelkeit, Visusstörungen, Gleichgewicht erheblich gestört, Stehen auf einem Bein unmöglich.
+++	Erbrechen, Schweißausbruch, Körperzittern.
+ und ++	Die Symptome treten nach einigen Minuten auf und sind bei Druckreduktion schnell reversibel.
+++	Latenzzeit 30–60 min, evtl. länger. Bei Druckreduktion Besserung, aber Müdigkeit und Apathie.

Es wird allgemein anerkannt, dass bei Atmung von O_2-Helium unabhängig von der Kompressionsgeschwindigkeit bis zu Tiefen von 150 m keine Symptome des HPNS beobachtet werden. Wird mit einer konstanten Geschwindigkeit von 10 m/min komprimiert, so wurden in Zürich erst ab 250 m leichte Symptome, bei 350 m mittelschwere und bei 500 m bei allen 3 Versuchspersonen schwere Symptome des HPNS beobachtet. Die 2350-m-Versuche und der 500-m-Versuch wurden mit 9 verschiedenen Tauchern durchgeführt (s. Tabelle 2).

Es lag nahe, die Kompression nach Erreichen von 150–200 m durch Einschalten von tagelangen Anpassungszeiten bei konstantem Druck zu verlangsamen. Auf diese Weise konnten in Frankreich, in den USA und in England Tiefen von 500–600 m mit geringer HPNS-Symptomatik erreicht werden. Mit dieser Methodik ergaben sich aber Tauchzeiten von mehreren Wochen.

1969 wurde von der Zürcher Gruppe im Laboratorium der Royal Navy ein 300-m-Sättigungsversuch mit täglichen Exkursionen auf 350 m durchgeführt. Die Kompression bis 300 m dauerte 70 min, nach einem Halt von 240 min bei 300 m wurde in 15 min auf 350 m komprimiert, wo die 3 Versuchspersonen 60 min und an den beiden folgenden Tagen je 120 min blieben. Sie fühlten sich wohl, waren in der Lage zu schwimmen und zeigten keine sichere Einbuße bei den verschiedenen Tests. Auch Bennett sah bei diesem Versuch keine sicheren Symptome eines HPNS [29]. Das Konzept der Kompression mit

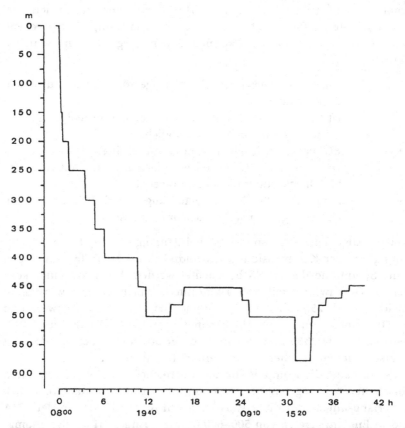

Abb. 5. Kompression in Stufen bis 500 m. Kompressionszeit 700 min. Während der Nacht Aufenthalt bei 450 m. Am folgenden Tag 6 h Aufenthalt bei 500 m und Exkursion für 2 h auf 575 m. Leichtes HPNS bei 500 m und 575 m (Januar 1981, Zürich)

zusätzlichem Halt auf Stufen wurde von uns 1978 wieder aufgenommen. Die Tauchgänge in der Rubrik C in der Tabelle 2 wurden mit insgesamt 15 verschiedenen Tauchern durchgeführt. Den Abschluss bildete der 500-m-Versuch 1981. Abbildung 5 zeigt das Kompressionsprofil. Sowohl bei 500 m und während 2 h auf 575 m wurden nur diskrete Symptome des HPNS beobachtet. Die Taucher blieben aktionsfähig und motiviert [19].

Bennett et al. haben vorgeschlagen, das Auftreten des HPNS beim Tauchen in große Tiefen durch den Zusatz von N_2 zu dämpfen. Mit Trimix und einer Kompressionszeit von 12 h haben sie 1979 mit Erfolg 460 m erreicht. Im Oktober/November 1981 wurde im Norwegischen Unterwasserinstitut in Bergen ein Parallelversuch durchgeführt. Das Kompressionsprofil bis 450 m entsprach ungefähr dem des im Januar 1981 in Zürich durchgeführten 500-m-Versuches. 3 Taucher atmeten entsprechend dem Vorschlag von Bennett Trimix, die anderen 3 Taucher atmeten O_2-Helium. Das Befinden der „Helioxgruppe" war bei 450 m und am folgenden Tag bei 500 m mindestens so gut wie das Befinden der „Trimixgruppe".

Fructus et al. haben für das Tauchen in große Tiefen dem O_2-Helium-Gemisch nicht N_2, sondern H_2 zugesetzt und mit Erfolg Tiefen bis etwas mehr als 600 m erreicht. Bei diesen Versuchen wurde aber langsamer komprimiert als bei den vergleichbaren Versuchen in Zürich. So bleibt die Frage unbeantwortet, ob der Zusatz von N_2 bzw. von H_2 bei zeitlich vergleichbaren Kompressionsprofilen einen wirklichen Vorteil bringt. H_2 ist ähnlich wie N_2 in Fett gut löslich und hat möglicherweise deshalb eine sedierenden Effekt auf das Gehirn. Der leichte H_2 behindert aber die Atmung weniger als der schwere N_2.

Nachdem von norwegischen Ärzten die Vermutung geäußert wurde, dass das HPNS möglicherweise bleibende zerebrale Schäden verursachen kann, ergaben sich zusätzliche Unsicherheiten und eine erhebliche Dämpfung bei der Planung von Tauchgängen in sehr große Tiefen. Außerdem besteht seitens der Ölförderung schon seit mehreren Jahren gar kein Bedürfnis für Taucherarbeiten in Tiefen von mehr als 300 m.

Auch wenn es gelungen ist, im Experiment Tiefen von 500–650 m mit nur leichten Symptomen des HPNS zu erreichen, so wäre das praktische Tauchen in derartige Tiefen wegen der Wochen dauernden Aufenthaltszeiten in der Überdruckkammer sehr unökonomisch. Die

körperliche Leistungsfähigkeit ist wegen der Atmung erheblich eingeschränkt. Ob eine volle Leistungsfähigkeit des Zentralnervensystems
möglich ist, bleibt offen. Die Alternative für das Arbeiten in großen
Wassertiefen ist das mit Robotern ausgerüstete Unterseeboot.

2.7 Hypothermie und Hyperthermie

Die normalen Funktionen homöothermer Lebewesen sind an eine
konstante Temperatur des Körperkernes gebunden. Die normale Temperatur des Menschen beträgt 36,5–37,5 °C. Das Blut ist das Trans-
portmedium für die Wärme, und der Wärmefluss erfolgt vom Kern
nach außen, in den Extremitäten von oben nach unten. Die Temperatur der Vorderarme und der Unterschenkel sinkt bei tiefen Außentemperaturen unter 30 °C. Bei hohen Außentemperaturen sind die rumpf-
nahen Teile der Extremitäten gleich warm wie der Rumpf.

Die Wärmeproduktion des nüchternen Erwachsenen beträgt bei
körperlicher Ruhe und indifferenter Außentemperatur von 30 °C
3350–4190 kJ/m^2/24 h. Die Wärme entsteht beim Stoffwechsel v. a. in
den Leber- und Muskelzellen. Die Aufnahme von 1000 ml Sauerstoff
entspricht der Produktion von 20,56 kJ. Die Muskulatur hat einen
thermomechanischen Wirkungsgrad von ca. 20%. Bei körperlicher
Arbeit nimmt die Wärmeproduktion beträchtlich zu.

Beträgt die Lufttemperatur weniger als 35 °C, so wird von der nicht
durch Kleidung isolierten Körperoberfläche Wärme abgegeben. Die
größte Wärmeabgabe erfolgt durch Verdunstung. Unter direkter Son-
nenbestrahlung nimmt die Haut auch bei niedriger Lufttemperatur
Wärme auf. Die Regulation des Wärmehaushalts erfolgt über die
Hautdurchblutung, die Schweißproduktion und die Stimulation der
quergestreiften Muskulatur.

Die schwere körperliche Arbeit ist das Beispiel einer physiologischen
Wärmebelastung. Mit der Produktion von Schweiß kann die Wärmeabgabe, solange die Hauttemperatur höher als die der umgebenden Luft
ist, um ein Vielfaches vergrößert werden. Die Schweißproduktion kann
mehrere Liter pro Stunde betragen, was ohne Flüssigkeitsersatz zu einer
Dehydrierung führt. Im Zielkonflikt zwischen Hautdurchblutung und

Durchblutung der arbeitenden Muskulatur dominiert die Temperatur-
regulation. Zwecks Erhaltung der normalen Temperatur des Körperkernes nimmt schließlich die Perfusion der arbeitenden Muskulatur und
damit ihre Leistung zu Gunsten einer gesteigerten Hautdurchblutung
ab. Dasselbe gilt auch für eine Kältebelastung. Zwecks Erhaltung der
Kerntemperatur nimmt die Hautdurchblutung ab, auch wenn die lokale
Hypothermie zu Gewebeschäden, z. B. „Frostbeulen" führt. Das wenig
durchblutete subkutane Fettgewebe bildet für den Körperkern eine
Isolierschicht. Die Kältebelastung wird mit einem Fettpolster besser
ertragen, weil die Hautdurchblutung weniger eingeschränkt wird als
bei einer dünnen Isolierschicht.

Kältebelastung	Wärmebelastung
Einschränkung der Wärmeabgabe durch: Reduktion der Hautdurchblutung. Vermehrte Wärmeproduktion durch: erhöhten Muskeltonus und „Kältezittern"	Vermehrte Wärmeabgabe durch: Zunahme der Hautdurchblutung und Produktion von Schweiß.

Die Wärmeleitfähigkeit des Wassers ist ca. 25-mal größer als die der
Luft. Liegt die Wassertemperatur über 37 °C, besteht das Risiko einer
Wärmestauung mit Anstieg der Körpertemperatur, weil die Wärme
weder direkt durch Konduktion noch durch Strömung – Konvektion
– und auch nicht durch Verdunsten von Schweiß abgegeben werden
kann.

Beim Schwimmen und einer Wassertemperatur von 20–22 °C ist
die Wärmeabgabe ungefähr 3- bis 4-mal größer als über dem Wasser
mit derselben Temperatur. Der Wärmeverlust im Wasser begrenzt die
Aufenthaltszeit. Im kalten Wasser muss die Wärmeabgabe durch Isolation vermindert werden. Luft ist im Vergleich zu Wasser ein guter
Isolator.

Der Taucher hat für den Wärmeschutz 3 Möglichkeiten:

1) Nassanzug,
2) Trockenanzug,
3) Trockenanzug mit Heizung.

Der *Nassanzug* enthält im Gewebe gashaltige Zellen als Isolations-
schicht. Beim Abtauchen werden diese Gasblasen aber durch Kom-

pression kleiner, sodass der Wärmeschutz z. B. in 50 m Tiefe geringer ist als in 10 m Tiefe.

Der *Trockenanzug* wird mit Luft gefüllt und ermöglicht das Tragen wärmeisolierender Unterziehwäsche. Der Taucher reguliert mit einem Ventil die Füllung in Abhängigkeit von der Tiefe. Der Wärmeschutz ist auch in größeren Tiefen gut, der Trockenanzug muss aber vom Taucher „bedient" werden. Falls beim Auftauchen im Anzug lokal ein Überdruck entsteht, wird die Haut- und Muskeldurchblutung behindert. Erfahrene Sporttaucher berichten, dass sie mit dem Trockenanzug häufiger Haut- und Muskelsymptome haben als mit dem Nassanzug. Das Wasser ist in den Bergseen in der Schweiz oft sehr kalt. Das Bergseetauchen wird vorwiegend mit Trockenanzügen durchgeführt.

Beim professionellen Tieftauchen werden in der Regel mit warmem Wasser geheizte Anzüge getragen. Der Taucher ist ohnehin für das Atemgas und die Kommunikation mit der Tauchglocke verbunden. Helium hat eine wesentlich größere Wärmeleitfähigkeit als Luft (Tabelle 13). Damit ergibt sich auch ein Wärmeverlust mit der Atmung. Um diesen Wärmeverlust zu vermeiden, wird das Atemgas am Mundstück mit warmem Wasser oder elektrisch geheizt.

Erfrieren: Sinkt die Kerntemperatur unter 35 °C, so besteht eine Hypothermie. Bei 32 °C ist der Unterkühlte noch ansprechbar. Ungefähr ab 28–25 °C kommt es zu Atemstillstand und Asystolie oder Kammerflimmern. Die lokale Kälteeinwirkung bewirkt durch Gefäßkonstriktion eine lokale Anoxie. Die anoxische Zellschädigung führt zu Ödem, Blasenbildung und Nekrosen.

Das Schwimmen im kalten Wasser ist mit großem Energieaufwand verbunden. Die in sehr kaltem Wasser beeinträchtigte Durchblutung und O_2-Versorgung der Extremitäten kann zu Erschöpfung, lebensgefährlicher Hypothermie und zum Ertrinkungstod führen.

Wärmestauung: Überschreitet die Eigenproduktion von Wärme oder die Wärmezufuhr von außen die Möglichkeiten der Wärmeabgabe, so steigt die Körpertemperatur je nach Bedingungen lokal oder allgemein an. Maximale Hautdurchblutung und Schweißproduktion unterscheiden diese mit den Umweltbedingungen zusammenhängende Hyperthermie vom endogenen Fieber.

Sonnenbrand und Sonnenstich sind Beispiele für lokale Wärmestauungen mit Gewebenekrosen im Bereich der Haut bzw. der Meningen und des Gehirns. Die durch Strahlung zugeführte Energie trifft das Gewebe direkt. Lufttemperatur und Luftfeuchtigkeit spielen keine Rolle. Die Durchblutung der betroffenen Gebiete ist massiv gesteigert.

Schwere körperliche Arbeit geht immer mit einer Steigerung der Hautdurchblutung zwecks Erhaltung der Körpertemperatur einher. Hohe Lufttemperatur und -feuchtigkeit steigern die Hautdurchblutung und Schweißproduktion. Beim *Hitzekollaps* nach einer körperlichen Leistung handelt es sich um die Kombination der sich aus der Muskelerschlaffung resultierenden Dilatation der Venen mit einer leichten Hypovolämie infolge Dehydrierung.

Bei fortgeschrittener Dehydrierung wegen ungenügenden Flüssigkeitsersatzes kann sich ein hypovolämischer Schock mit Anurie entwickeln. Der Schock mit Mangeldurchblutung lebenswichtiger Organe provoziert eine Zentralisation des Kreislaufs und damit eine Vasokonstruktion im Bereich der Haut sowie eine verminderte Wärmeabgabe. Der „Hitzschlag" entspricht dem Circulus vitiosus: gefährlicher Anstieg der Kerntemperatur wegen gesteigerter Wärmeproduktion und verminderte Wärmeabgabe durch die Haut infolge Vasokonstriktion wegen Hypovolämie. Die Therapie erfordert intravenöse Substitution von Flüssigkeit und Abkühlung des ganzen Körpers.

Aktueller Wissensstand   !

Toleranzwerte für hyperbaren Sauerstoff

Die von Bühlmann in 2.2 angegebenen Toleranzwerte für hyperbaren Sauerstoff berufen sich auf Referenzzahlen aus der Intensivmedizin oder der O_2-Exposition in der Druckkammer. Die große Individualität der O_2-Toleranzgrenzen, insbesondere beim Tauchen in der Kälte und unter körperlicher Beanspruchung, verpflichtet zur Festlegung strengerer O_2-Grenzwerte. Derzeit wird beim Tauchen mit Sauerstoff bzw. mit sauerstoffangereicherter Luft ein pO_2-Grenzwert von maximal 1,6 bar empfohlen.

3   Zwischenfälle beim Tauchen

3.1 Der tödliche Tauchunfall: Ertrinken beim Sporttauchen

In der Schweiz gab es im Jahr 2000 ca. 30 000 Taucher, welche insgesamt wohl mehrere hunderttausend Tauchgänge durchführten. 1999 wurden in der Schweiz 7 tödliche Tauchunfälle verzeichnet. Vergleichsweise ertranken im gleichen Jahr 77 Personen beim Schwimmen und Baden und es wurden 115 Bergtote beklagt.

Eine Wassersäule von 10 m Höhe übt einen Druck von 1,0 bar aus. Falls der Luftdruck an der Wasseroberfläche 1,0 bar beträgt, so ist der Taucher in einer Wassertiefe von 10 m einem Absolutdruck von 2,0 bar ausgesetzt. Beim Abtauchen auf 10 m hat er die Druckerhöhung von 1,0 bar auf 2,0 bar zu bewältigen, beim Auftauchen zur Oberfläche muss er mit der Drucksenkung von 2,0 bar auf 1,0 bar fertigwerden.

Die Zwischenfälle beim Sporttauchen hängen z. T. mit dem Überdruck selbst oder mit der Druckänderung zusammen. Diese Bedingungen sind für das Tauchen spezifisch. Die häufigsten Gründe, die beim *Sporttauchen zum Ertrinken* führen können, sind:

A. *unabhängig von Überdruck und Druckänderung:*
- starke Strömung, Hindernisse,
- Erschöpfung, Hypothermie,
- Fehleinschätzung und Panik,
- technische Probleme,
- Bewusstseinsverlust wegen vorbestehender Erkrankung,
- Suizid;

B. *abhängig von Überdruck und Druckänderung:*
  Bewusstseinsverlust infolge:
- Hypoxie (Apnoetauchen),
- Hyperoxie (Tauchen mit O_2-reichen Gemischen, 100% O_2),
- Tiefenrausch (N_2-Narkose),
- Gasembolie in das Gehirn (Notaufstieg, Lungenriss).

Die unter A angeführten Gründe gelten für jede Tätigkeit im Wasser. Sowohl der Überdruck als auch die Druckänderung kann beim Tauchen einen plötzlichen Verlust des Bewusstseins verursachen, was in der Re-

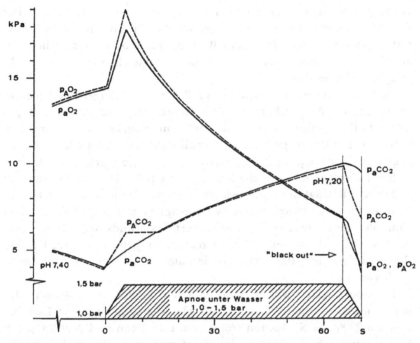

Abb. 6. Apnoetauchgang. Der Aufstieg zur Oberfläche in 5 s hat zur Folge, dass der alveoläre und damit auch der arterielle O_2-Druck auf 4 kPa (30 mmHg) absinken, was ungefähr den Verhältnissen eines sehr schnellen Aufstieges in eine Höhe von 7500–8000 m ü. NN entspricht

gel zum Ertrinken führt, falls der Taucher nicht durch entsprechende Maßnahmen gesichert ist bzw. nicht rechtzeitig geborgen wird.

Beim Apnoetauchen wird der Thorax während des Abtauchens komprimiert. Damit ergibt sich initial eine Erhöhung der alveolären Gasspannung. Als Folge der O_2-Aufnahme sinken der alveoläre und der arterielle O_2-Druck kontinuierlich ab, während der CO_2-Druck ansteigt und damit der pH-Wert abfällt. Beim Auftauchen dehnt sich der Brustkorb wieder aus und der alveoläre O_2-Druck sinkt abrupt ab. Damit wird der alveoläre pO_2 tiefer als der arterielle, was zu einer O_2-Diffusionsumkehr führt. Eine zusätzliche Gefahr besteht in der oft angewandten Hyperventilation vor dem Abtauchen. Durch Absenken des CO_2 tritt der Atemreiz verzögert auf. Damit kann die Apnoezeit verlängert werden; je länger aber diese dauert, umso tiefer fällt der O_2-Druck in der Lunge ab. Dies erhöht das Risiko eines „Blackouts" mit Wasseraspiration. In einem Bergsee sinkt beim Auftauchen der arterielle O_2-Druck tiefer als bei einem vergleichbaren Apnoetauchgang auf Meereshöhe.

Besonders lange Apnoezeiten von z.B. 120 s und länger sind bei einer verminderten Ansprechbarkeit der Atemzentren auf pCO_2 und pH möglich. Die gefährliche Hypoxie beim Apnoetauchen wird vermieden, falls vorher 100% O_2 geatmet wird, weil damit der arterielle O_2-Druck auch bei einer längeren Apnoe nicht auf kritische Werte absinkt.

Beim *Gerätetauchen* ist die Atmung von 100% O_2 anstelle von Luft gefährlich. Beträgt der O_2-Druck im Atemgas deutlich über 1,6 bar, so kann es zu einer plötzlichen Bewusstlosigkeit mit tonisch-klonischen Krämpfen kommen. Der Taucher verliert das Mundstück seines Atemgerätes und ertrinkt, falls er nicht rechtzeitig geborgen wird. Für das Gerätetauchen mit 100% O_2 gilt deshalb als Grenze eine maximale Tiefe von 6 m.

Der Sporttaucher will oft tiefer tauchen. Er benutzt deshalb in der Regel normale atmosphärische Luft als Atemgas. Trockene Luft besteht zu 79% aus N_2, Spuren von Argon und Neon und 20,9% O_2. Ein N_2-Überdruck beeinträchtigt die Hirnfunktionen. Bereits bei Tauchtiefen von 40–50 m mit einem N_2-Druck von 3,9–4,7 bar kann eine euphorische Verstimmung, der „Tiefenrausch", auftreten. Der Taucher wird unkritisch, verliert die Übersicht, taucht weiter ab statt auf und trennt sich von seinen Kameraden. Vielleicht bleibt er mit seiner Ausrüstung hängen, möglicherweise gerät er in eine starke Strömung. Das Risiko, infolge eines Tiefenrausches zu ertrinken, ist groß. Die tauchmedizinisch begründeten Tiefengrenzen für das Freitauchen mit Pressluft sind 40 m für normal ausgebildete Sporttaucher und 50 m für zusätzlich ausgebildete Tauchinstruktoren.

Eine *arterielle Gasembolie* ist am häufigsten die Folge eines Barotraumas der Lungen mit Lungenriss und Einschwemmen von Gas aus den Alveolen in die Lungenkapillaren und Lungenvenen (s. 3.2.2). Bei einer arteriellen Gasembolie gelangen Mikrogasblasen in das Gehirn und verursachen eine Bewusstlosigkeit. Befindet sich der Taucher noch im Wasser, ertrinkt er, falls er nicht rechtzeitig geborgen wird.

Bei einem schnellen Aufstieg aus Tiefen von mehr als 36 m kann das im arteriellen Blut gelöste N_2 frei werden und Mikrogasblasen bil-

den, die dann in das Gehirn gelangen und zu Störungen des Bewusstseins führen (s. auch 3.4).

Bei der *„explosiven" Dekompression* (s. 3.4.1), wie sie auch bei einem sehr schnellen Aufstieg aus größeren Tiefen – „blow up" – statt-
findet, erfolgt der Tod ohne Rekompression langsamer als beim Ertrinken, sodass in Lunge, Gehirn, Rückenmark und anderen Organen
immer Gewebereaktionen mit perivaskulärem Ödem sowie Plättchen-
aggregationen in den Gefäßen nachweisbar sind.

Ertrinken ist ein außergewöhnlicher Todesfall, wird in der Regel
gerichtsmedizinisch untersucht und beurteilt. Die für das Ertrinken
typischen pathologisch-anatomischen und histologischen Befunde
kombinieren sich beim ertrunkenen Taucher mit dem Nachweis von
Gasblasen im Gewebe. Die Gasblasen bestehen zur Hauptsache aus N_2
und beweisen, dass der Ertrunkene vor dem Tod getaucht ist und eine Zeit lang Luft mit Überdruck geatmet hat.

Ohne zusätzliche Informationen über das Tauchprofil ist es aber
schwierig zu entscheiden, ob diese Gasblasen z. B. im Gehirn und in
den Hirngefäßen zum Ertrinken geführt haben oder erst postmortal
bei der Bergung der Leiche entstanden sind.

Perikapilläres Ödem und Hämorrhagien beweisen, dass die Gasblasen bereits vor dem Kreislaufstillstand zu lokalen Ischämien geführt
haben und deshalb eine kausale Bedeutung für den Tod durch Ertrinken haben können.

Der Nachweis eines kleinen Lungenrisses als Ursache einer arteriellen Gasembolie ist schwierig, insbesondere falls Reanimationsmaßnah-
men mit Beatmung und/oder Herzmassage durchgeführt worden sind.

3.2 Nichttödliche Zwischenfälle beim Tauchen

In den USA, Europa und Australien werden Zwischenfälle beim Freizeittauchen systematisch erfasst [62]. Im Universitätsspital Zürich
wurden von 1969 bis 1990 92 Sporttaucher notfallmäßig hospitalisiert
(Tabelle 3). Die Zahlen sind nicht repräsentativ für die relative Häufigkeit der verschiedenen Zwischenfälle in der Schweiz. Hauptsympto-
me mit juckenden roten Flecken oder Streifen sind nur ausnahmswei-

Tabelle 3. Zwischenfälle beim Sporttauchen. Hospitalisierte Taucher 1969–1990, Medizinische Universitätsklinik Zürich

	Patienten (n)	Davon mit Behandlung in der Druckkammer (n)
Beobachtung nach Notaufstieg, kein pathologischer Befund	21	2
Wasseraspiration	8	–
Hautflecken, keine Schmerzen	5	–
Muskelschmerzen	5	5
Barotrauma Magen-Darm, Magenruptur	2	–
Barotrauma Ohr mit Innenohrstörungen	18	18
Barotrauma Lunge, Gasembolie Auge	1	1
Barotrauma Lunge, Gasembolie Rückenmark	18	18
Dekompressionskrankheit Rückenmark	14	14
Gesamt	92	58

se ein Hospitalisationsgrund. Die Taucher mit Wasseraspiration stammen aus der Region Zürich. Für die Behandlung von Schäden des Rückenmarks und des Innenohrs ist Zürich ein überregionales Zentrum, was die relativ hohe Zahl dieser Fälle erklärt. Von den 32 Sporttauchern mit Rückenmarkschäden wurden 9 von der Schweizerischen Rettungsflugwacht (REGA) vom Mittelmeer, vom Roten Meer, von den Malediven und von den Philippinen zur Behandlung nach Zürich geflogen. Tabelle 3 zeigt, mit welchen Zwischenfällen der Notarzt rechnen muss.

3.2.1 Nasennebenhöhlen und Ohren

Bei Änderungen des Umgebungsdrucks muss der Druck in den gasgefüllten Räumen des Körpers unabhängig von der Geschwindigkeit der Druckänderung dem Umgebungsdruck angeglichen werden. Die Nasennebenhöhlen (Abb. 7) können im Gegensatz zu Magen und Darm sowie Lunge ihr Volumen nicht ändern. Sie sind mit einer Schleimhaut ausgekleidet und stehen in Verbindung mit dem Nasen-Rachen-Raum. Diese starren Räume müssen beim Abtauchen Gas auf-

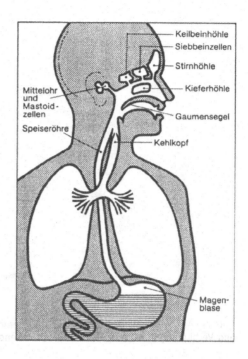

Abb. 7. Gasgefüllte Räume im Schädel, Thorax und Abdomen. Verbindungen mit dem Nasen-Rachen-Raum

nehmen und beim Auftauchen, bei der Senkung des Umgebungsdrucks, Gas abgeben. Eine Schwellung der Schleimhäute im Nasen-Rachen-Raum und in der Tuba pharyngotympanica (Eustachi) zwischen Mittelohr und Nasen-Rachen-Raum kann den Gasfluss in die Höhlen und aus den Höhlen behindern.

Ist der Druckausgleich beim Abtauchen ungenügend, entsteht ein relativer Unterdruck, der eine Schleimhautschwellung, evtl. sogar eine Blutung, verursacht. Ein relativer Überdruck in den Nasennebenhöhlen und Nasen-Rachen-Raum hat gelegentlich zur Folge, dass retrograd Gas in den Tränensack und in die Augenlider gelangt. Das Barotrauma der Nasennebenhöhlen führt nicht zu bleibenden Schäden.

Der Druckausgleich im Mittelohr erfordert ein aktives Öffnen der ziemlich langen und eher engen Tubenkanäle. Aus anatomischen Gründen ist der Druckausgleich beim Abtauchen schwieriger als beim Auftauchen. Mit dem Valsalva-Manöver wird im Nasen-Rachen-Raum ein Überdruck erzeugt. Ist der Druckausgleich, z. B. bei Rhinitis, erschwert, wird das Trommelfell beim Abtauchen in die Paukenhöhle vor-

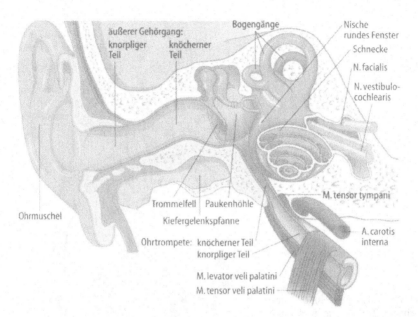

Abb. 8. Äußerer Gehörgang, Mittelohr mit Trommelfell, Hammer, Amboss, Steigbügel und Verbindung zum Nasen-Rachen-Raum. Innenohr mit Bogengängen und Schnecke

gewölbt, was zumindest am Anfang schmerzhaft ist und den Taucher veranlasst, aufzutauchen. Wird aber das Abtauchen forciert, so ist bei einer Druckdifferenz von mehr als 0,5 bar mit einem Trommelfellriss zu rechnen. Dringt Wasser in das Mittelohr ein, können wegen der kalorischen Reizung Labyrinthsymptome mit Drehschwindel auftreten. Aber auch ohne Wassereinbruch ins Mittelohr kann es bei ungleichmäßiger Druckänderung in den Paukenhöhlen zu Schwindel kommen (alternobarer Vertigo). Das Innenohr mit Schnecke und Bogengängen ist mit Flüssigkeit gefüllt. Werden das ovale und runde Fenster (Abb. 8 und 9) gleichzeitig in das Innenohr eingedellt, können Peri- und Endolymphe nicht ausweichen. Damit ergibt sich eine Kompression der Blutgefäße und im Resultat eine Ischämie der hypoxieempfindlichen Sinnenzellen in der Schnecke und in den Bogengängen. Persistierende Innenohrstörungen nach einer derartigen akuten mechanischen Irritation sind möglicherweise Folge einer anhaltenden Vasokonstriktion.

Der relative Überdruck in der Paukenhöhle infolge eines behinderten Druckausgleichs beim Auftauchen bereitet wie bei einem schnellen Auf-

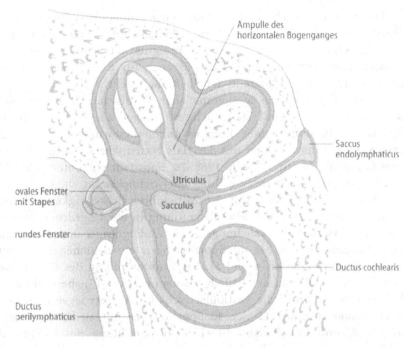

Abb. 9. Rundes und ovales Fenster mit der Steigbügelplatte als bewegliche Trennung zwischen der gasgefüllten Paukenhöhle und dem mit Flüssigkeit gefüllten Innenohr

stieg in die Höhe keine starken Schmerzen, sondern nur ein Druckgefühl. Bei dieser Situation kann es aber auch zu einer Irritation des Innenohrs mit Hörverlust, Tinnitus, Schwindel und Übelkeit bis zum Erbrechen kommen. Diese Innenohrsymptome können tagelang bestehen und ohne Therapie mit einem definitiven Hörverlust und immer wieder auftretenden Schwindelanfällen persistieren. Die Wirksamkeit der Behandlung mit hyperbarem O_2 unterstützt die Annahme, dass es sich um einen Hypoxieschaden handelt, der Folge einer durch die mechanische Reizung ausgelösten Ischämie ist. Das Barotrauma des Ohres mit Innenohrstörungen hat nichts mit einer Bildung von Gasblasen im Innenohr oder mit einer Gasembolie in das Innenohr zu tun.

Beim Tieftauchen mit O_2-Helium können bei ungenügender Dekompression dieselben Innenohrsymptome auftreten, die sich bei Rekompression prompt zurückbilden (s. 3.5.6).

Treten kurz nach einem Tauchgang Innenohrsymptome mit Hörverlust und/oder Schwindel mit Übelkeit auf, so handelt es sich um ein akutes und beängstigendes Ereignis, das den Taucher veranlasst, zum Arzt zu gehen. Das gilt auch für die 18 Sporttaucher, deren Behandlungsresultate in Tabelle 8 dargestellt sind.

Gelegentlich sind die Symptome aber so diskret, dass kein Arzt konsultiert wird. Damit stellt sich die Frage, wie häufig sich bei Sporttauchern ohne akutes Ereignis Innenohrstörungen nachweisen lassen. In Zusammenarbeit mit der Hals-Nasen-Ohren-Klinik im Universitätsspital Zürich wurden 1988 79 Sporttaucher untersucht [2]. Ein Teil dieser Sporttaucher gab bei der Anamnese an, dass gelegentlich beim Druckausgleich mit den Mittelohren Schwierigkeiten bestehen. In keinem Fall wurde eine Behandlung in der Überdruckkammer durchgeführt. Die Untersuchungen mit Audiogramm und Vestibularisprüfungen zeigten bei 40 Sporttauchern einen sicher pathologischen Befund (Tabellen 4 und 5). Die Einschränkung des Gehörs bestand in der Mehrzahl der Fälle beidseits und betraf insbesondere die hohen Töne, während die Vestibularisschädigung vorwiegend einseitig nachweisbar war. Bei 11 der 40 Sporttaucher mit sicher pathologischem Befund bestand sowohl eine Einschränkung des Gehörs als auch eine Störung der Funktion der Bogengänge. Diese 79 Sporttaucher hatten anamnestisch keine Hinweise für eine akute oder chronische Lärmschädigung oder ein Explosionstrauma. Die 39 Taucher mit normalen Befunden übten den Tauchsport im Mittel erst 5,8 Jahre aus. Die 40 Taucher mit Innenohrschäden betätigten sich im Mittel während 9,4 Jahren als Sporttaucher.

Tabelle 4. Innenohrschäden bei Sporttauchern. Untersuchungen bei 79 Sporttauchern

	Männer (n)	Frauen (n)
Normal	27	12
Pathologischer Befund	34/61	6/18
Cochlearis	16[a]	4
Cochlearis und Vestibularis	9	2
Vestibularis	9	–

[a] 11-mal mittelschwerer und schwerer Hörverlust.

Tabelle 5. Innenohrschäden bei Sporttauchern. Seitenverteilung der Schäden bei 40
Sporttauchern mit pathologischem Befund

	Rechts	Links	Rechts + links
Cochlearis	2/31	4/31	25/31
Vestibularis	15/20	4/20	1/20

Diese Untersuchung zeigt, dass wiederholte mechanische Irritationen des Innenohres auch ohne dramatisches Ereignis zu einer bleibenden Schädigung der Hörfähigkeit und der vestibulären Funktion führen
können. Das Barotrauma des Ohres ist wahrscheinlich der häufigste
Zwischenfall beim Sporttauchen mit dem Risiko bleibender Schäden.

3.2.2 Lunge: Pneumothorax, „zentraler" Lungenriss

Die respiratorisch bedingten intrathorakalen und alveolären Druckän-
derungen gegenüber dem Umgebungsdruck betragen bei Spontanatmung größenordnungsmäßig 0,01 bar (10 cmH$_2$O). Bei willkürli-
chem Pressen erreicht ein kräftiger Mann etwa den 10fachen Wert.
Ein derartiger intrathorakaler und intraalveolärer Überdruck gegenüber dem Umgebungsdruck behindert den Rückfluss des venösen
Blutes zum Herzen, führt aber nicht zu einer Verletzung des Lungen-
parenchyms. Der Lungenriss ist wie der Trommelfellriss nicht eine
Folge des Überdrucks, sondern der Überdehnung. Auch das Apnoetauchen zeigt, dass der Überdruck selbst nicht zur Traumatisierung
führt. Wird in Apnoe in eine Wassertiefe von 10 m abgetaucht, hat
sich das Lungenvolumen halbiert und der Druck in den Alveolen verdoppelt. Weil bei dieser Situation auch der Umgebungsdruck verdoppelt ist, ergibt sich im Gegensatz zum Pressen keine Behinderung des
venösen Rückflusses.
    Die ganze Lunge kann bei intaktem Thoraxskelett und Zwerchfell
nicht überdehnt werden. Der Tauchanzug erhöht ähnlich einem Korsett
die Stabilität des Brustkorbes und des Abdomens. Bei einem Nebeneinander unterschiedlich dehnbarer Lungenpartien sowie bei einem
Nebeneinander unterschiedlicher Strömungswiderstände in den Atem-

40

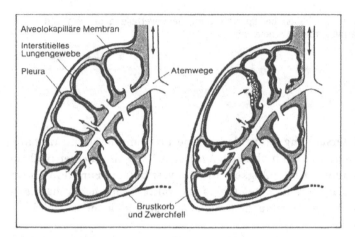

Abb. 10. Lungenriss (schematische Darstellung). Bei einer Bronchusstenose entsteht infolge „air trapping" eine regionale Überblähung mit Kompression der benachbarten Alveolarbezirke. Die Überdehnung führt zum Lungenriss. Der Riss an der Lungenoberfläche hat einen Pneumothorax zur Folge. Bei einem Riss zentraler Abschnitte gelangt aus den Alveolen Gas in das interstitielle Lungengewebe. In kapillarreichen Partien wird auch Gas in das Blut eingeschwemmt, sodass eine arterielle Gasembolie mit Mikrogasblasen entsteht

wegen ergibt sich auch ein Nebeneinander unterschiedlich geblähter Regionen. Die überblähte Region komprimiert die Lungenpartien mit geringerer Dehnbarkeit und die mit freien Atemwegen (Abb. 10).

Bei einem Nebeneinander unterschiedlicher Strömungswiderstände in den Atemwegen kommt es auch zum „air trapping". Bei der Inspiration gelangt durch Erweiterung des betroffenen Bronchus noch etwas Luft in die Alveolen, bei der Exspiration schließt sich der Bronchus und die Luft bleibt gefangen. Das Resultat ist eine Zunahme der Blähung und Überdehnung. Schließlich kommt es wie bei einem überdehnten Gummiband zum Riss.

Bei einem Riss in der Nähe der Lungenoberfläche entsteht ein Pneumothorax. Mit dem Austritt von Luft in den Pleuraraum nimmt das Volumen der betroffenen Lunge ab. Damit kommt es oft zum Verschluss des Risses. Bleibt das Leck bestehen, entwickelt sich ein Spannungspneumothorax, der unbedingt drainiert werden muss.

Entsteht die Überdehnung und dann der Riss in zentral gelegenen Lungenpartien, entwickelt sich in der Regel kein Pneumothorax.

Bleibt der Riss aber über längere Zeit offen, gelangen aus den Alveolen größere Gasvolumina in das Lungeninterstitium und entlang den Bronchien in das Mediastinum und schließlich auch in die Haut. Es entwickeln sich ein Mediastinal- und Hautemphysem [49].

Beispiele für den Lungenriss infolge lokaler Überdehnung bei normalem Umgebungsdruck sind der Pneumothorax bei der Staphylokokkenpneumonie und der zentrale Lungenriss nach Hustenattacken wegen allergischer Alveolitis. Während künstlicher Beatmung von schwerverletzten Patienten wird ebenfalls nicht selten ein Mediastinal- und Hautemphysem beobachtet. Diesen Beispielen gemeinsam ist das Nebeneinander unterschiedlicher Dehnbarkeiten bzw. unterschiedlicher Strömungswiderstände in den Bronchien.

Der Lungenriss an der Lungenoberfläche oder in den zentral gelegenen Lungenpartien führt zu einer Reizung der Pleura. Die Patienten geben in der Regel von der Atmung abhängige, z.T. stechende Schmerzen hinter dem Brustbein oder im Rücken, gelegentlich auch gürtelförmige Schmerzen an. Nicht selten besteht auch Hustenreiz. Blutiger Auswurf ist hingegen selten. Die Schmerzen verschwinden spontan nach 1–3 h.

Bei einem Riss der blutreichen, zentralen Lungenpartien kann Gas in die Lungengefäße eingeschwemmt werden, sodass eine arterielle Gasembolie entsteht. Für die oben erwähnten Beispiele bei konstantem Umgebungsdruck ist typisch, dass erhebliche Gasvolumina in das Mediastinum und in die Haut gelangen können, ohne dass Symptome einer arteriellen Gasembolie in das Gehirn oder in das Rückenmark nachweisbar wären.

Der Lungenriss beim Tauchen ist in der Regel auf ein Nebeneinander unterschiedlicher Strömungswiderstände in den Bronchien zurückzuführen. Patienten mit respiratorischer Insuffizienz infolge einer chronisch-obstruktiven Bronchitis sind deshalb für das Tauchen untauglich [34]. Leichter Beeinträchtigungen der Lungenfunktion bedürfen einer gezielten Abklärung. Aber auch eine akute Erkältung oder Reizung der Atemwege durch Inhalationsnoxen kann zu einer Schwellung der Bronchialschleimhaut und zu Bronchialspasmen führen. Auch die kalte Luft aus dem Lungenautomaten irritiert die kleinen Atemwege.

Zur Überdehnung und zum Lungenriss kommt es beim Auftauchen. Beim Aufstieg von 30 m auf 10 m beträgt das Druckverhältnis

2 zu 1. Soll das mittlere Lungenvolumen von z. B. 4 l konstant bleiben, müssen während des Aufstieges 4 l mehr aus- als eingeatmet werden. Dasselbe gilt für den Aufstieg von 10 m zur Oberfläche. Bei einer konstanten Aufstiegsgeschwindigkeit von z. B. 10 m/min muss von 10 m zur Oberfläche pro Zeiteinheit doppelt soviel Gas nach außen abgegeben werden als beim Aufstieg von 30 m auf 10 m. Das Risiko einer Überdehnung und eines Lungenrisses nimmt während des Auftauchens zu und ist kurz vor Erreichen der Wasseroberfläche am größten. Aus diesem Grund sehen die Züricher Dekompressionstabellen – ZH-86 – für jeden Tauchgang einen Sicherheitshalt bei 3 m bzw. bei den Bergseetabellen einen Halt bei 2 m vor.

Erfolgt der Lungenriss beim Auftauchen noch unter der Wasseroberfläche und wird dabei Gas aus den Alveolen in das Blut eingeschwemmt, so nehmen die Mikrogasblasen im Blut bis zum Erreichen der Oberfläche an Volumen zu. Die Kapillarobstruktion ist in den betroffenen Organen vergleichsweise schwerwiegender als bei einer Gasembolie bei konstantem Umgebungsdruck. Prädilektionsorgane für die arterielle Gasembolie nach einem Lungenriss beim Auftauchen sind das Gehirn, die Netzhaut, das Rückenmark und das Myokard. Nieren und Leber werden sicher auch betroffen, zeigen aber kaum Funktionsausfälle (s. 3.4.2).

3.2.3 Magen-Darm-Trakt

Bei Schwierigkeiten mit dem Lungenautomaten, der gelegentlich wegen Eisbildung in der Steuerung blockiert, ist es möglich, dass der Taucher Wasser aspiriert und Luft schluckt. Das gilt auch für die „Wechselatmung", wenn 2 Taucher abwechselnd mit einem Gerät atmen. Das Training dieser Wechselatmung erfolgt in der Regel in geringen Tiefen, sodass auch mit größeren Luftmengen im Magen beim Auftauchen keine Schwierigkeiten auftreten. Die Aerophagie und das Luftaufstoßen an der Oberfläche ist den Sporttauchern bekannt. Werden aber im Notfall, z. B. in einer Wassertiefe von 50 m oder mehr, bei Wechselatmung 1–2 l Luft geschluckt und wird anschließend in wenigen Minuten zur Oberfläche aufgetaucht, so ergibt sich im Magen eine massive Volumenzunahme. Bei dieser Situation ist es möglich, dass sich Kardia und Pylorus durch Drehung des Magens verschließen. Dann kann die Luft nicht mehr abfließen, und es kann wegen der Überdehnung zur Magenruptur kommen. Es entsteht ein Pneumoperitoneum mit Hochdrängen des Zwerchfells. Aus dem Abdominalraum kann dann auch Luft in das Mediastinum gelangen.

Die Magenruptur ist beim Tauchen selten. In der Schweiz wurden 2 Fälle beobachtet. Instruktiv war der erste Fall [55]. Es handelt sich um einen Sporttaucher, der wegen Ventilvereisung in 70 m mit einem Partner Wechselatmung versuchte und einen Notaufstieg mit einer Aufstiegszeit von 6–7 min durchführte. Nach diesem Zwischenfall traten keine neurologischen Störungen auf. Der Patient wurde noch am Tauchtag laparotomiert. Es bestanden 2 Magenrisse von 15 cm bzw. 2 cm Länge, die übernäht wurden. Der postoperative Verlauf war komplikationslos.

Eine vermehrte Gasbildung im Dickdarm kann während der Dekompression zu einem Blähungsgefühl und zu Abdominalschmerzen führen. Mit dieser Möglichkeit ist bei Berufstauchern mit stunden- evtl. tagelangen Überdruckexpositionen zu rechnen.

Bei einer Gasembolie in das Rückenmark oder bei einer Dekompressionskrankheit des Rückenmarkes können Motilitätsstörungen des Darmes mit Darmblähung auftreten. Die Rekompression bringt dann eine Besserung, doch nehmen die Beschwerden bei der Senkung des Drucks prompt wieder zu.

3.2.4 Auge

Der Druckausgleich mit dem Raum der Taucherbrille erfolgt beim Abtauchen über die Nase, die sich im Brillenraum befindet. Beim Auftauchen entweicht die überschüssige Luft am Brillenrand in das Wasser. Schwimmbrillen sind für das Tauchen gefährlich, weil kein Druckausgleich zwischen Umgebungsdruck und Brillenraum möglich ist. Das gilt auch für das Apnoetauchen mit einer Schwimmbrille. Beim Abtauchen entsteht im Brillenraum ein Unterdruck, und der Sog wirkt sich direkt auf das Auge aus. Es können Blutungen in den

Bindehäuten entstehen. Bei den Perlentaucherinnen, die jahrelang mit Schwimmbrillen ohne Möglichkeit des Druckausgleichs gearbeitet haben, wurden gehäuft definitive Augenschäden nachgewiesen.

3.2.5 Zähne

In Zähnen können sich unterhalb von Plomben und Kronen gasgefüllte Räume bilden, die mit der Mundhöhle in Verbindung stehen. Der behinderte Druckausgleich durch diese Verbindungen bereitet Zahnschmerzen. Beim Auftauchen ist es möglich, dass sich Plomben und Kronen lockern, evtl. sogar abgesprengt werden.

3.3 Gasblasen und Gasansammlung im Gewebe bei konstantem Umgebungsdruck

Das Hauptemphysem nach Stichverletzungen des Brustkorbes, das Mediastinalemphysem mit Hautemphysem nach Lungenriss, der Pneumothorax und das Pneumoperitoneum sind Beispiele, dass in lockerem Gewebe und in normalerweise gasfreien Körperhöhlen größere Gasvolumina Platz haben, ohne dass die Organfunktion wesentlich beeinträchtigt wird (s. 3.2.2 und 3.2.3).

Eine lebensgefährliche Situation entsteht, falls größere Gasmengen in den Kreislauf gelangen. Dabei ist zu unterscheiden, ob es sich um größere Gasblasen handelt, die in entsprechend großen Herz-Gefäß-Abschnitten stecken bleiben, oder um Mikrogasblasen, die erst in den Kapillaren die Zirkulation blockieren. Mikrogasblasen passieren die Arteriolen mit einem Durchmesser von 20–300 µm und bleiben in den Kapillaren mit einem Durchmesser von 7–8 µm stecken.

Die Luftaspiration in eine offene, mit der Luft kommunizierenden Vene und die Luftinjektion in eine Vene hat zur Folge, dass eine größere Luftblase in das rechte Herz gelangt, im Bereich der Klappen des rechten Herzens den Blutstrom zur Lunge blockiert und so zum plötzlichen Herztod führen kann [47].

Mikrogasblasen im venösen Blut gelangen in die Lungenkapillaren und beeinträchtigen den Gasaustausch zwischen Alveolen und Blut. Die Schwere der klinischen Symptomatik ist abhängig vom Ausmaß der Lungenkapillarobstruktion (s. auch Kap. 6.6, S. 120).

Bei einer Fehlmanipulation der Herz-Lungen-Maschine kann eine arterielle Gasembolie entstehen. Es handelt sich um Mikrogasblasen, die zur Hauptsache in das Gehirn gelangen und in schweren Fällen zum zerebralen Koma und zum Tod führen. Die Kapillarobstruktion hat eine erhöhte Kapillarpermeabilität zur Folge. Es entsteht ein perifokales Ödem, das wegen der Erhöhung des intrakraniellen Drucks zu einer Kompression der noch durchgängigen Gefäße führt. Der durch die Ischämie bedingte Schaden ist größer als es der primären, durch die Mikrogasblasen bedingten Kapillarobstruktion entspricht.

Wird die Diagnose rechtzeitig gestellt, erhöht die Behandlung mit hyperbarem O_2 die Überlebenschancen und die Restitution [63]. Die Wirksamkeit der Behandlung mit hyperbarem O_2 kann damit erklärt werden, dass trotz insuffizienter Mikroperfusion wesentlich mehr O_2 zu den hypoxiegefährdeten Zellen und Strukturen gelangt als bei Atmung von 100% O_2 bei Normaldruck.

3.4 Gasembolie bei Senkung des Umgebungsdrucks

Bei Senkung des Umgebungsdrucks können Mikrogasblasen auftreten. Diese treten zuerst im venösen, später auch im arteriellen Blut auf. Die durch diese Blasen bedingte Dekompressionskrankheit ist wahrscheinlich von der Menge und der Lokalisation des Gases abhängig.

3.4.1 Venöse Gasembolie, „explosive" Dekompression, „blow up"

Nach jedem Tauchgang und beim Aufstieg in die Höhe können auch bei korrekter Dekompression insbesondere in der Haut, im Unterhautfettgewebe und in der Muskulatur sowie in den Knochen Mikrogasblasen entstehen, die in die Blutbahn eingeschwemmt werden und in die Lungenkapillaren gelangen. Dabei treten keine pulmonalen Symptome auf, doch kann die N_2-Abgabe mit der Atmung verzögert werden (s. 6.6 und 8.7). Besteht zwischen dem rechten und linken Vorhof eine Verbindung, können Mikrogasblasen aus den Venen in das linke Herz gelangen, sodass eine arterielle Gasembolie entsteht. Die klinisch harmlose Gasembolie in die Lunge nach normalen Tauchgängen wurde erst bekannt, als mit Ultrasonographie nach normalen Tauchgängen Mikrogasblasen in den Venen nachgewiesen werden konnten.

Die „explosive" Dekompression mit schwerer pulmonaler Symptomatik – „*chokes*" – ist den Luftfahrtmedizinern seit Jahrzehnten bekannt. In 10 000 m ü. NN beträgt der Luftdruck 0,265 bar. In der Kabine eines in dieser Höhe fliegenden Passagierflugzeugs herrscht ein Luftdruck von 0,80 bar. Der N_2-Teildruck in den Geweben der Passagiere und der Besatzung beträgt dann je nach Flugzeit 0,58–0,75 bar. Entsteht plötzlich ein größeres Leck, so fällt der Kabinendruck abrupt auf 0,265 bar ab. Dann bilden sich v. a. in der Haut, im Unterhautfettgewebe, in der Muskulatur, in den Gelenken und im Knochen zahlreiche Mikrogasblasen, weil der in diesen Geweben bei einem Umgebungsdruck von 0,265 bar noch tolerierte N_2-Teildruck erheblich überschritten wird. Das Gewebe wird durch die Mikrogasblasen verletzt. Die Mikrogasblasen werden in die Blutbahn eingeschwemmt, und es entsteht eine massive venöse Gasembolie mit ausgedehnter Obstruktion der Lungenkapillaren. Ein Teil der Mikrogasblasen passiert die Lunge und gelangt auf die arterielle Seite. Zur venösen Gasembolie gesellt sich eine arterielle Gasembolie. Bei einer ausgedehnten Traumatisierung des Unterhautfettgewebes und des fettreichen Knochenmarks kann auch Fett mobilisiert werden, sodass zusätzlich auch eine Fettembolie in die Lunge und von dort in den Körperkreislauf entsteht [18].

Die pulmonale Symptomatik mit *Zyanose*, *Dyspnoe* und *Hustenreiz*, den „*chokes*", steht im Vordergrund. Zusätzlich entwickelt sich ein hypovolämischer Schock infolge Ödembildung in der Lunge und in der Haut.

Bei einer derartigen Katastrophe in einem hochfliegenden Flugzeug muss der Pilot das Flugzeug so schnell wie möglich in Bodennähe bringen. In Tierversuchen konnte gezeigt werden, dass bei „chokes" infolge „explosiver" Dekompression die Behandlung mit hyperbarem

O_2 der Rekompression mit Luft, z. B. auf 6,0 bar, und der Rekompression mit Helium überlegen ist. In 6.1 wird ausgeführt, dass die Höhengrenze für einen schnellen Aufstieg bei 5600 m ü. NN mit einem Luftdruck von 0,50 bar liegt, sofern der N_2-Teildruck in allen Geweben 0,750 bar entsprechend Sättigung in Meereshöhe beträgt.

Falls sich ein Taucher während 2 h oder länger in einer Wassertiefe von 30 m oder tiefer aufgehalten hat und dann in wenigen Minuten ohne Halt zur Wasseroberfläche aufsteigt, so ergibt sich ebenfalls eine massive venöse Gasembolie durch Einschwemmen von zahlreichen Mikrogasblasen aus den Geweben in das venöse Blut. Bei diesem *blow up* werden aber auch die Toleranzwerte für den N_2-Überdruck bei einem Umgebungsdruck von 1,0 bar in Gehirn und Rückenmark überschritten. Die pulmonale Symptomatik kombiniert sich sofort mit schweren Ausfällen des Zentralnervensystems.

3.4.2 Arterielle Gasembolie während des Auftauchens

Pathogenisch lassen sich 4 Möglichkeiten unterscheiden:

1) Barotrauma der Lunge mit Einschwemmen von Mikrogasblasen in die Lungenkapillaren und -venen,
2) „normale" venöse Gasembolie nach einem Tauchgang und Rechts-links-Shunt von Mikrogasblasen aus dem rechten Vorhof in den linken Vorhof durch ein offenes Foramen ovale oder einen Vorhofseptumdefekt,
3) massive venöse Gasembolie nach „explosiver" Dekompression und Passage von Mikrogasblasen durch die Lunge in den Körperkreislauf,
4) Bildung von Mikrogasblasen im arteriellen Blut bei sehr schnellem Aufstieg aus Tiefen von mehr als 36 m.

Symptomatik

Mikrogasblasen im Gehirn verursachen Trübung oder Verlust des Bewusstseins, in sehr schweren Fällen auch Atemstillstand.

Vorübergehende Sehstörungen weisen auf Mikrogasblasen in der Retina hin. Eine Reihenuntersuchung in England ergab bei Tauchern in Abhängigkeit von der Dauer der Tauchtätigkeit gehäuft Gefäßanomalien und Pigmentierungen in der Retina [53].

Die arterielle Gasembolie in das Rückenmark betrifft vorzugsweise die unteren Thorakal- und oberen Lumbalsegmente. Die sensomotorischen Ausfälle sind meistens beidseitig. In schweren Fällen ist auch oft die Funktion von Blase und Darm mitbetroffen. Entsprechend den multiplen Ischämieherden handelt es sich nicht um eine typische Querschnittssymptomatik.

Die zerebralen Ausfälle und die Sehstörungen treten sofort auf. Die sensomotorischen Störungen nach einer Gasembolie in das Rückenmark haben eine Latenzzeit von einigen Minuten. Der Taucher bemerkt die Unsicherheit beim Laufen und das „taube" Gefühl in den Beinen oder Armen erst, wenn er an Land ist. Bei leichteren Fällen ist eine schnelle, gelegentlich aber nur vorübergehende Besserung möglich. Der Taucher ist z. B. in der Lage, selbst mit dem Auto nach Hause zu fahren. Einige Stunden später stellt er fest, dass er nicht mehr stehen und laufen und auch nicht mehr Wasser lösen kann. Dieser 2. Schub kann mit der Bildung von perifokalen Ödemen im Rückenmark erklärt werden. Die arterielle Gasembolie in das Gehirn und/oder in das Rückenmark verursacht keine Schmerzen.

Gelangen Mikrogasblasen in das Myokard, können Schmerzen wie beim Herzinfarkt auftreten. Die Diagnose wird mit dem positiven EKG-Befund gesichert. Bei ähnlichen Pleuraschmerzen infolge eines Lungenrisses ist das EKG normal.

Die arterielle Gasembolie im Koronarkreislauf mit Myokardischämie ist selten, kann aber zu Rhythmusstörungen und zum plötzlichen Herztod führen [35].

Die häufigste Ursache der arteriellen Gasembolie in das Gehirn und/oder in das Rückenmark ist beim Sporttauchen der zentrale Lungenriss (s. 3.2.2). Das Barotrauma der Lungen erfolgt während des Aufstiegs zur Oberfläche, und die während des Aufstieges in das Gewebe gelangenden Mikrogasblasen nehmen mit Erreichen der Oberfläche noch an Volumen zu.

3.5 Dekompressionskrankheit

Alle Atemgase werden im Blut und in den Geweben entsprechend ihrem Teildruck und Löslichkeitskoeffizienten gelöst. Bei jeder Senkung des Umgebungsdrucks können sich im Gewebe an Ort und Stelle Mikrogasblasen bilden. Treten als Folge dieser Gasblasen Symptome auf, spricht man von einer Dekompressionskrankheit. Die Mikrogasblasen verlegen die Kapillaren und verursachen multiple Ischämieherde im betroffenen Gewebe.

Die Gasembolie in das Rückenmark und die Dekompressionskrankheit des Rückenmarks führen zu denselben sensomotorischen Ausfällen. Die Unterscheidung arterielle Gasembolie in das Rückenmark oder autochthone Blasenbildung im Rückenmark ist für die Therapie belanglos, aber wichtig für die Beurteilung der Pathogenese.

Auch bei Beachtung der Dekompressionsregeln und ohne äußere Gewalteinwirkung können im Gewebe Mikrogasblasen entstehen und Schäden verursachen. Die ätiologische Bedeutung der Mikrogasblasen wird kaum bezweifelt. Unklar sind die Bedingungen, wie sich aus dem gelösten Gas Mikrogasblasen bilden. Falls die empirisch ermittelten Werte für den symptomlos tolerierten Inertgasüberdruck dosiert überschritten werden, treten gehäuft Symptome der Dekompressionskrankheit auf (s. 6 bis 8). Mit diesen Überdruckwerten können aber in vitro keine Mikrogasblasen erzeugt werden. Man kann sich vorstellen, dass in vivo immer „Nuclei", z. B. an Gefäßporen, vorhanden sind, die ähnlich wie Staubpartikel in der Luft als Kondensationskerne wirken. Dank dieser Kerne bilden sich bereits bei mäßigem Inertgasüberdruck Mikrogasblasen. Im Tierversuch ist die Dekompressionskrankheit bei einem gegebenen Dekompressionsprofil weniger häufig, falls die Tiere vor dem Tauchgang einem Druckstoß ausgesetzt werden. Diese Beobachtung spricht für eine teilweise Beseitigung der Kerne durch den Druckstoß [67]. Dem Gasdruck in der Mikrogasblase wirken Oberflächenspannung, Gewebedruck und Umgebungsdruck entgegen. Sinkt der Umgebungsdruck, wächst die Mikrogasblase. Mit zunehmendem Blasenvolumen sinkt die Oberflächenspannung, was das weitere Wachstum begünstigt. Van Liew hat eine moderne mathematische Beschreibung der Dynamik der Mikrogasblasen im Gewebe publiziert [66].

Mikrogasblasen im Blut aktivieren in vitro das Komplement C [59]. Es lag nahe, individuelle Dispositionen mit einem erhöhten Komplementtiter zu erklären [70, 71]. Es besteht aber keine Beziehung zwischen Komplementaktivierung und Zahl der nach einem Tauchgang im venösen Blut mit Ultraschall nachweisbaren Mikrogasblasen.

3.5.1 Haut

Die Durchblutung und die Temperatur der Haut sind sehr variabel. Damit ergibt sich für den Inertgasdruckausgleich ein breites Spektrum von Halbwertszeiten, das für N_2 von ca. 30 bis 180 min reicht. Rote, blaurote, juckende, etwas geschwollene Flecken oder Streifen („Taucherflöhe") sind die Symptome der Dekompressionskrankheit der Haut. Diese Hautveränderungen sind in der Regel harmlos und verschwinden immer spontan. Die juckenden Flecken sind nicht Vorboten einer Schädigung des Zentralnervensystems.

Bei der experimentellen Dekompressionsforschung können diese Hautsymptome als Indikator für die Bestimmung der Grenzen des tolerierten N_2-Überdrucks benutzt werden.

Die Schwellung wie nach einem Insektenstich ist die Folge eines fokalen Ödems und ein Muster für den Ablauf des Geschehens, wie es sich auch in anderen Geweben abspielt. Die Mikrogasblasen verursachen eine Kapillarobstruktion und damit eine Störung der Mikrozirkulation. Das Ödem ist die Folge einer erhöhten Kapillarpermeabilität. Perifokal entsteht eine Hyperämie, außerdem sind Hämorrhagien möglich. Mikrogasblasen in den Lymphgefäßen begünstigen die Ödembildung.

Bei einer ausgedehnten Dekompressionskrankheit der Haut kann sich wegen der Flüssigkeitsverschiebung in den extravasalen Raum ein hypovolämischer Schock entwickeln, der eine parenterale Volumensubstitution erfordert.

Gelegentlich besteht eine Diskrepanz zwischen einem ausgesprochenen Ödem und nur vereinzelten roten Flecken. Wird während einer an sich genügenden Dekompression der venöse Rückfluss eines Armes mit einer Staubinde behindert, so entwickelt sich zeitlich verzögert und lokalisiert eine beträchtliche Schwellung ohne Muskel- oder Gelenkschmerzen. Der Befund ist mit einem Lymphödem vergleichbar. Diese experimentelle Erfahrung mit der Staubinde zeigt die engen Beziehungen zwischen Gewebedurchblutung und lokal toleriertem Inertgasüberdruck.

Frauen und übergewichtige Taucher sind etwas empfindlicher für das Auftreten von Haut- und Muskelsymptomen. Nach wiederholten Tauchgänge sind Haut- und Muskelsymptome etwas häufiger als nach Ersttauchgängen (s. 8.7).

3.5.2 Muskulatur

Die Muskulatur ist wie die Haut entsprechend der Arbeitsleistung unterschiedlich durchblutet. Sie hat eine N_2-Halbwertszeit von 100–240 min.

Werden in der Muskulatur Mikrogasblasen frei, treten ziehende, an Rheumatismus erinnernde Schmerzen auf. Die betroffenen Muskelpartien werden druckempfindlich. Die Schmerzen dauern einige Stunden und hinterlassen ein Gefühl der Abgeschlagenheit, das oft mit einem „Muskelkater" nach großen Anstrengungen verglichen wird.

Die Behandlung mit hyperbarem O_2 hat eine Abnahme der Schmerzen zur Folge und ist bei starken Schmerzen angezeigt. Wie bei Muskelkontusionen und Hämatomen ist aber auch ohne Behandlung mit einer praktisch vollständigen Restitution zu rechnen. Die Schmerzen sprechen gut auf nichtsteroidale Antirheumatika an.

Eine zusätzliche Senkung des Umgebungsdrucks, z. B. Fliegen oder Fahren über einen Bergpass, hat zur Folge, dass die Schmerzen zunehmen. Die Wartezeit vor dem Fliegen beträgt bei der Dekompressionskrankheit der Muskulatur und der Gelenke mindestens 48 h.

Schmerzen in der Muskulatur können auch nach wiederholten „extremen" Apnoetauchgängen auftreten. Der alveoläre N_2-Teildruck steigt infolge der Thoraxkompression an und N_2 diffundiert in das Blut. Sind die Oberflächenintervalle kurz, können die Werte für den tolerierten N_2-Teildruck in der Muskulatur überschritten werden.

3.5.3 Gelenke, Bänder und Knochen, „bends"

Diese Form der akuten Dekompressionskrankheit mit Schmerzen in den Gelenken nach dem Auftauchen ist bei Berufstauchern, Caisson- und Tunnelarbeitern seit der Jahrhundertwende bekannt [12, 37, 48]. Die bei dieser Tätigkeit gehäuft auftretenden invalidisierenden Arthrosen wurden bereits damals als eine Folge wiederholter ungenügender Dekompressionen nach Überdruckexpositionen aufgefasst. Die von Haldane entwickelten ersten Dekompressionstabellen sollten die Häufigkeit von Gelenkschmerzen und bleibenden Schäden vermindern [40]. Das Prinzip eines je nach Tauchtiefe und Tauchzeit verzögerten Aufstieges zur Oberfläche basierte auf der Vorstellung, dass die Dekompressionskrankheit mit ihren bleibenden Schäden durch die Bildung von Gasblasen im Gewebe ausgelöst wird. Dieses „Blasenkonzept" hat seine Gültigkeit im Wesentlichen behalten.

Die Gelenke mit Bändern, Knorpel und Knochen haben N_2-Halbwertszeiten von 5–10 h (s. 6.4 und 8.2). Diese „langsamen" Gewebe haben die geringste Toleranz gegenüber einem N_2-Überdruck. Wird täglich bei Überdruck gearbeitet, ergibt sich eine Kumulation von N_2 in den langsamen Geweben, weil die Entsättigungszeiten wesentlich länger sind als das Intervall zwischen 2 Arbeitstagen. In einem Teil der jetzt noch gebräuchlichen Dekompressionstabellen sind die neuen Erkenntnisse der Dekompressionsforschung hinsichtlich Toleranzgrenzen und Halbwertszeiten ungenügend berücksichtigt (s. 8.9 und 9.4).

Die oft stechenden Gelenkschmerzen treten meist mit einer Latenzzeit von einigen Stunden nach Überschreiten der Toleranzgrenzen auf. Die Behandlung mit hyperbarem O_2 ist im Falle von starken Schmerzen, oder falls leichte Schmerzen nicht spontan innerhalb einer Stunde deutlich abnehmen, dringend angezeigt.

Bei Berufstauchern und Tunnelarbeitern sind definitive Veränderungen an den Gelenken und Knochen relativ häufig. Das gilt für Europa, USA und Japan. Seit 1970 haben die sog. aseptischen Knochennekrosen (AON), d.h. röntgenologisch nachweisbare Verdichtungen der Knochenstruktur, besondere Beachtung gefunden. Es handelt sich gewissermaßen um Narbenbildungen nach ischämisch bedingten Knocheninfarzierungen ([3, 33]; s. auch 8.9).

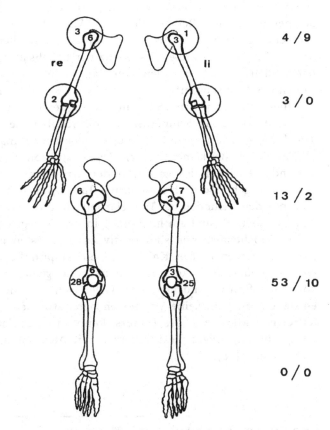

27 ♂   176 Expositionen

Abb. 11. Häufigkeit von aseptischen Knochennekrosen (AON) bei Berufstauchern: Bei der Dekompressionskrankheit der Gelenke werden am häufigsten Schmerzen in den Kniegelenken angegeben. Die röntgenologischen Befunde betreffen relativ am häufigsten den Humeruskopf (*Zahlen im Skelett* AON; *Zahlen im Kreis* „bends")

In Zürich traten bei der experimentellen Dekompressionsforschung mit Langzeitversuchen insbesondere während der Jahre 1964–1976 häufig Gelenkschmerzen auf. Die Versuchspersonen mit starken Schmerzen wurden immer mit hyperbarem O_2 behandelt. Abbildung 11 zeigt die Befunde, die nach einem Abstand von mindestens 8 Jahren nach einem Versuch mit „bends" erhoben wurden. Jeder der 27 Sporttaucher hatte an 6–7 Versuchen, bei denen Gelenkschmerzen angegeben wurden, teilgenommen, und jede dieser Versuchspersonen hatte selbst 2- bis 3-mal Schmerzen gehabt. Bei 14 dieser 27 Versuchspersonen ließen sich röntgenologisch eine oder mehrere aseptische Knochennekrosen nachweisen. Interessant ist die Diskrepanz der Lokalisationen. Am häufigsten wurden Schmerzen in den Knien angegeben, die oft denen bei Läsionen des Meniskus entsprachen. Obwohl 53-mal Knieschmerzen protokolliert wurden, waren im Femur oder in der Tibia nur 10-mal Osteonekrosen erkennbar. Schmerzen in den Schultergelenken wurden nur 4-mal angegeben. Im Humeruskopf wurden aber 9-mal Osteonekrosen nachgewiesen. Bei keinem der 27 Versuchspersonen und Sporttaucher bestanden Läsionen des Knorpels oder Arthrosen.

Diese Ergebnisse nach simulierten Tauchgängen mit „bends" stimmen mit den Befunden bei Tunnelarbeitern und Berufstauchern überein. Die „bends" sind am häufigsten in den Kniegelenken, die aseptischen Knochennekrosen sind relativ am häufigsten im Humeruskopf [33]. Schmerzen in den Knien sind ein empfindlicher Indikator für eine ungenügende Dekompression nach Langzeitexpositionen. Dabei können definitive Knochen- und Gelenkschäden an anderen Stellen entstehen, die akut keine Schmerzen bereitet haben. Eine Blutung im fettreichen Mark, z.B. des Femurs, kann zu einer Fettembolie in die Lunge führen, sodass die Schmerzen mit Atemnot und Zyanose verbunden sind [18].

3.5.4 Rückenmark

Das Rückenmark besitzt die kurzen N_2-Halbwertszeiten von 10–20 min (s. 6.4 und 8.2). Eine gefährliche Bildung von Mikrogasblasen im Rückenmark ist nur beim Missachten der Dekompressionsvorschriften, z.B. bei einem Notaufstieg aus Tiefen ab 24 m und tiefer, möglich.

Die neurologische Symptomatik entspricht der der arteriellen Gasembolie in das Rückenmark (s. 3.4.2). Die Störungen treten in der Regel innerhalb weniger Minuten auf. Wie bei der Gasembolie sind am häufigsten das untere Thorakalmark und das obere Lumbalmark betroffen. Die sensomotorischen Ausfälle entsprechen multifokalen

Läsionen und betreffen meist beide Seiten. In schwereren Fällen besteht oft eine Blasenblähung (Tabellen 9–11). Eine auffällige Störung der Darmfunktion zeigt sich erst nach einigen Tagen, falls die Behandlung nicht zu einer schnellen Wiederherstellung geführt hat.

Früher wurde die Rekompression mit Luftatmung auf 50 m als Standardmethode durchgeführt. Während der vergangenen 10 Jahre hat sich gezeigt, dass die Behandlung mit hyperbarem O_2 erfolgreicher und zudem auch einfacher ist (s. 4.5.2).

3.5.5 Differentialdiagnose zwischen Dekompressionskrankheit des Rückenmarks und Gasembolie in das Rückenmark nach „zentralem" Lungenriss

Das Muster der neurologischen Ausfälle erlaubt keine Unterscheidung. Funktionsstörungen der Blase und des Darmes werden sowohl bei der Gasembolie in das Rückenmark als auch bei Blasenbildung im Rückenmark beobachtet. Der Notaufstieg kann sowohl zu einem Lungenriss mit Gasembolie als auch zu einer Dekompressionskrankheit des Rückenmarks infolge autochthoner Mikrogasblasen im Rückenmark führen.

Die Läsion des Rückenmarks selbst bereitet keine Schmerzen. Treten während des Aufstieges oder kurz nach Erreichen der Oberfläche Schmerzen im Thorax oder oberen Abdomen auf – Schmerzen, die von der Atmung abhängig sind und nach einigen Minuten spontan abklingen, so ist dies ein Hinweis auf eine Reizung der Pleura infolge eines Lungenrisses. Eine kurze Bewusstlosigkeit, evtl. mit einem Atemstillstand sowie kurzdauernden Visusstörungen, sprechen für eine Gasembolie in das Gehirn. Symptome wie Schwindel, Übelkeit und Hyperventilation sind vieldeutig. Husten mit blutigem Auswurf, Mediastinal- sowie Hautemphysem beweisen den Lungenriss, sind aber seltener als der atemabhängige Schmerz.

Werden die Vorschriften moderner Dekompressionstabellen oder Dekompressionscomputer beachtet, ist eine ungenügende Dekompression des Rückenmarks sehr unwahrscheinlich. Die Kombination von Thoraxschmerzen mit vorübergehenden zerebralen Symptomen nach einem der Regel entsprechenden Auftauchen spricht mit großer

Wahrscheinlichkeit für eine arterielle Gasembolie nach „zentralem" Lungenriss.

Von 1969 bis 1990 wurden in der Medizinischen Universitätsklinik Zürich 32 Sporttaucher mit *mittelschweren und schweren* spinalen sensomotorischen Ausfällen mit Rekompression in der Druckkammer behandelt. 18-mal handelte es sich mit Wahrscheinlichkeit um eine arterielle Gasembolie nach Barotrauma der Lunge, 14-mal um eine Dekompressionskrankheit des Rückenmarks.

Diese Zwischenfälle wurden nach folgenden Kriterien unterteilt:

- *Lungensymptome:* Schmerzen retrosternal, im Rücken, gürtelförmige, Stechen bei der Atmung, Blut im Auswurf, Haut- oder Mediastinalemphysem;
- *zentrale Symptome:* kurze Bewusstlosigkeit nach dem Auftauchen, Verwirrung, Visusstörungen, Kopfschmerzen;
- *Notaufstieg:* bewusster Notaufstieg, Missachtung bzw. Unkenntnis der Dekompressionsvorschriften.

13 der 14 Patienten mit einer Dekompressionskrankheit des Rückenmarks haben einen Notaufstieg durchgeführt. Keiner dieser 14 Patienten gab Lungensymptome mit intrathorakalen Schmerzen an (Tabelle 6).

Tabelle 6. Differentialdiagnose: Gasembolie in das Rückenmark oder Dekompressionskrankheit des Rückenmarks? – 32 Sporttaucher mit mittelschweren und schweren sensomotorischen Ausfällen

	Lungen-barotrauma mit Gasembolie	Dekompressions-krankheit
Anzahl der Patienten	18	14
Notaufstieg	6	13
Lungensymptome	11	–
Zerebrale Symptome	9	2

3.5.6 Dekompressionskrankheit des Innenohrs

1966–1968 wurden in Zürich und im Mittelmeer mit den Capshell-Versuchen eine Reihe von Tieftauchexperimenten im Bereich von 150–300 m mit O_2-Helium-Gemischen und Aufenthaltszeiten bei vollem Druck von 2–6 h durchgeführt. Die Relationen zwischen dem Umgebungsdruck und dem tolerierten Heliumüberdruck waren damals für die mittleren Heliumhalbwertszeiten von 40 bis 90 min nur ungenügend bekannt. In der Literatur fanden sich keine entsprechenden Informationen.

Bei diesen Versuchen traten während der Dekompression Innenohrsymptome mit Schwindel, Übelkeit, z. T. Erbrechen, aber auch Hörverlust und Ohrgeräusche bei 10 von 20 Versuchspersonen auf. Mit der nach einigen Minuten durchgeführten Rekompression von um 5,0 bar ergab sich bei allen Patienten eine prompte Besserung. Mit der Rekompression wurden möglicherweise die begleitenden, noch symptomfreien Versuchspersonen geschützt, sodass die Häufigkeit der Innenohrsymptomatik bei den durchgeführten Dekompressionsprofilen wahrscheinlich größer ist. Nach den Rekompressionen mit 5,0 bar und einem Halt von mindestens 60 min erfolgte die Dekompression entsprechend der Sättigung beim Rekompressionsdruck. Die später durchgeführten spezialärztlichen Untersuchungen ergaben z. T. eine Einschränkung der Hörfähigkeit für die hohen Töne, aber keine Störungen der vestibulären Funktion.

Die Analyse der Dekompressionen zeigte, dass die Toleranzgrenzen der Gewebe mit den Heliumhalbwertszeiten von 40–70 min, die Kompartimente Nr. 9–11 des Rechenmodells ZH-L16 (Kap. 7), überschritten wurden. In allen Fällen war das Kompartiment Nr. 10 mit der Heliumhalbwertszeit von 55,2 min beteiligt. Abbildung 12 zeigt, dass bei diesen Tieftauchversuchen mit einer zu flachen Beziehung zwischen toleriertem Heliumdruck im Gewebe und Umgebungsdruck dekomprimiert wurde. Damit ergab sich nicht bei Normaldruck, aber in höheren Druckbereichen, eine Überschreitung der Toleranzgrenzen entsprechend ZH-L16A [26].

In der Folge wurden alle Tieftauchversuche mit einer steileren Beziehung zwischen Umgebungsdruck und toleriertem Heliumteildruck in den Kompartimenten mit den Heliumhalbwertszeiten von 40 bis

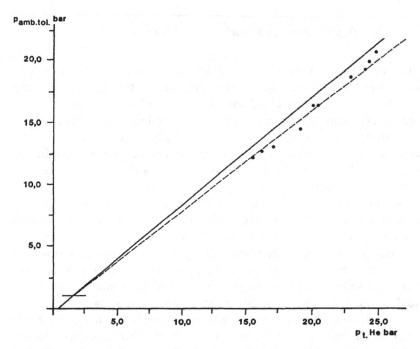

Abb. 12. Dekompressionskrankheit des Innenohrs beim Tieftauchen (•; „vertigo bends"). Die Symptome traten während der Dekompression bei 10 von 20 Tauchern auf, bei denen die Werte für den tolerierten Heliumüberdruck für die Heliumhalbwertszeit von 55,2 min im Vergleich zur Linie entsprechend ZH-L16 deutlich überschritten wurden. $p_{amb.\,tol.} = (p_{t.}He - 0{,}5545) \cdot 0{,}8903$

90 min durchgeführt. Nach diesen Korrekturen sind auch nach Tauchgängen bis 575 m keine Innenohrsymptome mehr aufgetreten. Auch die Taucher mit Innenohrsymptomen bei den früheren Versuchen haben spätere Tieftauchversuche mit den korrigierten Dekompressionsprofilen symptomfrei durchgeführt.

Die beobachteten Innenohrsymptome entsprachen denen nach einem Barotrauma des Ohres (s. 3.2.1). Der prompte Effekt der Rekompression mit 5,0 bar und die Erfahrungen mit den korrigierten Toleranzgrenzen sprechen dafür, dass es sich bei den 10 Fällen um eine Dekompressionskrankheit des Innenohrs, d.h. um eine Bildung von Mikrogasblasen in der Endo- und/oder Perilymphe des Labyrinths, handelte.

Die Kompartimente Nr. 9–11 repräsentieren bei Lufttauchgängen die Haut und Muskulatur. Werden die Toleranzgrenzen für N_2-Überdruck bei einem Umgebungsdruck von 1,0 bar überschritten, so werden Haut- und Muskelsymptome, aber keine Innenohrstörungen, beobachtet (Kap. 6 und Kap. 8). Bei den Tieftauchversuchen mit Innenohrstörungen während der Dekompression wurden keine Haut- oder Muskelsymptome beobachtet. Die Latenzzeit für das Auftreten von Innenohrsymptomen beträgt nur einige Minuten, diejenige für Haut- und Muskelsymptome bis zu einigen Stunden. Es ist wahrscheinlich, dass mit der innerhalb weniger Minuten durchgeführten Rekompression um 5,0 bar das Auftreten von Haut- und/oder Muskelsymptomen bei den Tieftauchversuchen verhindert wurde.

Das Fehlen von Innenohrstörungen bei Luftversuchen mit Überschreiten der Toleranzgrenzen bei einem Umgebungsdruck von 1,0 bar kann mit den unterschiedlichen Mengen an gelöstem Inertgas in der Lymphe erklärt werden. Wird bei 1,0 bar der tolerierte N_2-Druck um 5% überschritten, so beträgt das zusätzlich gelöste Inertgasvolumen ca. 0,8 ml/l. Wird hingegen der tolerierte Heliumdruck bei einem Umgebungsdruck von 10,0 bar z. B. für die Heliumhalbwertszeit von 55,2 min um 5% überschritten, so sind ca. 5 ml/l Helium zusätzlich gelöst. Falls sich wegen ungenügender Dekompression Mikrogasblasen bilden, handelt es sich um ein wesentlich größeres Volumen. Man könnte sich vorstellen, dass sich bei den erwähnten Tieftauchversuchen in der Lymphe des Labyrinths aus Mikrogasblasen Makrogasblasen gebildet haben, was auch den prompten Effekt der Rekompression erklären würde.

Die Dekompressionskrankheit des Innenohres, die „vertigo bends", haben v. a. historisches und theoretisches Interesse für die Entwicklung eines Modells für die Berechnung der Dekompression. 1966–1968 wurde in Zürich mit einem zu niedrigen Koeffizienten b für die Heliumhalbwertszeiten von 40–70 min gerechnet (s. auch unten).

3.5.7 Tauchen mit Kunststoffprothesen

Implantierte Prothesen, z. B. aus Silikon, nehmen während des Tauchens mit Luft N_2 auf, den sie bei der Dekompression und an der Oberfläche wieder an das umgebende Gewebe abgeben müssen. Dabei können Gasblasen entstehen, die das Volumen der Prothese vergrößern und Schmerzen bereiten. In der Schweiz wurde über eine entsprechende Beobachtung berichtet. Der Taucher hatte eine Hodenprothese und nach dem Tauchgang oft Schmerzen im Skrotum. Nach Entfernen der Prothese sind diese Beschwerden beim Tauchen nicht mehr aufgetreten.

Kunstaugen aus Glas sind hohl. Ohne Öffnung für den Druckausgleich ist es möglich, dass das Kunstauge bei Abtauchen infolge Kompression zerbricht und Verletzungen verursacht.

!

Aktueller Wissensstand

Wie bereits erwähnt, hat sich das Tauchen in den letzten Jahren zum Massensport entwickelt. Tauchreisen in die ganze Welt werden von fast allen Reiseveranstaltern angeboten. Die Art, wie heute getaucht wird, hat sich verändert und damit traten auch andere Probleme auf. Wurde früher ausschließlich nach Dekompressionstabellen getaucht, so hat sich heutzutage der Tauchcomputer weltweit durchgesetzt.

Beim Freizeittauchen wurden ursprünglich Tabellen verwendet, welche nach empirischen Erfahrungen mit jungen, männlichen Marineangehörigen erstellt wurden. Die Tauchprofile entsprachen einem annähernden Rechteckprofil und wurden für Militär- und Arbeitseinsätze mit einem für diese Situationen vertretbaren Risiko errechnet. Diese Tabellen ließen, verglichen mit heute, für den ersten Tauchgang lange Tauchzeiten zu. Sie beinhalteten einen verborgenen Sicherheitsfaktor, da der Freizeittaucher nicht den ganzen Tauchgang auf einer konstanten Tiefe verbringt

(Multilevelprofil). Zudem wurden die Risiken weiter vermindert, indem Sicherheitsstops auf 3 oder 5 m zur Gewohnheit wurden, auch für Tauchprofile, die einen direkten Aufstieg zur Wasseroberfläche erlauben würden. Oft wurde die Nullzeit aus Sicherheitsgründen noch zusätzlich verkürzt. Berechnungen für Wiederholungstauchgänge am gleichen Tag hingegen waren umständlich, die Nullzeiten zu kurz und die Dekompressionszeiten zu lang.

Bereits in den 60er-Jahren wurde deshalb ein einfaches, analoges, pneumatisches Gerät für Freizeittaucher vertrieben (Decometer). Dieses hatte aber den Nachteil, den Sättigungsverlauf in nur einem Gewebe zu simulieren und deswegen keinen andauernden Erfolg.

Ende der 70er-Jahre hat sich zunehmend eine ursprünglich auf karibische Verhältnisse ausgerichtete Tauchart verbreitet. So werden im Tauchurlaub jeden Tag viele, relativ flache Tauchgänge durchgeführt. Die nach dieser Zeit in den Handel gekommenen Dekompressionsrechner berechneten erstmals eine dem effektiven Tauchprofil angepasste Dekompression. Damit fielen aber die eingangs erwähnten Reserven weg. Es wurden zunehmend unerwartete Dekompressionszwischenfälle (DCI) bei an sich korrekten Tauchprofilen festgestellt. Um dieses Problem zu entschärfen, wurden neue Algorithmen entwickelt oder zusätzliche Sicherheitskoeffizienten in die Algorithmen eingebaut.

Tauchcomputer haben zweifellos das Tauchen einfacher gemacht, ersetzen aber nicht die ernsthafte Auseinandersetzung mit den physiologischen Veränderungen beim Tauchen. Der Computer folgt einer Modellrechnung, welche die erwarteten Verhältnisse des einzelnen Individuums beim Tauchen so gut wie möglich widerspiegelt. Die reale Situation kann aber von der Modellrechnung abweichen.

Internationale Unfallzahlen

Die Angaben bezüglich Risiko eines tödlichen Tauchunfalls verschiedener Nationen und Organisationen decken sich weitgehend. Die Zahlen sind jedoch mit Vorbehalt zu interpretieren, da verschiedenste Kriterien (Tauchhäufigkeit, Risiko, Alter, Ausbildung etc. ungleich gewertet werden. Die Unfallhäufigkeit eines Tauchers pro Jahr liegt bei ca. 0,38%, diejenige pro Tauchgang bei 0,015%. Vergleicht man das Unfallrisiko mit anderen Sportarten, so darf der Tauchsport durchaus als ungefährliche Freizeitbeschäftigung angesehen werden (Almeling, Böhm, Weslau 1999, Handbuch der Tauch- und Hyperbarmedizin, ECOmed-Verlag).

Zum Rechts-links-Shunt im Vorhof (PFO)

Neuere Erkenntnisse zeigen bei Tauchern mit einem PFO ein um etwa 2,4-mal größeres Risiko für einen Dekompressionszwischenfall gegenüber dem Gesamtkollektiv. Dieser Wert entspricht Erfahrungswerten und kann infolge großer individueller Unterschiede, nicht vergleichbarem Shuntvolumen und nicht erfassbarem Verhalten unmittelbar nach Exposition nicht exakt definiert werden. Immerhin berechtigt es zu entsprechenden Vorsichtsmaßnahmen (Verminderung des Dekompressionsstresses, wie beispielsweise Einsatz von adaptierten Rechenmodellen, Reduktion der Aufstiegsgeschwindigkeit, zusätzliche tiefe Sicherheitsstops, Verwendung von Nitrox, Vermeiden von shuntprovozierenden Druckerhöhungen im rechten Kreislauf).

Die Dekompressionskrankheit des Innenohres

DCI des Innenohres sind beim Tauchen mit Pressluft außerordentlich selten beschrieben. Solche Formen der Dekompressionsunfälle wurden, wie Bühlmann das be-

schreibt, v. a. beim Tauchen mit Heliumgemischen beobachtet (Sättigungstauchen). Innenohrschädigungen beim
Freizeittauchen mit Druckluft sind meistens Innenohrbaro-
traumata.

Kunststoffprothesen/-implantate

In Kunststoffimplantaten (flüssigkeitsgefüllten oder silikon-
haltigen) können sich theoretisch nach Stickstoffaufsätti-
gung bei Druckreduktion Blasen bilden. Dies wurde bis-
lang in vitro aufgezeigt. Wenige Fälle von Schmerzen wurden beschrieben. Es scheint aber, dass Kunststoffimplantate
ein Tauchverbot nicht rechtfertigen.

4   Behandlung des verunglückten Tauchers

4.1 Notaufstieg und Nachholen der Dekompression im Wasser

Gelegentlich ist der Taucher gezwungen, aus äußeren Gründen schnell aufzutauchen. Erfolgt dieser Notaufstieg nicht in Panik, sondern kontrolliert, ist das Wiederabtauchen und Nachholen der Dekompression unter folgenden Voraussetzungen sinnvoll:

1) Bei Erreichen der Oberfläche volles Bewusstsein und keine Symptome eines Barotraumas oder einer Dekompressionskrankheit,
2) Aufenthalt an der Oberfläche nicht länger als 3 min,
3) Begleitung durch einen erfahrenen Taucher.

Es handelt sich nicht um eine Rekompression im Wasser im Sinne einer Behandlung, sondern um eine prophylaktische Maßnahme. Der Schweizerische Unterwassersportverband empfiehlt:

Abtauchen auf die halbe Tiefe des Tauchganges vor dem Notaufstieg und einen Halt von 5 min in dieser Tiefe. Anschließend Dekompression der Maximaltiefe entsprechend der Grundzeit + 5 min des Tauchganges vor dem Notaufsteig.

Die in der Schweiz hergestellten Dekompressionscomputer speichern bei einem Notaufstieg die Sättigung der Gewebe mit N_2 und zeigen nach dem Wiederabtauchen die nachzuholende Dekompression an.

Weil nach einem derartigen Zwischenfall auch noch nach einigen Stunden Symptome einer Schädigung des Rückenmarks auftreten können, ist ein Arzt bzw. ein Behandlungszentrum zu benachrichtigen.

4.2 Erste Hilfe, Transport des verunglückten Tauchers

Treten nach einem Tauchgang bereits am Tauchplatz oder später Symptome auf, ergibt sich folgendes Vorgehen:

- Reanimation, falls notwendig,
- (parallel dazu) so rasch wie möglich Organisation Notarzt, Transport, Anmeldung in Zentrum,

– rasche Gabe von Sauerstoff (NBO),
– Kälteschutz.

Die Atmung von 100% O_2 mit Atemmaske ist nützlich, ersetzt aber bei Innenohrsymptomen oder bei zerebralen und spinalen Symptomen nicht die Behandlung in der Überdruckkammer. Die insbesondere von französischen Ärzten empfohlene Einnahme von Acetylsalicylsäure (Aspirin) ist nicht sinnvoll. Die Gerinnungsfaktoren sind bei der Dekompressionskrankheit der Muskulatur oder der Gelenke nicht verändert [11].

Thrombozytenaggregation und intravasale Gerinnung sind Komplikationen einer schweren Gasembolie oder Dekompressionskrankheit, die zu einem hypovolämischen Schock geführt haben. Dieser Schock wird durch Aspirin nicht verhindert. Wirksam ist hingegen die Wiederherstellung des intravasalen Volumens.

Bei der Kontaktaufnahme mit dem Behandlungszentrum wird auch der Transport geregelt. Sowohl beim Barotrauma der Lunge und der Ohren als auch bei der Dekompressionskrankheit ist am Tauchtag eine zusätzliche Senkung des Umgebungsdrucks zu vermeiden. Der Helikopter sollte deshalb nicht höher als 300–400 m über der Höhenlage des Tauchplatzes fliegen. Erfolgt der Transport über ein Gebirge, in der Schweiz z.B. vom Tessin über die Alpen nach Zürich, sollte ein Flugzeug mit Druckkabine, in der der Druck entsprechend dem Druck am Tauchplatz oder höher gehalten wird, eingesetzt werden.

Befindet sich am Tauchplatz eine transportable O_2-tagliche Überdruckkammer, kann auf Anordnung eines Arztes die Behandlung mit hyperbarem O_2 entsprechend der Therapietabelle (S. 69) eingeleitet und der Patient in der Kammer auch auf dem Landweg über einen Bergpass zum Behandlungszentrum transportiert werden. Muss die Transportkammer mit dem Bedienungspersonal erst zum Tauchplatz gebracht werden, ist möglicherweise der Zeitbedarf größer, als wenn der verunglückte Taucher bei Normaldruck mit NBO zum Behandlungszentrum transportiert wird.

4.3 Behandlung in der Überdruckkammer

Indikationen zur Rekompression:

1) Barotrauma des Ohres mit Innenohrsymptomen,
2) Muskelschmerzen, Gelenkschmerzen,
3) zerebrale Symptome, Bewusstlosigkeit, sofern es sich nicht um die Folge einer massiven Wasseraspiration handelt,
4) spinale sensomotorische Ausfälle.

4.3.1 Tauchgänge mit Luftatmung

Die Behandlungsmethoden haben sich während der vergangenen Jahre erheblich gewandelt. Bei Läsionen des Zentralnervensystems wurde früher die Rekompression auf 50 m mit Luftatmung – Absolutdruck 6,0 bar – als Standardmethode empfohlen und angewandt. Mit dieser Methode ergaben sich für die Patienten Aufenthaltszeiten in der Überdruckkammer von 1–3 Tagen. Dann wurde die Rekompression mit Luft auf 50 m mit der Atmung von 100% O_2 ab 15–0 m kombiniert, was eine Besserung der Resultate und eine Verkürzung der Aufenthaltszeiten in der Kammer brachte. Schließlich zeigte sich, dass mit hyperbarem O_2 auch in Spätfällen, die am Tauchtag gar nicht behandelt wurden oder bei denen die Rekompression am Tauchtag auf 50 m mit Luftatmung keine Besserung brachte, noch eine wesentliche Besserung erreicht wird (Tabelle 10).

Diese positiven Erfahrungen geben die Berechtigung, die Behandlung mit hyperbarem O_2 als Standardmethode bei den angeführten Indikationen sowohl als Frühbehandlung am Tauchtag als auch als Spätbehandlung durchzuführen.

Mit dieser Standardmethode ergibt sich eine wesentliche Vereinfachung. Der Patient befindet sich pro Tag in der Regel 1- bis 2-mal für einige Stunden in der Überdruckkammer. Bei irgendwelchen Komplikationen kann der Druck in wenigen Minuten auf den Außendruck reduziert werden. Die Begleitpersonen, die Luft atmen, müssen nicht dekomprimiert werden. Die Behandlung mit hyperbarem O_2 kann auch in einer O_2-tauglichen Einmannkammer durchgeführt werden [39].

In Zürich hat sich folgende Behandlungstabelle bewährt:

Behandlung mit hyperbarem O_2

Rekompression mit Luft in einigen Minuten auf einen Absolutdruck von 2,5–2,6 bar. (Überdruck in Meereshöhe 1,5–1,6 bar, in der Höhe bei einem Luftdruck von 0,7 bar – 300 m ü. NN – 1,8–1,9 bar).

Atmung von 100% O2 mit einer Vollmaske. Die O_2-Atmung wird jede Stunde für 5 min mit Luftatmung aus der Kammer unterbrochen.

Absolutdruck [bar]	Zeit [min]
2,6	60
2,2	60
2,0	40
1,8	30
1,5	30
1,3–1,0	20
	240

Diese Behandlung mit hyperbarem O_2 wird mindestens 1-mal pro 24 h durchgeführt. Sie kann auch in 3-mal 90 min pro 24 h aufgeteilt werden, z. B. 60 min ei 2,6 bar + 30 min 2,6–1,0 bar.

Bei einem O_2-Druck von 2,6–2,2 bar sollten die Patienten liegen oder sitzen. Körperliche Aktivität erhöht die Empfindlichkeit des Gehirns auf O_2. Es besteht das Risiko von Synkopen mit tonisch-klonischen Krämpfen.

In Zürich wurden die Behandlungen bei einem Teil der Patienten mit einer Mischung von 99% O_2 und 1% CO_2 durchgeführt, was von allen Patienten subjektiv sehr gut toleriert wurde. Mit dem CO_2-Zusatz wird über die Ventilationssteigerung eine gleichmäßigere Verteilung von O_2 auf alle Lungenpartien erreicht. Die leichte Erhöhung des CO_2-Drucks im arteriellen Blut begünstigt die Durchblutung des Gehirns und des Rückenmarks. Die Zahl der behandelten Patienten ist aber zu klein, um hinsichtlich Behandlungserfolgen Unterschiede zu erfassen.

Bei Muskel- und Gelenkschmerzen genügt in der Regel eine einmalige Behandlung mit hyperbarem O_2. Nicht selten nehmen die Schmerzen initial kurzfristig zu. Die Patienten werden aber in der Regel während der Behandlung schmerzfrei.

Bei Innenohrsymptomen sowie bei mittelschweren und schweren spinalen Läsionen sind in der Regel mehrere Behandlungen notwendig. Spektakuläre Besserungen bereits während der ersten 4-stündigen Behandlung sind bei schweren Störungen die Ausnahme.

Die *künstliche Beatmung* mit einem druckgesteuerten System bereitet bei der Behandlung mit hyperbarem O_2 keine Schwierigkeiten. Die Manschette des Tubus sollte mit physiologischer Kochsalzlösung und nicht mit Luft gefüllt werden, damit Volumenänderungen der Manschette bei Änderungen des Kammerdrucks ausgeschlossen sind.

Die *prophylaktische Behandlung mit hyperbarem O_2* ist umstritten. Gelegentlich hat der Taucher nach dem Auftauchen Symptome wie Schwindel und/oder Schwäche in den Beinen, vielleicht auch Parästhesien. Persistieren diese Symptome und werden sie durch einen Arzt objektiv festgestellt, ist die Behandlung in der Überdruckkammer mit hyperbarem O_2 indiziert. Bilden sich aber diese initialen Symptome spontan schnell zurück, muss der Taucher auf jeden Fall bis zum folgenden Tag beobachtet werden. Wie in 3.4.2 und 3.5.4 ausgeführt wurde, kann sich die Situation nach einigen Stunden dramatisch verschlechtern. Weil die Möglichkeit einer derartigen Entwicklung immer besteht, ist die prophylaktische Behandlung mit hyperbarem O_2 in derartigen Fällen gerechtfertigt.

Die Rekompression mit Luft entsprechend einer Wassertiefe von 50 m basierte auf der Vorstellung, dass die Verkleinerung der Gasblasen im Gewebe von entscheidender Bedeutung ist. Weil mit Luft oder O_2-N_2-Mischungen auch Tauchgänge tiefer als 50 m durchgeführt werden, stellte sich die Frage, ob nach derartigen *hinsichtlich Tiefe extremen Lufttauchgängen* im Falle von Schäden des Zentralnervensystems nicht mit *O_2-Helium in eine Tiefe von z.B. 90 m* rekomprimiert werden soll. In Zürich wurde eine Rekompression mit O_2-Helium nach einem Lufttauchgang mit schweren spinalen Ausfällen einmal und mit Erfolg durchgeführt [22]. Anderseits wurden 2 Sporttaucher mit Innenohrsymptomen und 3 Sporttaucher mit mittelschweren spinalen Läsionen nach Lufttauchgängen in Tiefen von 63 bis 101 m erfolgreich mit hyperbarem O_2 behandelt (s. Tabellen 8–10). Die Behandlung mit hyperbarem O_2 ist nach diesen Erfahrungen auch bei hinsichtlich Tiefe extremen Lufttauchgängen erfolgreich. Bemerkenswert ist der Patient Nr. 9 in Tabelle 9. Er hatte nach einem technisch bedingten Notaufstieg aus einer Tiefe von 101 m mittelschwere spinale

Läsionen mit Blasenlähmung. Mit 3-mal 4 Stunden hyperbarem O_2
wurde eine volle Restitution erreicht. In der Folge hat dieser Taucher
mehr als 100 Tauchgänge mit Luftatmung in Tiefen von 100 bis 120 m
ohne Symptome einer ungenügenden Dekompression durchgeführt.

Die *Rekompression mit O_2-Helium* in eine Tiefe von z. B. 90 m wird
auch als *Spätbehandlung* empfohlen, falls die konventionelle Behandlung am Tauchtag erfolglos war. Bisher wurde aber nur über Einzel-
fälle z. B. von John und Mitarbeitern berichtet [41]. Die Wirksamkeit
der *Spätbehandlung mit hyperbarem O_2* ist hingegen bereits mit
größeren Fallzahlen bewiesen [22, 65] (Tabelle 10).

4.3.2 Tieftauchen mit Atmung von O_2-Helium-Gemischen

Beim berufsmäßigen Tieftauchen mit Atmung von O_2-Helium oder
Mischgasen wird die Dekompression immer in einer Druckkammer
durchgeführt. Treten Symptome auf, kann die Rekompression sofort
eingeleitet werden.

Treten während der Dekompression Störungen des Zentralnervensystems auf, muss der Druck mit O_2-Helium um 5,0 bar erhöht werden. Nach einem Halt von 3 Stunden beim Rekompressionsdruck
wird entsprechend einem Sättigungstauchgang dekomprimiert.

Treten die zentralnervösen Störungen aber erst nach Erreichen der
Oberfläche auf, wird mit hyperbarem O_2 behandelt.

Beim Berufstauchen sind Gelenkschmerzen während oder nach der
Schlussdekompression am häufigsten. Während der Schlussdekompression genügt in diesen Fällen eine Rekompression mit 1,0 bar ohne
Wechsel des Atemgemisches und ein Halt beim Rekompressionsdruck
von 120 Minuten. Anschließend wird entsprechend einem Sättigungstauchgang dekomprimiert. Treten die Schmerzen erst nach Erreichen
der Oberfläche auf, ist die Behandlung mit hyperbarem O_2 angezeigt.

Das Barotrauma der Ohren oder der Lunge ist bei Berufstauchern
und bei Atmung von O_2-Helium selten. Das Platzen einer Emphysem-
blase während der Dekompression kann einen Pneumothorax zur Folge haben. Dieser erfordert keine Rekompression aber eine Drainage,
damit beim Fortsetzen der Dekompression kein Spannungspneumothorax entsteht.

Der „blow up", die explosive Dekompression, ist bei einem technischen Versagen auch beim Tieftauchen möglich. In diesem Fall ist eine Rekompression angezeigt.

4.3.3 Begleitende Maßnahmen bei der Behandlung

Bei der Einleitung der Frühbehandlung ist bei sehr ängstlichen und unruhigen Patienten die Gabe eines Anxiolytikums von Vorteil. In allen Fällen ist auf eine genügende Hydrierung zu achten. Gute Perfusionsverhältnisse sind von großer Bedeutung für die Restitution.

Im Falle von Miktionsstörungen wird ein Katheter in die Blase eingelegt. Bei Männern ist die suprapubische Drainage vorteilhaft, weil die Infektionsgefahr geringer ist und die Wiederherstellung der gewollten Miktion ohne Entfernung des Drains festgestellt werden kann.

Die Behandlung mit Antikoagulanzien ist umstritten. In Zürich wurde bei 3 Patienten in Tabelle 10 eine Thromboseprophylaxe mit Heparin ohne Schwierigkeiten durchgeführt. Bei den 29 anderen Patienten mit spinalen Läsionen, die nicht antikoaguliert wurden, sind aber auch keine Thrombosen aufgetreten.

Bei spinalen Läsionen mit sensomotorischen Ausfällen ist die frühzeitige Einleitung einer physikalischen Therapie wertvoll.

Eine persistierende Bewusstlosigkeit nach einem Tauchzwischenfall weist auf ein Hirnödem hin. Für diese Fälle wird die i.v.-Gabe von Kortikosteroiden diskutiert.

4.4 Spontanverlauf bei akuten Schädigungen des Innenohrs, des Gehirns oder des Rückenmarks

Eine Reihenuntersuchung ergab bei 40 von 79 Schweizer Sporttauchern eine Schädigung des Innenohres (s. 3.2.1). Nur 4 dieser 40 Taucher gaben bei der Befragung an, dass sie einmal wegen akuten Innenohrstörungen wie Schwindel und/oder Hörverlust zum Arzt gegangen und dann einige Zeit mit Medikamenten behandelt wurden.

9 dieser 40 Taucher haben subjektiv eine dauernde Einschränkung der Hörfähigkeit bemerkt. Es muss aufgrund dieser Ergebnisse angenommen werden, dass die während Jahren wiederholten mechanischen Irritationen des Innenohres beim Druckausgleich zu einer definitiven Schädigung des Innenohres führen können, auch wenn kein dramatisches Ereignis mit akutem Hörverlust, Schwindel und Übelkeit in der Anamnese angegeben wird. Diese Befunde bei 40 Sporttauchern, die diesen Sport alle bereits während Jahren betrieben haben, zeigen aber auch, dass bei akuten Schädigungen nicht immer mit einer spontanen Remission zu rechnen ist.

Die Gasembolie in das Gehirn verursacht eine Trübung bzw. einen Verlust des Bewusstseins. In Zürich wurden 17 Sporttaucher untersucht, die nach dem Tauchgang mehrere Minuten bewusstlos waren.

Alle waren beim Klinikeintritt wieder bei vollem Bewusstsein und konnten über den Zwischenfall klar Auskunft geben. 11 dieser 17 Sporttaucher hatten mittelschwere bis schwere spinale Läsionen und wurden in der Überdruckkammer behandelt.

Bei einer gleichzeitigen Schädigung des Gehirns und des Rückenmarks ist die Chance der spontanen Restitution für das Gehirn größer als für das Rückenmark. Selbstverständlich ist die Prognose für das Gehirn auch von der Schwere der initialen Schädigung abhängig. Die Prognose ist aber nach einer nur 10–20 min dauernden Bewusstlosigkeit gut.

Persistierende spinale Ausfälle nach einem Tauchgang werden in der Regel in der Überdruckkammer behandelt, sofern eine derartige Anlage innerhalb einer nützlichen Frist erreichbar ist. Diese Voraussetzung ist nicht auf allen über die ganze Welt verteilten Tauchplätzen erfüllt. In Zürich wurden 9 Sporttaucher im Alter von 30 bis 56 Jahren untersucht, bei denen 2–4 Jahre zuvor nach einem Tauchgang spinale Symptome aufgetreten waren und die anschließend nicht in der Überdruckkammer behandelt wurden. Weil es sich im Gegensatz zu einem reinen Querschnittstrauma immer um punktförmige, multifokale Läsionen in mehreren Segmenten handelt, ist mit einer teilweisen Besserung des Zustandes im Laufe der Zeit zu rechnen.

3 Taucher hatten gemäß ihren eigenen Angaben nach dem Tauchgang diskrete sensomotorische Störungen an einer Extremität (+ in 4.5.2). Diese Störungen bildeten sich im Verlaufe einiger Wochen vollständig zurück. Die aktuelle klinisch-neurologische Untersuchung zeigte bei diesen 3 Tauchern keinen sicher abnormen Befund.

3 Taucher hatten unmittelbar nach dem Tauchgang mittelschwere sensomotorische Ausfälle mit Paresen an beiden Beinen, sodass sie beim Gehen erheblich behindert waren (++ in 4.5.2). Bei diesen 3 Tauchern ergab die aktuelle neurologische Untersuchung noch diskrete Störungen der Sensibilität, z. T. auch der Motorik, im Bereich der unteren Körperhälfte. Diese Taucher fühlten sich aber durch diese Residuen nicht behindert.

3 weitere Sporttaucher waren nach dem Tauchgang paraplegisch (+++ in 4.5.2). Auch bei diesen Patienten ergab sich im Laufe der Jahre eine leichte Besserung, sodass sie vom Rollstuhl unabhängig wurden. Sie blieben aber teilinvalid, weil sie nicht in der Lage waren, längere Zeit zu stehen oder größere Strecken zu laufen.

Diese zufälligen retrospektiven Untersuchungen bei Sporttauchern sind für die Beurteilung des Spontanverlaufs der Läsionen des Rückenmarks zahlenmäßig ungenügend. Doch ist die generelle Annahme berechtigt, dass die Chancen einer spontanen „Heilung" für das Gehirn gut, für das Innenohr fraglich und für schwere Läsionen des Rückenmarks, insbesondere für das untere Thorakal- und obere Lumbalmark, eher schlecht sind.

4.5 Ergebnisse der Behandlung in der Überdruckkammer

In Zürich wurden von 1969 bis 1990 51 Sporttaucher mit akuten Schäden des Zentralnervensystems in der Überdruckkammer behandelt (Tabelle 3). Während dieser Zeit hat sich die Behandlungsmethode geändert. Die Ergebnisse bei akuten Schäden des Innenohrs bzw. des Rückenmarks ermöglichen einen Vergleich.

4.5.1 Barotrauma des Ohres mit Innenohrsymptomen

Von 1971 bis 1990 wurden 18 Sporttaucher mit akuten Innenohrsymptomen in der Überdruckkammer behandelt. Bei den Symptomen standen die vestibulären Störungen im Vordergrund. 2 Patienten hatten zusätzlich auch spinale Symptome. 6 der 18 Patienten wurden mit Luft auf 50 m rekomprimiert und atmeten dann von 15 bis 0 m 100% O_2. 12 Patienten wurden nur bis 15 m rekomprimiert und atmeten 4 h hyperbaren O_2 (Tabelle 7). Diese Behandlung wurde bei 9 von 12 Patienten 2- bis 4-mal durchgeführt. Der Patient Nr. 11 hatte eine vorbestehende Schwerhörigkeit und benötigte deshalb einen Hörapparat. Mit 4-mal 4 h hyperbarem O_2 wurden die vestibulären Störungen behoben. Hinsichtlich Hörfähigkeit wurde der Zustand vor dem Zwischenfall erreicht. Bei den 17 anderen Sporttauchern lagen vor dem Zwischenfall keine Untersuchungen mit Audiogramm vor. 6 dieser Taucher hatten nach 3 Monaten eine Einschränkung der Hörfähigkeit für die hohen Frequenzen. Diese Einschränkung war möglicherweise z.T. vorbestehend. Der Patient Nr. 5 hatte nach der Behandlung mit einer Rekompression auf 50 m mit Luftatmung noch während Jahren spontane Schwindelanfälle. Die 18 Patienten haben nach der Behandlung den Tauchsport wieder aufgenommen.

Bemerkenswert ist, dass 8 von 12 Patienten, die mit hyperbarem O_2 behandelt wurden, bei der Nachkontrolle einen normalen Befund

Tabelle 7. Barotrauma des Ohres mit Innenohrsymptomen (Schwindel, Übelkeit, Erbrechen, Nystagmus, Hörverlust, Tinnitus). 18 Sporttaucher. Chronologisch 1971–1990

Patient Nr.	1	2	3	4	5	6	7	8	9	10	11	12	13	14	15	16	17	18
Alter (Jahre)	25	30	29	38	26	33	28	31	28	26	50	27	31	28	22	25	41	35
Tauchtiefe [m]	42	42	35	50	40	43	66	50	80	48	32	35	63	34	27	20	37	40
Notaufstieg	–	–	–	–	+	+	–	–	–	–	–	–	+	–	–	–	–	–
Symptomatik Vestibularis (V)	+	+	+	+	+	+	+	+	+	+	+	+	+	+	+	+	+	+
Cochlearis (C)	–	+	+	+	+	+	+	+	+	+	+	+	+	+	+	+	–	+
Spinal	–	–	–	–	+	+	–	–	–	–	–	–	–	–	–	–	–	–
Rekompression mit bar	1,5	1,5	1,5	5,0	5,0	5,0	5,0	5,0	1,5	5,0	1,5	1,5	1,5	1,5	1,5	1,5	1,5	1,5
Symptomatik nach 3 Monaten	–	C	–	–	V+C	–	C	C	C	C	Cᵃ	–	–	–	–	V	–	–

Rekompression mit 5,0 bar mit Luftatmung. Ab Überdruck 1,5–0 bar Atmung von 100% O_2.
[a] Schwerhörigkeit beidseits vorbestehend.

im Audiogramm und bei der Vestibularisprüfung aufwiesen. Diese Ergebnisse sprechen dafür, dass die Behandlung mit hyperbarem O_2 bei akuten Innenohrstörungen nach einem Tauchgang indiziert ist und dass mit dieser Behandlung die Häufigkeit bleibender Schäden reduziert wird.

4.5.2 Spinale Läsionen nach Gasembolie oder ungenügender Dekompression

Für die Beurteilung der Behandlungsergebnisse sind nur die Patienten mit mittelschweren und schweren sensomotorischen Ausfällen berücksichtigt worden. Der neurologische Status wurde vor und nach der Behandlung von mindestens 2 Ärzten unabhängig voneinander erhoben. Die neurologischen Befunde sind folgendermaßen gruppiert:

–   keine neurologischen Ausfälle nachweisbar;
+   sensomotorische Ausfälle an einer Extremität;
++   sensomotorische Ausfälle an 2 Extremitäten, Miktionsstörungen;
+++ Paraplegien, z. T. zusätzliche sensomotorische Ausfälle an den Armen, Blasenlähmung.

Bei den Spätbehandlungen ist zusätzlich die Darmfunktion berücksichtigt worden.

Tabelle 8 zeigt die Ergebnisse bei 13 Sporttauchern, bei denen mit Wahrscheinlichkeit eine Gasembolie in das Rückenmark nach zentralem Lungenriss zu den spinalen Läsionen geführt hat. Bei der Patientin Nr. 6 wurde mit der konventionellen Rekompression auf 50 m mit Luftatmung keine Besserung erreicht, obwohl die Rekompression bereits 5 h nach dem Tauchgang erfolgte. Diese Patientin wurde anschließend erfolgreich mit hyperbarem O_2 behandelt (Tabelle 10, Patientin Nr. 9).

7 Patienten hatten nach Abschluss der Behandlung in der Überdruckkammer einen normalen neurologischen Befund. Die volle Restitution bedeutet aber nicht, dass auch morphologisch eine vollständige Restitution erreicht wurde.

Bei 10 Sporttauchern waren die spinalen Symptome wahrscheinlich die Folge einer ungenügenden Dekompression. In 9 Fällen wurde aus

Tabelle 8. Gasembolie in das Rückenmark nach Lungenriss. Resultate der Rekompression am Tauchtag. 13 Sporttaucher. Chronologisch 1976–1990

Patient Nr.	1	2	3	4[a]	5	6[a]	7	8	9	10	11	12	13[a]
Alter (Jahre)	35	22	22	19	29	28	35	45	45	55	37	37	26
Tauchtiefe [m]	70	12	45	41	37	42	40	45	66	42	27	41	20
Notaufstieg	+	–	+	+	–	–	–	–	–	–	–	–	+
Symptomatik													
Arme	+	–	+	+	–	+	–	–	–	–	–	–	+
Beine, Rumpf	+	+	+	+	+	+	+	+	+	+	+	+	+
Blase	–	+	+	–	–	+	–	–	+	+	+	+	+
Schweregrad	++	+++	+++	++	++	+++	++	++	++	++	++	++	+++
Rekompression mit bar	1,5	5,0	5,0	5,0	1,5	5,0	1,5	1,5	1,5	1,5	1,5	1,5	1,5
Beginn (h nach Tauchgang)	4	3	10	9	2	5	20	12	15	5	24	16	4
Symptomatik am Ende der Rekompression	–	+	+	–	–	+++	–	–	+	+	–	–	+

[a] Frauen.

Tabelle 9. Dekompressionskrankheit des Rückenmarks. Resultate der Rekompression am Tauchtag. 10 Sporttaucher. Chronologisch 1969–1990

Patient Nr.	1	2	3	4	5	6	7	8	9	10
Alter (Jahre)	20	20	26	27	30	26	28	33	44	29
Tauchtiefe [m]	30	30	70	60	41	40	35	43	101	40
Notaufstieg	+	+	+	+	+	+	+	+	+	–
Symptomatik										
Arme	–	–	+	+	–	–	–	–	+	–
Beine, Rumpf	+	+	+	+	+	+	+	+	+	+
Blase	+	+	+	+	+	+	+	+	–	–
Schweregrad	+++	+++	+++	+++	++	+++	++	+++	++	++
Rekompression mit bar	5,0	5,0	5,0	5,0	1,5	5,0	5,0	5,0	1,5	1,5
Beginn (h nach Tauchgang)	1	1	4	8	3	3	20	6	22	9
Symptomatik am Ende der Rekompression	–	+	+	+	–	–	–	+	–	–

äußeren Gründen ein Notaufstieg durchgeführt (Tabelle 9). 6 der 10 Patienten hatten am Ende der Behandlung in der Überdruckkammer klinisch einen normalen neurologischen Befund.

Die *Frühbehandlung am Tauchtag* bringt bei spinalen Läsionen eine wesentliche Besserung. Bei 11 von 13 Patienten mit mittelschweren sensomotorischen Ausfällen wurde klinisch-neurologisch eine volle Restitution erreicht. Bei 7 von 10 Sporttauchern mit schweren Läsionen (+++) waren am Ende der Behandlung nur noch leichte Ausfälle an einer Extremität nachweisbar.

Tabelle 10 orientiert über die Ergebnisse der *Spätbehandlung* von 10 Sporttauchern mit spinalen Läsionen. Die Behandlung mit hyperbarem O_2 begann frühestens am 3. Tag nach dem Tauchgang, in einem Fall erst am 11. Tag. 5 Patienten wurden am Tauchtag ohne Erfolg mit Rekompression auf 50 m und Luftatmung behandelt. Die Patientin Nr. 9 ist die Patientin Nr. 6 der Tabelle 8. Die 9 anderen Sport-

Tabelle 10. Dekompressionskrankheit (*DK*) des Rückenmarks und Gasembolie (*GE*) in das Rückenmark. Resultate der Spätbehandlung mit hyperbarem O_2. 10 Sporttaucher. Chronologisch 1976–1990

Patient Nr.	1	2[a]	3[a]	4	5[a]	6[a]	7	8	9[b]	10[a,b]
Alter (Jahre)	37	29	35	30	45	32	66	38	28	29
Tauchtiefe [m]	45	30	37	42	35	31	30	68	42	33
	GE	DK	GE	DK	GE	GE	DK	GE	GE	DK
Notaufstieg	+	+	−	+	−	−	+	+	−	+
Frühbehandlung mit 5,0 bar erfolglos	+			+			+	+		
Symptomatik										
Arme	−	+	−	+	−	+	−	−	+	−
Beine, Rumpf	+	+	+	+	+	+	+	+	+	+
Blase	+	−	+	+	−	−	+	+	+	+
Darm	−	−	+	−	+	−	−	+	+	+
Schweregrad	+++	+++	++	+++	++	++	+++	+++	+++	+++
Beginn (h nach Tauchgang)	120	106	72	103	192	48	116	140	60	240
Sitzungen	2	2	2	5	2	2	3	6	8	11
Symptomatik nach 3 Monaten	+	+	−	+	−	−	+	+	+	++

[a] Die Patienten erhielten keine Frühbehandlung.
[b] Frauen.

taucher wurden von ihren Tauchplätzen im Mittelmeer, am Roten Meer, bei den Malediven und bei den Philippinen mit dem Flugzeug nach Zürich transportiert. 4-mal handelte es sich um einen Transport mit dem Ambulanzjet der Schweizerischen Rettungsflugwacht mit einem Kabinendruck von ca. 0,90–0,95 bar. 5-mal erfolgte der Transport mit einer Linienmaschine mit einem Kabinendruck von ca. 0,80 bar.

Bei allen 10 Patienten wurde bereits während der Behandlugn mit hyperbarem O_2 eine deutliche Besserung des neurologischen Befundes erreicht. Auch die Patientin Nr. 10 konnte nach 6 Monaten wieder am Stock laufen und hatte eine normale Blasen- und Darmfunktion.

Die Patienten Nr. 4, 7, 8 und 9 mit leichten Residuen haben den Tauchsport wieder aufgenommen. Die Kontrollen mehrere Jahre nach dem Zwischenfall und der Behandlung zeigen übereinstimmend an einem Bein eine verminderte Tiefensensibilität mit Hyperreflexie. Teilweise ist auch die Oberflächensensibilität an den Beinen leicht reduziert. Eine Einschränkung der Tiefensensibilität behindert etwas die Muskelkoordination beim Laufen.

Diese Ergebnisse zeigen, dass die Spätbehandlung mit hyperbarem O_2, gleichgültig ob am Tauchtag eine Rekompression durchgeführt worden ist, eine wesentliche Besserung bringt. Auch wenn mit „Defektheilungen" zu rechnen ist, sind die Chancen groß, eine Invalidisierung zu vermeiden.

Die Zahl der in Zürich nach einheitlichen Kriterien behandelten Patienten mit akuten Innenohrsymptomen sowie mit spinalen Läsionen nach Tauchgängen erlaubt es, die Resultate der früher konventio-

Tabelle 11. Ergebnisse der Behandlung am Tauchtag. Rekompression auf 50 m; Luftatmung: Rekompression auf 15 m, Atmung von 100% O_2 (*HBO*)

	50 m Luft	HBO
23 Sporttaucher mit schweren und mittelschweren spinalen Läsionen		
Normaler neurologischer Befund am Ende der Behandlung	4/11	9/12
18 Sporttaucher mit Innenohrsymptomen nach Barotrauma		
Normale kochleäre und vestibuläre Funktion am Ende der Behandlung	2/6	8/12
Gesamt	6/17	17/24

nellen Rekompression auf 50 m mit Luftatmung mit der alleinigen Anwendung von hyperbarem O_2 zu vergleichen (Tabelle 11). Bei je 12 Sporttauchern mit mittelschweren und schweren spinalen Läsionen führte die Frühbehandlung mit hyperbarem O_2 in 9 Fällen zu einer praktisch vollen Restitution. Mit der Rekompression auf 50 m und Luftatmung wurde das nur bei 4 von 11 Patienten erreicht. Bei akuten Innenohrsymptomen waren bei 8 von 12 Patienten, die mit hyperbarem O_2 behandelt wurden, keine Störungen mehr nachweisbar. Die Rekompression auf 50 m mit Luftatmung brachte nur bei 2 von 6 Patienten einen vollen Erfolg.

Ein vollständiger Misserfolg bei einer schweren spinalen Läsion wurde nur 1-mal mit der früher üblichen Rekompression mit Luftatmung auf 50 m, aber nie bei der alleinigen Anwendung von hyperbarem O_2 beobachtet. Bei den 4 in ausländischen Zentren erfolglos behandelten Sporttauchern mit spinalen Läsionen handelt es sich ebenfalls um den Einsatz der Rekompression mit Luft auf 50 m.

Entsprechend diesen Erfahrungen darf die Behandlung mit hyperbarem O_2 bei zerebralen und spinalen Läsionen nach Tauchgängen für die Früh- und Spättherapie als Methode der Wahl bezeichnet werden. Dasselbe gilt für akute Innenohrsymptome nach Tauchgängen. Die Zukunft wird zeigen, ob sich mit einer größeren Zahl von Therapiedurchgängen mit hyperbarem O_2 noch bessere Erfolge erzielen lassen.

4.5.3 Rezidive

Die Ausdehnung der durch Mikrogasblasen im Gewebe hervorgerufenen Ischämieherde ist maßgebend für die Schwere des initialen Zustands. Das gilt für die venöse und arterielle Gasembolie und auch für die Dekompressionskrankheit als Folge von im Gewebe selbst freigewordenen Mikrogasblasen.

Bei einer Kapillarobstruktion durch Mikrogasblasen im Rückenmark mit nur wenigen Ischämieherden ist ein zweiphasiger Verlauf möglich. Sofort nach dem Auftauchen treten diskrete sensomotorische Störungen auf, die sich spontan zurückbilden können. Einige Stunden später entwickeln sich dann als Folge eines perikapillären

Ödems und durch sekundäre Gefäßveränderungen (Reperfusionsschä-
den) deutliche sensomotorische Ausfälle, die unbedingt mit hyperbarem O_2 behandelt werden sollten.

Nach einer zeitlich ungenügenden Behandlung in der Druckkammer oder bei einer wegen eines Notaufstiegs im Wasser nachgeholten
Dekompression muss mit einem Rezidiv gerechnet werden, falls der
Umgebungsdruck innerhalb weniger Stunden zusätzlich gesenkt wird.
Das gilt sowohl für Schäden des Zentralnervensystems als auch für
die Dekompressionskrankheit der Haut und Muskeln sowie der Gelenke und Bänder. Eher leichte Muskel- oder Gelenkschmerzen nehmen
bei konstantem Umgebungsdruck spontan ab, verstärken sich aber erheblich, falls der Umgebungsdruck z. B. bei einer Fahrt in die Berge
oder beim Fliegen gesenkt wird.

Derartige Rezidive lassen sich vermeiden, falls nach einem Tauchgang mit Symptomen einer ungenügenden Dekompression oder einer
Gasembolie bzw. eines Barotraumas der Lunge oder der Ohren vor
dem Fliegen eine Wartezeit von mehr als 48 h bei konstantem Umgebungsdruck eingehalten wird.

4.5.4 Individuelle Dispositionen

Gut durchgängige Verbindungswege sind die Voraussetzung für einen
ungehinderten Druckausgleich zwischen Mundhöhle und den gasgefüllten Räumen. Rhinitis und Pharyngitis erhöhen das Risiko für
ein Barotrauma der Nasennebenhöhlen und der Ohren. Bei einer akuten Bronchitis besteht wie bei der chronisch-obstruktiven Bronchitis
ein erhöhtes Risiko eines Lungenrisses infolge „air trapping". Die
Abkühlung der Atemwege kann bei einer gegenüber der Norm
erhöhten Irritabilität der kleinen Bronchien Bronchialspasmen aus-
lösen und das „air trapping" und damit den Lungenriss beim Auftauchen begünstigen.

Dekompressionsregeln basieren auf Erfahrungswerten, die zur
Hauptsache bei gut trainierten und gesunden Tauchern ermittelt wurden. Die risikoarme Abgabe der während der Überdruckexposition
im Gewebe zusätzlich gelösten Inertgase über das Blut und den Kreislauf und die Lungen setzt eine normale Durchblutung der Gewebe

und eine normale Lungenfunktion voraus. Nach akuten Erkrankungen des Darms und nach febrilen Erkrankungen besteht oft auch noch in der Erholungsphase eine Dehydrierung mit Hypovolämie, was auch nach Alkoholexzessen der Fall ist. Dehydrierung und Hypovolämie beeinträchtigen insbesondere die Mikrozirkulation in der Haut und Muskulatur sowie in den Gelenken und Knochen. Eine verminderte Mikrozirkulation während der Dekompression begünstigt das Freiwerden von Mikrogasblasen im Gewebe und damit die Entwicklung einer Dekompressionskrankheit. Dehydrierung und Hypovolämie können auch zur Folge haben, dass aus einem eher leichten Zwischenfall ein schweres Krankheitsbild wird.

Das Übergewicht infolge eines zu großen Fettpolsters bedeutet insbesondere bei Langzeitexpositionen, wie sie von Berufstauchern und Tunnelarbeitern durchgeführt werden, ein erhöhtes Risiko für die Dekompressionskrankheit der Muskeln, der Gelenke und der Knochen. Diese alte Erfahrung gilt noch heute, insbesondere beim Gebrauch von veralteten Dekompressionstabellen mit zu hohen Toleranzgrenzen [50].

Frauen scheinen etwas anfälliger als Männer für die Dekompressionskrankheit der Haut und Muskeln zu sein. Das gilt auch für den Gebrauch von modernen Tabellen und Tauchcomputern. Die erhöhte Empfindlichkeit zeigt sich besonders nach wiederholten Tauchgängen.

Mit einem behinderten Druckausgleich zwischen Ohren und Mundhöhle oder Bronchien und Luftröhre ergibt sich eine individuelle Disposition für das Barotrauma der Ohren bzw. der Lunge. Rhinitis, Pharyngitis und Bronchitis sind Risikofaktoren für ein Barotrauma, was nicht selten bagatellisiert wird. Von den 18 Sporttauchern mit akuten und schweren Innenohrstörungen, die in der Druckkammer behandelt wurden und in der Tabelle 7 zusammengestellt sind, hatte ein Taucher 2-mal ein Barotrauma der Ohren mit Innenohrsymptomen. 2 Sporttaucher der 18 wegen einer Gasembolie in das Rückenmark mit Rekompression behandelten Fälle hatten innerhalb weniger Jahre 2-mal ein Barotrauma der Lunge mit Gasembolie in das Rückenmark. Beide Taucher waren starke Raucher.

Bei den 14 Sporttauchern mit einer Dekompressionskrankheit war die Ursache der Bildung von Mikrogasblasen im Rückenmark 13-mal das Nichteinhalten der Dekompressionsvorschriften nach dekompressionspflichtigen Tauchgängen in Tiefen von 30–101 m. 11 Taucher hatten wegen technischer Schwierigkeiten einen Notaufstieg durchgeführt. 2 Taucher überschritten irrtümlicherweise die Nullzeit für die Tiefe von 30 m beträchtlich, was denselben Effekt wie ein Notaufstieg hat. Nur einer der 14 Taucher gab an, dass er entsprechend den Dekompressionsvorschriften aufgetaucht sei. Wer einmal nach einem Notaufstieg teilweise gelähmt war, wird in der Regel vorsichtig und vermeidet in der Folge Situationen mit dem Risiko eines Notaufstiegs bei einem dekompressionspflichtigen Tauchgang. Das erklärt vielleicht, dass es sich bei diesen 14 Fällen um ein einmaliges Ereignis handelte. Von 12 Tauchern ist bekannt, dass sie den Tauchsport weiter ausüben.

Diese Zahlen sind ungenügend, um die Frage schlüssig zu beantworten, ob eine individuelle Disposition zur Dekompressionskrankheit des Rückenmarks besteht. Bei 1180 Druckkammerversuchen und 498 realen sowie kontrollierten Tauchgängen in Bergseen wurden nie spinale Symptome beobachtet, obwohl die Dekompressionszeiten auf der letzten Stufe z.T. verkürzt wurden, sodass dabei gehäuft Hautsymptome oder Muskel- bzw. Gelenkschmerzen aufgetreten sind (Tabellen 21 und 22). Diese verkürzten Dekompressionen waren allerdings nie kritisch für die kurzen Halbwertszeiten, die das Rückenmark repräsentieren.

Falls es eine gegenüber der Norm erhöhte Bereitschaft zur Bildung von Mikrogasblasen im Rückenmark gibt, wäre diese individuelle Disposition im Vergleich zum wiederholten Barotrauma der Ohren und der Lunge sehr selten.

Aktueller Wissensstand !

Aktuelle Therapiekonzepte

In den vergangenen Jahren hat sich bestätigt, dass die Verabreichung von 100% Sauerstoff bei atmosphärischem Druck (normobare Oxygenation, NBO) die Symptome der Dekompressionskrankheit bereits vor Beginn einer allfälligen hyperbaren Oxygenation (HBO) bzw. den Therapieerfolg deutlich verbessern kann. Diese Erkenntnis wurde statisch mit großen Zahlen belegt (DAN Report on DCI and Fatalities 1994, 1998). Die günstige Wirkung des Sauerstoffs beruht v. a. auf der Beschleunigung der Stickstoffdiffusion und Verbesserung der Gewebsoxygenation.

Neben der bereits von Bühlmann erkannten günstigen Wirkung der hyperbaren O_2-Therapie ist heute auch der rasche Beginn einer normobaren O_2-Behandlung bereits am Unfallort bzw. auf dem Transport zum Standard geworden.

Management des Tauchunfalls

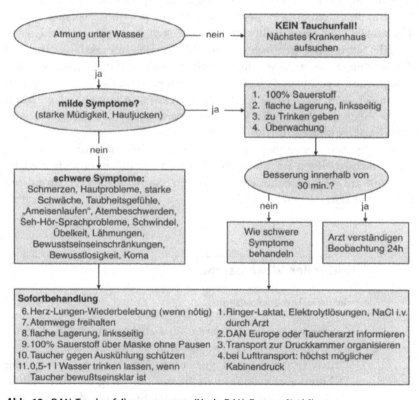

Abb. 13. DAN-Tauchunfallmanagement. (Nach DAN Europe [34b])

5 Inertgasaufnahme und -abgabe des menschlichen Körpers

5.1 Physikalische und biologische Grundlagen

5.1.1 Druck, Kraft, Arbeit

Kraft, Gewicht und Druck werden von der Schwerkraft der Erdoberfläche abgeleitet. Die Normalfallbeschleunigung (g_n), in Meereshöhe und auf 45° geographischer Breite, beträgt:

$$g_n = 9{,}80665 \text{ m s}^{-2}.$$

Das Newton (N) ist definiert als die Kraft, die der Masse von 1 kg die Beschleunigung 1 m s^{-2} erteilt. Das Pascal (Pa), die Einheit des Drucks, entspricht der auf eine Fläche von 1 m^2 wirkenden Kraft von 1 N:

$$1 \text{ Pa} = 1 \text{ N m}^{-2} = 1 \text{ m}^{-1} \text{ kg s}^{-2} = 10^{-5} \text{ bar}.$$

Das Millibar (mbar) war seit 1955 die international angenommene Druckeinheit in der Meteorologie. Heute wird die SI-konforme Einheit hPa verwendet:

$$1 \text{ bar} = 100 \text{ kPa} = 1000 \text{ mbar}, \quad 1 \text{ mbar} = 100 \text{ Pa} = 1 \text{ hPa}.$$

In den USA sind noch die Einheiten ATA und Pound per square inch (psi) sowie für die Länge Feet gebräuchlich. In der Tauchmedizin wird in den USA vorwiegend mit ATA und Meter, in der Flug- und Raumfahrtmedizin aber mit psi und Feet gerechnet. Die am häufigsten benutzten Dekompressionstabellen benutzen für die Tiefe aber nicht Meter, sondern feet-sea-water (fsw). Dieses Nebeneinander erschwert die Verständigung. Tabelle 12 orientiert über die Umrechnungsfaktoren für den Druck. Bei Druckluftarbeiten wird nicht der absolute Druck in ATA für Druckangaben verwendet, sondern der relative Überdruck in bar.

Eine Säule von 10 m Süßwasser erzeugt bei 4 °C einen Druck von 0,9807 bar. Enthält das Wasser 30 g Kochsalz pro Liter, so beträgt der

Tabelle 12. Druckeinheiten

	kPa	bar	kp cm^{-2}	mmHg (Torr)	psi
SI-Einheit	*100*	*1*	1,01972	750,062	14,5038
Normaler atmosphäri-scher Druck (ATA)	101,325	1,01325	1,03323	*760*	14,6959
kp cm^{-2}	98,066	0,98066	*1*	735,559	14,2233
Pound per square inch	6,89476	0,0689476	0,070307	51,7151	*1*

10 m Wassersäule, Süßwasser = ca. 0,9807 bar, 10 m Wassersäule, Meerwasser = ca. 1,0 bar.

Druck der Wassersäule 1 bar. Die Druckeinheit bar kommt den Verhältnissen in Meerwasser und Süßwasser ohne Korrektur näher als die Einheit ATA oder die früher in Europa ebenfalls benutzte Druckeinheit „technische Atmosphäre" (kp cm^{-2}).

Die Arbeit ist als Weg mal Kraft definiert, die Leistung als Arbeit pro Zeit. Die Einheit der Arbeit ist das Joule (J), die Einheit der Leistung das Watt (W):

$$1\ J = 1\ N\ m = 1\ m^2\ kg\ s^{-2} = 0,2389\ cal_{15}\ , \quad 1\ J\ s^{-1} = 1\ W = 0,102\ m\ kp\ s^{-1}\ .$$

5.1.2 Zusammensetzung der atmosphärischen Luft. Berechnung des Teildrucks der Atemgase

Die Gaszusammensetzung der atmosphärischen Luft bleibt bis in große Höhen – ca. 100 000 m ü. NN – praktisch konstant. Metabolisch wird O_2 verbraucht und CO_2 produziert. Die Anteile dieser am Stoffwechsel teilnehmenden Gase können variieren. Wird mehr O_2 verbraucht als CO_2 produziert, nehmen die Anteile der am Stoffwechsel nicht direkt teilnehmenden „Inertgase" wie N_2 etwas zu.

Wird unverbrauchte, frische Luft geatmet, beträgt der Anteil der schweren Inertgase N_2, Argon (Ar) und Neon (Ne) 0,7902 (Tabelle 13).

Der Gehalt an Wasserdampf (pH$_2$O) nimmt mit der Temperatur zu. Die Atemluft bzw. das Atemgas wird in den oberen Atemwegen mit Wasser, normalerweise bei einer Temperatur von 37 °C, gesättigt. Da-

Tabelle 13. Zusammensetzung der atmosphärischen Luft: Molekulargewicht der Gase und ihre Wärmeleitfähigkeit bei Normaldruck und 25 °C (trockene Luft)

	Anteil	Molekular-gewicht	Wärmeleitfähigkeit $[\mu W\ cm^{-1}\ K^{-1}]$ [a]
Sauerstoff (O_2)	0,20948	31,999	264
Kohlensäure (CO_2)	0,00031	44,010	164
Stickstoff (N_2)	0,78084	28,013	259
Argon (Ar)	0,00934	39,948	177
Neon (Ne)	0,00002	20,183	489
$N_2+Ar+Ne$	0,79020	28,154	–
Helium (He)	0,000005	4,0026	1500
Wasserstoff (H_2)	0,0000005	2,0159	1810
Rest	0,0000045	–	–

[a] 1 °C = 3,73 Kelvin (K), 100 °C = 373,15 K.

mit ergibt sich ein pH_2O von 0,0627 bar. Bei der Berechnung des Teildrucks eines Atemgases muss dieser Wasserdampfdruck vom Gesamtdruck ($p_{amb.}$) abgezogen werden:

$$p_I O_2 = (p_{amb.} - 0{,}0627) \cdot 0{,}2095\ , \quad p_I N_2 = (p_{amb.} - 0{,}0627) \cdot 0{,}7902\ .$$

Ohne Berücksichtigung des Wasserdampfdrucks wird ein höherer Teildruck für O_2, N_2, Helium (He) usw. berechnet. Bei der experimentellen Dekompressionsforschung ergeben sich ohne diese in der Atemphysiologie selbstverständliche Berechnung des Teildrucks eines Atemgases höhere Werte für den tolerierten Inertgasüberdruck, als es der Wirklichkeit entspricht.

In den Lungen wird vom Blut aus den Alveolen O_2 aufgenommen und CO_2 abgegeben. Die Größe der Austauschfläche zwischen Blut und Alveolargasen beträgt beim Erwachsenen 100–200 m². Die von den Atemzentren regulierte Ventilation der Lunge sichert in Abhängigkeit vom Gaswechsel annähernd konstante Werte für den alveolären O_2- und CO_2-Druck. Für die Aufnahme von 1 ml/min O_2 werden die Lungen mit 25–30 ml Atemgas/min ventiliert (Tabelle 14). Dieses Verhältnis wird vom Umgebungsdruck nur wenig beeinflusst. Bei Überdruck wird für eine gegebene Leistung dieselbe O_2-Aufnahme und dasselbe Ventilationsvolumen benötigt. Dieses Gasvolumen ent-

Tabelle 14. Atem- und Kreislaufwerte in Ruhe und bei Arbeit. Weil für die Ventilation der Lungen ein- und ausgeatmet wird, muss in den Atemwegen das doppelte Gasvolumen pro Zeiteinheit gefördert werden

	Ruhe	80 W	175 W
O_2-Aufnahme (STPD) [l/min]	0,25	1,2	2,5
Ventilation der Lungen (BTPS) [l/min]	6,8	31,0	62,5
Herzzeitvolumen [l/min]	6,0	12,0	18,0
Pulsfrequenz [min^{-1}]	60	110	164
Arterieller Blutdruck [mmHg]	125/70	150/90	185/95

hält bei einem Druck von 2 bar doppelt soviel Gasmoleküle wie bei einem Druck von 1 bar.

Entsprechend dem Gaswechsel in den Alveolen sinkt der pO_2 von den Atemwegen bis zur Austauschfläche ab, während pCO_2 ansteigt. In Ruhe ist das vom Blut an die Alveolen abgegebene CO_2-Volumen kleiner als das aus den Alveolen aufgenommene O_2-Volumen. Damit das mittlere Lungenvolumen bei einem respiratorischen Quotienten (R) von weniger als 1 konstant bleibt, muss Frischluft in die Alveolen nachfließen. Damit ergibt sich eine Korrektur zu Gunsten des alveolären pO_2, des p_AO_2:

$$p_AO_2 = p_IO_2 - \left[(p_ACO_2 - p_ICO_2) \cdot \left(F_IO_2 + \frac{1 - F_IO_2}{R} \right) \right]$$

($R = CO_2$-Abgabe/O_2-Aufnahme = respiratorischer Quotient).

Mit dieser Formel wird ein Mittelwert des p_AO_2 berechnet. Normalerweise besteht insbesondere in Ruhe ein Nebeneinander unterschiedlich ventilierter und durchbluteter Lungenbezirke. Damit ergeben sich regionär unterschiedliche Werte für den R und den p_AO_2.

Bei einem Umgebungsdruck von 1,0 bar und Luftatmung beträgt der mittlere p_AO_2 0,14 bar, der pO_2 im arteriellen Blut (p_aO_2) 0,13 bar. In der arbeitenden Muskulatur sinkt der pO_2 auf 0,03–0,04 bar ab. Damit ergibt sich für den pO_2 von den Alveolen bis zum Gewebe eine Druckdifferenz von ca. 0,1 bar (75 mmHg). Wegen der im Vergleich zum O_2 22-mal besseren Löslichkeit von CO_2 steigt der pCO_2 nur um ca. 0,01 bar an. Im Gewebe ist die Summe von pO_2, pCO_2 und pN_2 geringer als in den Alveolen. Die Differenz beträgt in der arbeitenden

Muskulatur rund 0,1 bar. Diese Druckdifferenz wurde als „O_2-Fenster" bezeichnet [67]. Bei Hyperoxie wird das O_2-Fenster größer. Die angeführten Zahlen gelten für Normaldruck, Luftatmung und vollen Druckausgleich für den pN_2 zwischen Alveolen und Gewebe.

Das Nachfließen von Frischluft in die Alveolen bei einem R unter 1 hat zur Folge, dass der $p_A N_2$ etwas höher ist als der $p_I N_2$:

$$p_A N_2 = F_I N_2 \cdot \left[p_{amb.} - 0{,}0627 + \frac{1-R}{R} \cdot (p_A CO_2 - p_I CO_2) \right].$$

Der $p_A N_2$ ist bei Luftatmung unabhängig vom Umgebungsdruck 0,005–0,01 bar höher als der $p_I N_2$. Die Differenz ist sehr klein und wird bei körperlicher Arbeit noch geringer. Deshalb darf der Druckausgleich für den pN_2 mit dem einfach messbaren $p_I N_2$ berechnet werden.

Das physiologische Nebeneinander unterschiedlicher Ventilations-Durchblutungs-Verhältnisse, im Extrem die Durchblutung nicht ventilierter Lungenpartien, hat eine venöse Zumischung zum arteriellen Blut, einen Rechts-links-Shunt, zur Folge, Dieser Shunt beträgt in Ruhe größenordnungsmäßig 5–10% des Herzzeitvolumens. Der Rechts-links-Shunt bewirkt, dass beim Abtauchen der $p_a N_2$ etwas tiefer ist als der $p_I N_2$. Umgekehrt ist bei der Dekompression der $p_a N_2$ etwas höher als der $p_I N_2$. Damit ergeben sich Verzögerungen des Druckausgleichs für die Inertgase zwischen Alveolen, Blut und Geweben. Diese Verzögerungen des Druckausgleichs müssen bei der experimentellen Dekompressionsforschung, bei der Entwicklung von Dekompressionsregeln und bei der Programmierung von Dekompressionscomputern berücksichtigt werden (s. 5.1.8, 6.6 und 10.3).

Der Wärmetransport mit den Atemgasen nimmt pro Volumeneinheit mit der Gasdichte zu. Leichte Gase wie Helium und H_2 haben eine wesentlich höhere Wärmeleitfähigkeit als N_2 (Tabelle 13). Beim Tieftauchen wird N_2 wegen seiner narkotischen Wirkung durch Helium ersetzt. In diesem Fall muss das Atemgas, insbesondere wenn körperliche Arbeit geleistet werden soll, vorgewärmt werden, damit eine gefährliche Abkühlung durch Wärmeverlust mit der Atmung vermieden wird.

5.1.3 Löslichkeit der Atemgase in wässrigen Lösungen und in Fett

Die Atemgase werden bei der Diffusion von der Gasphase in den Lungenalveolen in den zu durchquerenden Medien, wie alveolokapilläre Membran, Blut und Gewebe, physikalisch gelöst. Das gelöste Gasvolumen ist bei gegebenem Gasdruck temperaturabhängig. Die Löslichkeit nimmt mit abnehmender Temperatur des Mediums zu.

Tabelle 15 zeigt die sehr unterschiedlichen Löslichkeitskoeffizienten der in der atmosphärischen Luft enthaltenen Gase bei 37 °C. Alle Atemgase sind in Fett besser löslich als in Wasser und Blut.

Die Gasdiffusion von den Alveolen in das Blut und vom Blut in das Gewebe erfordert Druckgradienten. Dank der sehr hohen Löslichkeit von CO_2 diffundieren große Volumina dieses Gases mit sehr kleinen Druckgradienten. Bei Sättigung mit Inertgasen besteht ein Gleichgewicht der Gasdiffusion in beide Richtungen und damit kein Druckgradient mehr.

Helium hat die geringste Löslichkeit in wässrigen Lösungen und im Fett. Es ist deshalb zu erwarten, dass die Sättigung, der Druckaus-

Tabelle 15. Gasvolumina (STPD) in physikalischer Lösung bei einem Gasdruck von 1,0 bar und bei 37 °C (Werte in ml/l)

	Wasser	Plasma	Vollblut[a]	Olivenöl
O_2	23,548	21,120	22,354	110,535
CO_2	547,743	506,292	481,816	870,000
N_2	12,110	11,687	12,830	66,124
Argon (Ar)	27,634	26,000	25,660	146,065
Neon (Ne)	9,474	9,200	9,178	19,640
Helium (He)	8,409	8,450	8,685	15,692
H_2	16,190	15,130	14,760	47,767

	Plasma	Olivenöl
N_2 + Ar + Ne entsprechend den Anteilen der Luft	11,856	67,068
Relation N_2 + Ar + Ne/He	1,4031	4,2740
Relation N_2 + Ar + Ne/H_2	0,7836	1,4041

[a] Vollblut mit einem Hämatokrit von 45%.

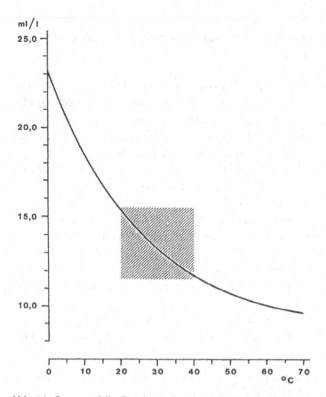

Abb. 14. Exponentielle Zunahme der N_2-Löslichkeit in Wasser bei abnehmender Temperatur bei einem Druck von 1,0 bar

gleich, mit Helium schneller erfolgt als mit N_2 bzw. bei Luftatmung mit N_2 + Argon + Neon. Anderseits ist die Diffusionsgeschwindigkeit auch vom Molekulargewicht abhängig. Die Diffusionsgeschwindigkeiten zweier Gase verhalten sich umgekehrt proportional zu den Quadratwurzeln aus ihren Molekulargewichten. Danach wäre mit Helium der Druckausgleich 2,65-mal schneller als mit N_2 bzw. der Mischung aus N_2 + Argon + Neon entsprechend ihren Anteilen in der atmosphärischen Luft. Die experimentelle Dekompressionsforschung hat die Brauchbarkeit des Faktors 2,65 bestätigt.

Die zentrale Körpertemperatur ist in Ruhe und bei Arbeit mit 37,0–37,5 °C sehr konstant. Die Temperatur der Haut und der hautnahen Gewebe kann bei tiefen Außentemperaturen, z. B. in sehr kaltem Wasser, absinken. Abbildung 14 zeigt, wie die N_2-Löslichkeit bei sinkender Temperatur exponentiell zunimmt. Bei gegebenem N_2-Teildruck wird mengenmäßig mehr N_2 gelöst. Erfolgt die Abkühlung während der Dekompression, wird die N_2-Abgabe aus der Haut vermindert. Steigt dann die Hauttemperatur z.B. an der Oberfläche wieder an, können in der Haut Mikrogasblasen frei werden und zu fleckförmigen Ischämieherden infolge Kapillarobstruktion führen (Dekompressionskrankheit der Haut).

5.1.4 Gastransport mit dem Blutkreislauf

Das normale Blutvolumen beträgt beim Erwachsenen 70 ml/kg Körpergewicht, also größenordnungsmäßig 5 l. 30–35% dieses Volumens befindet sich im arteriellen Teil des Kreislaufs, d.h. in den Lungenvenen, im linken Herzen und in den Arterien des Körperkreislaufs. In einem Liter arteriellen Blutes werden bei normaler Hämoglobinkonzentration und bei Luftatmung bei 1,0 bar zirka 200 ml O_2, 500 ml CO_2 und 8,8 ml N_2 inklusive Argon und Neon transportiert.

Das Herzzeitvolumen beträgt beim Erwachsenen in Ruhe 5–6 l/min und 3,0–3,5 l/min/m^2 Körperoberfläche. Bei schwerer körperlicher Arbeit nimmt das Herzzeitvolumen um das 3- bis 4fache zu. Tabellen 14 und 16 orientieren über die Größenordnung des Gaswechsels, der Ventilation und der verschiedenen Durchblutungsanteile der Organe.

Die Durchblutungsraten des Zentralnervensystems, der Nieren und der Leber werden durch Muskelarbeit wenig beeinflusst. Bei Arbeit nimmt die Durchblutung der arbeitenden Muskulatur durch Erweiterung der Gefäße um ein Vielfaches zu. Die bei körperlicher Arbeit gesteigerte Wärmeproduktion erfordert eine vermehrte Wärmeabgabe durch die Haut. Deshalb nimmt bei Arbeit auch die Hautdurchblutung um ein Mehrfaches zu.

Im Wasser ist die Wärmeabgabe von der Haut größer als in Luft. Beim Schwimmen in kaltem Wasser ohne Kälteschutz wird deshalb die Hautdurchblutung weniger gesteigert als in warmem Wasser oder bei einem wirksamen Kälteschutz. Der dominierende Faktor für die Hautdurchblutung ist die Erhaltung einer konstanten Körpertemperatur. Es ist möglich, dass an Land oder auf dem Schiff bei hoher

Tabelle 16. Verteilung des Herzzeitvolumens auf die verschiedenen Organe in Ruhe und bei Arbeit. Herzzeitvolumen in Ruhe 5,7 l/min, bei schwerer Arbeit 17,3 l/min

	Gewicht [kg]	Durchblutung [l/min/kg KG]		O_2-Verbrauch [ml/min]	
		Ruhe	Arbeit	Ruhe	Arbeit
Gehirn + Rückenmark	1,7	0,50	0,50	40	40
Nieen	0,3	4,0	3,0	20	20
Herz	0,3	0,60	2,0	25	165
Magen-Darm-Milz	4,0				
Leber[a]	1,5	0,80	0,60	65	65
Haut	4,0	0,08	0,20	10	30
Skelettmuskulatur	30,0	0,04	0,40	60	2000
Fettgewebe	12,0	0,03	0,04	5	10
Gelenke + Knochen	12,0	0,03	0,06	15	25
Rest inkl. Blut + Lunge	9,2			10	145
Gesamt	75,0			250	2500

[a] Durchblutung von Magen-Darm-Milz und Leber ist zur Hauptsache in Serie, z.T. parallel geschaltet. Der Wert von 0,80 l/min/kg KG bezieht sich auf die Leber.

Außentemperatur die Durchblutung der Haut in Ruhe gesteigert ist und dann im kalten Wasser trotz körperlicher Arbeit abnimmt.

5.1.5 Berechnung des Druckausgleichs der Inertgase zwischen Lunge, Blut und Geweben

Der Körperkreislauf ist in eine große Zahl von Parallelkreisläufen aufgeteilt. Die Durchblutung der verschiedenen Organe ist auf ihr Gewicht bezogen sehr unterschiedlich. Abbildung 15 zeigt schematisiert die Verhältnisse mit Lunge und Herz im Brustkorb sowie den extrathorakal gelegenen Körperteilen.

Der Druckausgleich zwischen der Gasphase in den Lungenalveolen und der Flüssigkeitsphase im Blut in den Lungenkapillaren erfolgt sehr schnell. Der Inertgasdruck am Ende der Lungenkapillare entspricht dem Inertgasdruck im Atemgas. In erster Annäherung kann auch der Inertgasdruck in dem zu den Geweben fließenden arteriellen Blut dem Inertgasdruck im Atemgas gleichgesetzt werden. Für N_2 gilt dann:

$$p_I N_2 = p_A N_2 = p_c N_2 = p_a N_2 .$$

Bei voller Sättigung entspricht der $p_I N_2$ dem $p_t. N_2$ in allen Geweben und damit auch dem $p_{\bar{v}} N_2$, dem pN_2 im venösen Mischblut, das zum Gaswechsel in die Lungenkapillaren gelangt.

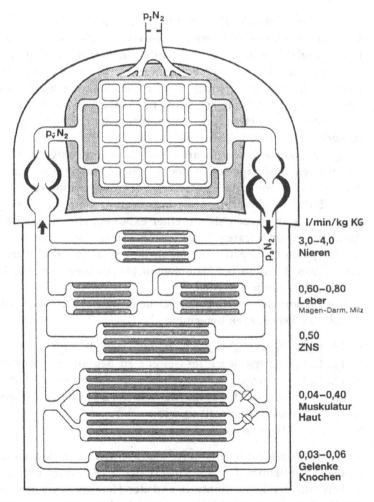

Abb. 15. Schematische Darstellung des Lungen- und Körperkreislaufs mit unterschiedlichen und variablen Durchblutungsanteilen der verschiedenen Organe

Wird der Umgebungsdruck gesenkt, gilt:

$p_t. N_2$ und $p_{\bar{v}} N_2 > p_I N_2$ und $p_a N_2$.

Unter diesen Bedingungen wird N_2 vom Gewebe an das Blut und vom Blut in die Gasphase in den Lungenalveolen abgegeben und ausgeschieden.

Die Inertgasdruckdifferenz, der Gradient, ist die treibende Kraft für den Druckausgleich zwischen Alveolen, Blut und Geweben. Der Druckausgleich erfolgt bei der Sättigung und Entsättigung *exponentiell*. Zeitlich variable Randbedingungen (z.B. Änderungen der Durchblutung, des Shunts) können aber dazu führen, dass die Sättigung/ Entsättigung eines Kompartiments mit einer Exponentialfunktion mit konstanten Parametern nur ungenügend beschrieben werden kann (s. auch Kap. 10).

Die Annahme einer linearen Auf- und Entsättigung ist mit der praktischen und experimentellen Erfahrung nicht vereinbar. Gemäß einer linearen Funktion würde mit einer Expositionszeit (t_E), die nur einen Teil der Zeit für die volle Entsättigung beträgt, erheblich weniger Inertgas abgegeben als mit einer exponentiellen Funktion. Mit der Annahme einer linearen Entsättigung wären die Dekompressionszeiten für jeden Tauchgang wesentlich länger, als sie mit allen seit Haldane (1908; Literatur bei Hempleman [40]) angegebenen Dekompressionsregeln gefordert werden.

Der exponentiell erfolgende Druckausgleich der Inertgase wird mittels *Halbwertszeiten* berechnet:

$p_t.$ i.g. $(t_E) = p_t.$ i.g. $(t_0) + [p_I$ i.g. $- p_t.$ i.g. $(t_0)] \cdot [1 - 2^{-t_E / t_{1/2}}]$,

$p_t.$ i.g. (t_0) = Inertgasdruck im Gewebe zu Beginn der Exposition,

$p_t.$ i.g. (t_E) = Inertgasdruck im Gewebe am Ende der Exposition,

p_I i.g. = Inertgasdruck im Atemgas $\approx p_A$ i.g. in den Alveolen,

t_E = Expositionszeit in min,

$t_{1/2}$ = Halbwertszeit in min.

Der Zahlenwert der 1. Klammer repräsentiert den wirksamen Inertgasdruckgradienten. Der Zahlenwert der 2. Klammer gibt in Abhängigkeit von der Expositionszeit und der Halbwertszeit den Anteil des Gradienten, der zum initialen Inertgasdruck im Gewebe addiert bzw. von ihm subtrahiert werden muss.

Wird Luft geatmet, wird der Druckausgleich für N_2 mit dem p_IN_2, der sich aus dem leicht messbaren Umgebungsdruck ergibt, berechnet. Bei bestimmten Voraussetzungen kann aber der p_aN_2, der für den Druckausgleich zwischen Blut und Geweben maßgebend ist, zeitweise erheblich niedriger oder auch höher sein als der p_IN_2, was bei der Interpretation experimenteller Resultate und der Berechnung von Dekompressionsprofilen berücksichtigt werden muss (s. 5.1.8 und 6.6).

5.1.6 Spektrum der Halbwertszeiten für N_2 und Helium

Die Durchblutungsverhältnisse der verschiedenen Organe und Gewebe des menschlichen Körpers sind sehr unterschiedlich und insbesondere für die Muskulatur sowie die Haut zusätzlich variabel. Gut durchblutete Gewebe sind reich kapillarisiert. Damit ergeben sich kürzere Diffusionswege als in schlecht perfundierten und weniger gefäßreichen Geweben. Der Druckausgleich erfolgt in gut durchbluteten Geweben schneller als in wenig mit Blut versorgten Geweben (Tabelle 16; Abb. 15). Fettreiche Gewebe nehmen bei einem gegebenen Inertgasdruck mehr Inertgas auf als fettarme, wässrige Gewebe, was wegen der hohen Fettlöslichkeit von N_2 und Argon Bedeutung hat (Tabelle 15).

Das *Modell* für Auf- und Entsättigung – *Parallelperfusion, Serienperfusion, Diffusion, Löslichkeit der Inertgase im Gewebe, Kombinationen* – ist für die Praxis weniger wichtig als die Kenntnis, mit welchen Halbwertszeiten für den Menschen zu rechnen ist. Außerdem ist es sehr interessant zu wissen, ob Gewebe, z.B. Rückenmark, Haut, Muskulatur, Gelenke und Knochen, von denen man seit langem weiß, dass sie bei einer ungenügenden Dekompression geschädigt werden, mit ihren Halbwertszeiten identifiziert werden können.

Für sehr gut durchblutete Gewebe ist mit einem praktisch vollständigen Druckausgleich von N_2 nach 30–40 min zu rechnen. Damit ergibt sich eine kürzeste Halbwertszeit von 3–6 min. Obwohl bereits vor 90 Jahren Caisson- und Taucherarbeiten mit täglich stundenlangen Überdruckexpositionen bei Luftatmung durchgeführt wurden, blieb die Frage nach der längsten, für den Menschen zu berücksichtigenden N_2-

Halbwertszeit lange offen Haldane rechnete mit einer längsten N_2-Halbwertszeit von 120 min. Die Standarddekompressionstabellen für Luft der US-Navy, die 1957 publiziert und seither nur wenig revidiert wurden, berücksichtigten 240 min als längste N_2-Halbwertszeit [40, 64].

Mitte der 60er Jahre wurden in verschiedenen Ländern tagelange Expositionen mit Luft und mit O_2-Helium-Gemischen als Atemgas durchgeführt. Dabei zeigte sich, dass für N_2 mit einer wesentlich längeren Halbwertszeit bis zur praktisch vollen Sättigung zu rechnen ist. Die Langzeitversuche in Zürich ergaben für N_2 eine längste Halbwertszeit von mindestens 480 min und für Helium von mindestens 180 min. In der Folge wurden für das Rechenmodell als längste N_2-Halbwertszeit 635 min und als längste Heliumhalbwertszeit 240 min eingesetzt [17, 28, 29]. Das Verhältnis von 2,65 entspricht den unterschiedlichen Diffusionsgeschwindigkeiten dieser Gase in Abhängigkeit vom Atom- bzw. Molekulargewicht. Die Durchblutung der Nieren beträgt pro Gewichtseinheit das 100- bis 130fache der Durchblutung der Gelenke und Knochen. Das Verhältnis zwischen längster und kürzester Halbwertszeit hat dieselbe Größenordnung.

Für das Züricher Modell gilt: Die Durchblutungsrate eines Gewebes – Kompartiments – des menschlichen Körpers bestimmt die Halbwertszeit. Bei gegebener Durchblutungsrate hat dasselbe Kompartiment für N_2 eine 2,65-mal längere Halbwertszeit als für Helium. Der im Kompartiment symptomlos tolerierte Inertgasüberdruck ist von der Durchblutungsrate und von der Löslichkeit des Inertgases abhängig. Die im Vergleich zum N_2 geringere Löslichkeit von Helium lässt insbesondere in fettreicheren Geweben eine höhere Toleranz erwarten (Kap. 6.3).

Abbildung 16 zeigt den Druckausgleich bei einem Tauchgang mit Luftatmung in einer Tiefe von 50 m und einer Aufenthaltszeit von 20 min inklusive Abtauchzeit. Alle Kompartimente beginnen mit einem $p_t.N_2(t_0)$ von 0,75 bar. Während der Dekompression auf den Stufen 9 m, 6 m und 3 m geben die Kompartimente mit den kurzen Halbwertszeiten 8 und 12,5 min N_2 ab, nicht aber die Gewebe mit den Halbwertszeiten von 54,3 und 109,0 min. Gewebe mit längeren Halbwertszeiten nehmen während des Aufenthaltes auf den 3 Dekompressionsstufen noch N_2 auf. 30 min nach Erreichen der Oberfläche haben die Gewebe mit den Halbwertszeiten von 54,3 und 109,0 min einen höheren $p_t.N_2$ als die Gewebe mit den kurzen Halbwertszeiten, wegen denen die Dekompression auf den 3 Stufen durchgeführt werden musste.

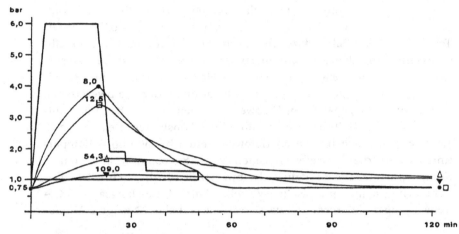

Abb. 16. Simulierte Partialdrücke für Gewebsstickstoff bei einem Tauchgang mit 20 min auf 50 m und Luftatmung ($p_IN_2 = 4,690$ bar). Druckausgleich für 4 N_2-Halbwertszeiten ($t_{1/2}N_2$ 8,0, 12,5, 54,3 und 109,0 min) auf 50 m während der Dekompression auf 9, 6 und 3 m sowie an der Oberfläche. Die Gewebe mit den Halbwertszeiten 54,3 und 109,0 min geben während der Dekompression keinen Stickstoff ab

Bei Sättigungstauchgängen wird das Dekompressionsprofil immer von dem Gewebe mit der längsten Halbwertszeit bestimmt. Für Tauchgänge mit Teilsättigung ist charakteristisch, dass sich während der Dekompression der jeweils noch tolerierte Inertgasüberdruck von den Geweben mit kürzeren Halbwertszeiten zu den Geweben mit längeren Halbwertszeiten verschiebt. Damit ergibt sich die Möglichkeit, dass in einem Gewebe mit einer bei der Berechnung des Druckausgleichs nicht berücksichtigten Halbwertszeit, z.B. 27,0 min in der Abb. 16, der $p_t.N_2$ den maximal tolerierten Wert übersteigt. Es stellt sich damit die Frage, wie eng das Netz der zu berücksichtigenden Halbwertszeiten für N_2 von 4 oder 5 bis 635 min geknüpft werden muss. Ein enges Netz mit einer größeren Anzahl von Halbwertszeiten ermöglicht bei gleicher Sicherheit eine kürzere Dekompressionszeit als ein grobes Netz mit wenigen Halbwertszeiten. Bei der kontinuierlichen Dekompression wird dauernd der maximal mögliche Inertgasdruckgradient aufrecht erhalten. Auf diese Weise sind kürzere Dekompressionszeiten möglich als bei der Dekompression mit Dekompressionsstufen. Die optimale kontinuierliche Dekompression setzt aber ein enges Netz von Halbwertszeiten voraus.

Das in Zürich entwickelte Rechenmodell berücksichtigt 16 Kompartimente mit 16 N_2-Halbwertszeiten von 4 oder 5 bis 635 min. Die Teilung der N_2-Halbwertszeiten durch 2,65 ergibt die Heliumhalbwertszeiten für dieselben Kompartimente. Das Netz ist zu Gunsten der „langsamen" Gewebe mit den N_2-Halbwertszeiten von 180 bis 635 min etwas enger geknüpft. Die Relationen der Halbwertszeiten zur jeweils vorangegangenen Halbwertszeit nehmen ab. Bei einer Aufteilung der 16 Halbwertszeiten mit einer konstanten Relation, z.B. 1,365, ergeben sich für die N_2-Halbwertszeiten bis 30 min 6 Kompartimente, für die N_2-Halbwertszeiten von 180–635 min aber nur 5 Kompartimente. Die zusätzliche Halbwertszeit für die „schnellen" Gewebe bringt keinen praktischen Vorteil, während die „langsamen" Gewebe weniger differenziert erfasst werden. Tabelle 17 zeigt 2 Versio-

Tabelle 17. 16 N_2-Halbwertszeiten ($t_{1/2}N_2$). Aufteilung zugunsten der „langsamen" Gewebe

Kompartiment Nr.	Version I		Version II	
	$t_{1/2}N_2$ [min]	Relation	$t_{1/2}N_2$ [min]	Relation
1	4,0			
1b	5,0	–	5,0	–
2	8,0	1,6000	8,0	1,6000
3	12,5	1,5625	12,5	1,5625
4	18,5	1,4800	19,0	1,5200
5	27,0	1,4595	28,0	1,4737
6	38,3	1,4185	40,0	1,4286
7	54,3	1,4178	56,0	1,4000
8	77,0	1,4180	78,0	1,3929
9	109,0	1,4156	107,0	1,3718
10	146,0	1,3394	146,0	1,3645
11	187,0	1,2808	191,0	1,3082
12	239,0	1,2781	245,0	1,2827
13	305,0	1,2762	312,0	1,2735
14	390,0	1,2787	396,0	1,2692
15	498,0	1,2769	502,0	1,2677
16	635,0	1,2751	635,0	1,2549
Kompartimente	(n)		(n)	
$t_{1/2}N_2$ 5– 30 min	5		5	
$t_{1/2}N_2$ 38–150 min	5		5	
$t_{1/2}N_2$ 180–635 min	6		6	

nen der Aufteilung. Bei der Version I ist die Relation für die Kompartimente Nr. 6 bis 9 sowie Nr. 11 bis 16 praktisch konstant. Mit der Version II nimmt die Relation kontinuierlich ab, was im Vergleich zur Version I nur einen geringen Einfluss auf die Zahlenwerte der Halbwertszeiten hat.

5.1.7 Summierung der Inertgase im Gewebe

Werden verschiedene Inertgase geatmet, so müssen sie für jedes Kompartiment addiert werden, wie es Abb. 17–19 zeigen: $p_t.$ i.g. $= p_t.N_2 + p_t.He$. Diese Versuchsserien wurden bei einem Umgebungsdruck von 4,0–5,0 bar durchgeführt: A = Luftatmung, B = Atmung von He + O_2,

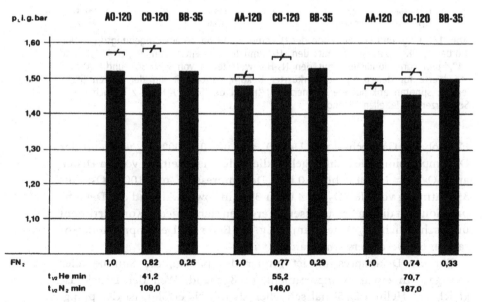

Abb. 17. Inertgasdruck in Gewebe (p_t i.g.) und N_2-Anteil (FN_2) am Ende der Dekompression bei einem Umgebungsdruck von 1,0 car. 3 Kompartimente mit den Heliumhalbwertszeiten von 41,2, 55,2 und 70,7 min korrespondierend mit den N_2-Halbwertszeiten 109,0, 146,0 und 187,0 min. ⌐⌐ Werte für den p_t i.g. bei verkürzter Dekompressionszeit auf der letzten Stufe (s. Tabellen 21 und 22)

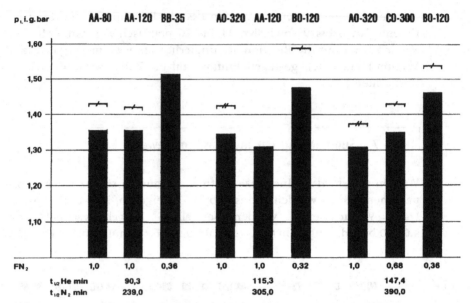

Abb. 18. p_t i.g. und FN_2 am Ende der Dekompression bei einem Umgebungsdruck von 1,0 bar. 3 Kompartimente mit den Heliumhalbwertszeiten von 90,3, 115,3 und 147,4 min korrespondierend mit den N_2-Halbwertszeiten von 239, 305 und 390 min. ⌐⌐ Werte für den p_t i.g. bei verküzrter Dekompressionszeit auf der letzten Stufe, leichte, spontan abklingende Schmerzen; ⌐⌐ bei der Serie AO-320 z.T. auch starke Schmerzen (s. Tabellen 20 und 21)

C = isobarer Gaswechsel von He + O_2 zu Luft, 0 = 100% O_2 während der Dekompression. Die Zahlen geben die Aufenthaltszeit bei vollem Druck an: AO-120 = 120 min bei 4,0 bar, Dekompression mit 100% O_2; BB-35 = Atmung von He + O_2 bei 4,0 bar 35 min sowie während der Dekompression. Mit diesen Versuchsserien ergeben sich für jedes Kompartiment unterschiedliche N_2-Anteile am p_t i.g. am Ende der Dekompression, worauf in 6.3 besonders eingegangen wird.

Für die Dekompression ist immer der p_t i.g., die Summe aller Inertgase in einem Kompartiment, maßgebend. Weil der Druckausgleich mit Helium 2,65-mal schneller als mit N_2 erfolgt, ist der p_t i.g. nach einem Wechsel des Inertgases im Atemgas bei konstantem Umgebungsdruck zeitweise höher oder auch tiefer als der Inertgasdruck im Atemgas. Der p_t i.g. kann bei einem hohen Anteil des Inertgases im Atemgas nach einem Inertgaswechsel zeitweise sogar höher sein

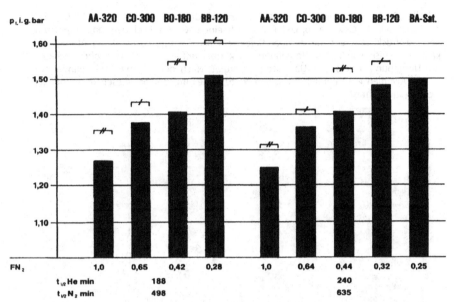

Abb. 19. p_t i.g. und FN_2 am Ende der Dekompression bei einem Umgebungsdruck von 1,0 bar der „langsamen" Gewebe mit den Heliumhalbwertszeiten von 188 und 240 min korrespondierend mit den N_2-Halbwertszeiten von 498 und 635 min. ⌐⌐ Werte für den p_t i.g. bei verkürzter Dekompressionszeit auf der letzten Stufe. Leichte, spontan abklingende Schmerzen, bei den Serien AA-320 und BO-180 z.T. auch starke Schmerzen ⌐⌐ (s. Tabellen 20 und 21)

als der Umgebungsdruck, wie es das Beispiel der Tabelle 18 zeigt. Ohne Senkung des Umgebungsdrucks kann auf diese Weise im Gewebe eine Übersättigung mit Inertgas auftreten. Es ist aber nicht möglich, dass auf diesem Weg die Werte für den tolerierten Inertgasüberdruck im Gewebe überschritten werden. Der Wechsel von O_2-Helium-Gemisch (Heliox) zu O_2-N_2-Gemisch im richtigen Zeitpunkt bringt für das Tauchen mit Heliox eine Abkürzung der Dekompressionszeit.

Für den Wechsel eines oder mehrerer Inertgase im Atemgas lassen sich verschiedene Situationen unterscheiden:

1) Atem- und Kammergas = Heliox: Alle Kompartimente nehmen Helium auf und geben N_2 ab. Gegensinnige Inertgasdiffusion zwischen Lunge, Blut und Gewebe. Bei der Dekompression mit Heliox wird Helium und N_2 abgegeben.

Tabelle 18. Isobarer Inertgaswechsel bei einem Umgebungsdruck von 1,0 bar. Der Inertgasdruck im Gewebe (p_t i.g.) kann nach einem Gaswechsel bei konstantem Umgebungsdruck zeitweise höher oder tiefer sein als der Inertgasdruck im Atemgas. Er kann zeitweise sogar den Umgebungsdruck übertreffen, sodass sich ohne Senkung des Umgebungsdrucks eine Übersättigung ergibt. Nach dem Gaswechsel befindet sich in den Alveolen ein minimaler Rest von N_2 bzw. Helium, der bei diesen Berechnungen nicht berücksichtigt ist

Kompartiment Nr. 5: $t_{1/2}N_2 = 26,5$ min, $t_{1/2}He = 10,0$ min				
Inertgasanteil im Atemgas	Expositions-zeit [min]	$p_t N_2$ [bar]	$p_t He$ [bar]	p_t i.g. [bar]
A. $FN_2 = 0,7902$ Wechsel zu:	300	0,740	–	0,740
B. $FHe = 0,7902$ Wechsel zu:	20	0,439	0,555	0,994
C. $FN_2 = 0,7902$	20	0,562	0,139	0,701
D. $FN_2 = 0,900$ Wechsel zu:	300	0,843	–	0,843
E. $FHe = 0,900$ Wechsel zu:	20	0,500	0,632	1,132
F. $FN_2 = 0,900$	20	0,640	0,158	0,798

2) Atem- und Kammergas bei Überdruck = Heliox mit einem $p_I N_2$ von 0,750 bar, entsprechend dem initialen $p_t.N_2$ in allen Geweben: Es wird nur Helium aufgenommen und bei der Dekompression abgegeben.

3) Isobarer Inertgaswechsel von O_2-N_2-Gemisch zu Heliox und dann wieder zu O_2-N_2-Gemisch. Atem- und Kammergas identisch: Zuerst wird Helium aufgenommen und N_2 abgegeben, dann wird N_2 aufgenommen und Helium abgegeben (Tabelle 18). Bei Wechsel zu 100% O_2 werden N_2 und Helium abgegeben.

4) Atem- und Kammergas bei Überdruck = Heliox: Während der Dekompression Wechsel zu O_2-N_2-Gemisch: Zu Beginn des Gaswechsels wird N_2 aufgenommen und Helium abgegeben. Im weiteren Verlauf werden N_2 und Helium abgegeben.

5) Atemgas Heliox, Kammergas Luft bei Überdruck: Die Haut nimmt von der Kammer N_2 und vom Blut Helium auf. Die anderen Gewebe nehmen Helium auf und geben N_2 ab.

6) Atem- und Kammergas Heliox bei Überdruck: Dann wird ohne Änderung des Umgebungsdrucks durch eine Maske ein Gemisch

von O_2-N_2 oder O_2-Neon geatmet: Die obersten Hautschichten haben während der 1. Phase vom Blut und von der Kammer Helium aufgenommen. Während der 2. Phase nehmen sie zusätzlich vom Blut N_2 bzw. Neon auf. Diese Versuchsanordnung entspricht den „Counter-diffusion-Experimenten" von Lambertsen et al. [43]. Bei diesen Versuchen traten infolge lokaler Bildung von Mikrogasblasen flecken- und streifenförmige Rötungen der Haut mit Schwellungen auf. Diese Veränderungen entsprechen denen der Dekompressionskrankheit der Haut.

Bei den Versuchsanordnungen Nr. 1–5 treten bei konstantem Umgebungsdruck keine Hautsymptome auf. Bei der Dekompression werden nur Hautsymptome beobachtet, falls die Toleranzgrenzen für die entsprechenden Kompartimente überschritten werden (s. 8.2).

Das Fehlen von Hautsymptomen bei der Versuchsanordnung Nr. 5 im Vergleich zu Nr. 6 erklärt sich mit der im Vergleich zu Helium sehr langsamen Diffusion von N_2 vom Kammergas in die Haut. Mit der Versuchsanordnung Nr. 6 können in der Haut Werte für den $p_{t.i.g.}$ erreicht werden, die über der Toleranzgranze liegen, sodass Mikrogasblasen auftreten.

In diesem Zusammenhang stellt sich die Frage, ob nicht auch der im Vergleich zu Helium und N_2 besser lösliche O_2, insbesondere bei einem hohen Teildruck im Atemgas, wenigstens teilweise wie ein Inertgas berücksichtigt werden muss. Für das Auftreten von Symptomen der Dekompressionskrankheit nach hinsichtlich Tiefe außerordentlichen Tauchgängen mit Luftatmung wurde z. B. von Hempleman [40, 67] diskutiert, dass ein hoher pO_2 im Gewebe an der Bildung von Mikrogasblasen beteiligt sein könnte und deshalb bei der Berechnung der Dekompression nicht vernachlässigt werden sollte.

Gegen die Richtigkeit dieses Konzeptes sprechen aber viele experimentelle Ergebnisse. Die ersten Tieftauchversuche in Zürich wurden mit einem sehr hohen p_IO_2 durchgeführt (Abb. 1). Bei diesen Versuchen traten trotz sehr kurzer Dekompressionszeit keine sicheren Symptome einer ungenügenden Dekompression auf.

Bei der Dekompression mit Atmung von 100% O_2 zwischen 15 m und 0 m ergeben sich sowohl für Helium als auch für N_2 dieselben Toleranzgrenzen wie bei der länger dauernden Dekompression ohne Anreicherung des Atemgases mit O_2. Wäre der hohe pO_2 teilweise als

Inertgasdruck wirksam, müssten sich die Symptome einer ungenügenden Dekompression nach Atmung von 100% O_2 häufen, falls der $p_t.N_2$ bzw. $p_t.$He am Ende der Dekompression die Toleranzwerte erreicht, wie sie bei Dekompressionen ohne Atmung von 100% O_2 bestimmt wurden.

Die Hyperoxie bewirkt eine leichte Abnahme der Pulsfrequenz und in verschiedenen Organen eine Vasokonstriktion. Die Abnahme der Durchblutung der Gewebe kann die Inertgaselimination verzögern; das gilt aber auch für den Schlaf und andere Faktoren, die die regionale Durchblutung beeinflussen können.

5.1.8 Vermehrte venöse Zumischung zum arteriellen Blut und Inertgasdruckausgleich zwischen Lunge und Gewebe

Das Nebeneinander ungleichmäßiger Ventilations-Perfusions-Verhältnisse der verschiedenen Lungenabschnitte bewirkt eine Zumischung von venösem Mischblut aus der A. pulmonalis zu dem in den Körperkreislauf gelangenden arteriellen Blut. Dieser funktionelle Rechts-links-Shunt ist in Ruhe im Liegen und Sitzen sowie im Schlaf am größten. Die normalen Altersveränderungen der Lunge haben zur Folge, dass der funktionelle Rechts-links-Shunt im Alter etwas größer wird. Die Belüftung der verschiedenen Lungenpartien wird bei Jungen und Alten während körperlicher Arbeit wegen der Ventilationssteigerung gleichmäßiger. Der Anteil dieses Rechts-links-Shunts am Herzzeitvolumen beträgt in Ruhe bis zu 10% und sinkt bei Arbeit auf ca. 2% ab.

Im Zustand des vollständigen Druckausgleichs mit dem geatmeten Inertgas, der Sättigung aller Gewebe des Körpers, hat ein Rechts-links-Shunt keine Bedeutung mehr für den Druckausgleich. Wird der Umgebungsdruck und damit bei Luftatmung der $p_I N_2$ erhöht, bewirkt der Rechts-links-Shunt, dass der pN_2 im arteriellen Blut ($p_a N_2$) niedriger ist als der $p_I N_2$:

Rechts-links-Shunt in Prozent des Herzzeitvolumens:	2	5	10
$p_a N_2$ in Prozent des $p_I N_2$:	>98	96	91–92

Diese Werte variieren wenig mit der Tauchtiefe und dem Luftdruck an der Oberfläche.

Der Rechts-links-Shunt hat zur Folge, dass der für den Druckausgleich maßgebende Gradient $p_aN_2-p_t.N_2$ zur Zeit t_0 kleiner ist als der für die konventionelle Berechnung eingesetzte Gradient $p_IN_2-p_t.N_2$ zur Zeit t_0. Die wirkliche Aufsättitung und N_2-Aufnahme des Körpers ist unter diesen Bedingungen etwas geringer, als konventionell berechnet wird. Schibli u. Bühlmann [57] haben bereits 1972 gezeigt, dass nach Tauchgängen mit körperlicher Arbeit eine längere Dekompressionszeit notwendig ist als nach denselben Tauchgängen ohne Arbeit, damit keine Beschwerden wie Muskelschmerzen auftreten. Der Unterschied wurde mit einer schnelleren Aufsättigung der arbeitenden und deshalb stärker als in Ruhe durchbluteten Muskulatur erklärt. Die praktische Konsequenz war, dass bei Dekompressionsversuchen mit in der Druckkammer simulierten Tauchgängen immer auch körperliche Arbeit geleistet wurde.

Die schnellere Aufsättigung der Gewebe während körperlicher Arbeit kann unabhängig von der Zunahme der Durchblutung der arbeitenden Muskulatur auch mit der Abnahme des Rechts-links-Shunts erklärt werden. Abbildung 20 zeigt die Verhältnisse an einem vereinfachten Modell. Dieses Modell besteht aus 4 N_2-Halbwertszeiten mit unterschiedlichen Durchblutungsanteilen. Die N_2-Halbwertszeit von 15 min steht für die sehr gut durchbluteten Gewebe, die in Ruhe 50% des Herzzeitvolumens erhalten. Die N_2-Halbwertszeit von 450 min gilt für die langsamen und wenig durchbluteten Gewebe. Alle Gewebe haben zu Beginn einen $p_t.N_2$ von 0,750 bar. Dann wird der p_IN_2 auf 5,000 bar erhöht und konstant gehalten. Konstant ist auch ein Rechts-links-Shunt von 10% des Herzzeitvolumens. Nach 15 min beträgt der $p_t.N_2$ im Kompartiment mit einer Halbwertszeit von 15 min 92,5% des Wertes bei einem Druckausgleich ohne Rechts-links-Shunt. Nach einer Expositionszeit von 60 min sind es 95,0%. Der p_aN_2 beträgt zu Beginn 91,5% des p_IN_2, nach 60 min bereits 96,3%. Nach 3 h dauernder Expositionszeit beträgt der $p_t.N_2$ in allen 4 Kompartimenten 97–97,5% der Werte ohne Rechts-links-Shunt.

Das Modell erklärt, warum eine in körperlicher Ruhe normale venöse Zumischung von ca. 10% des Herzzeitvolumens die Aufsättigung insbesondere zu Beginn der Exposition verzögert. Für dieses Modell beträgt die Dekompressionszeit nach einer Expositionszeit

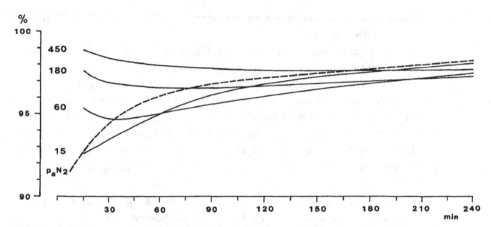

Abb. 20. Aufsättigung mit einem N_2-Partialdruck (p_iN_2) von 5,0 bar bei einem Rechts-links-Shunt von 10% des Herzzeitvolumens. Modell mit 4 Halbwertszeiten und 4 Durchblutungsanteilen (FHZV). N_2-Druck im arteriellen Blut (p_aN_2) in Prozent des p_iN_2 sowie N_2-Druck im Gewebe (p_tN_2) in Prozent der Werte ohne Rechts-links-Shunt. *Modellberechnung:*

Rechts-links-Shunt 10% des Herzzeitvolumens

$p_iN_2 = 5,000$ bar	p_tN_2 $(t_0) = 0,750$ bar		
$N_2 - t_{1/2}$ 15	60	180	450 min
FHZV 0,50	0,15	0,25	0,10
p_aN_2 in % p_iN_2	p_tN_2 in % p_tN_2 *ohne* Shunt		

von 30 min ohne Rechts-links-Shunt 64 min, mit Rechts-links-Shunt nur 53 min.

Die Versuchsserie BO-180 (s. Abb. 19) wurde mit und ohne körperlicher Arbeit durchgeführt. Das Atemgemisch während des 3 h dauernden Aufenthaltes bei 4,5 bar war: $FO_2 = 0,11$, $FHe = 0,72$, $FN_2 = 0,17$. Mit einem FN_2 von 0,17 beträgt der p_AN_2 bei einem Umgebungsdruck von 4,5 bar 0,75 bar, sodass He aufgenommen, N_2 aber weder abgegeben noch aufgenommen wird. Während der Dekompression mit Atmung von 100% O_2 ab 2,6 bar werden He und N_2 abgegeben. Diese Versuchsanordnung vermeidet eine gegensinnige Diffusion von He und N_2 zwischen Blut und Gewebe sowie Blut und Alveolen. Ohne körperliche Arbeit (BO-180.0) genügten 150 min für eine beschwerdefreie Dekompression bei 6 verschiedenen Tauchern.

Serie	Arbeit während		Dekom-pression [min]	Schmer-zen/Vp (n)	p_t i.g. Ende Dekompression in % ZH-L16 im Kompartiment 16
	4,5 bar (W)	2,6 bis 1,0 bar (W)			
BO-180.0	0	0	150	0/6	100
BO-180.1	80	0	150	4/9	*104*
BO-180.2	80	0	180	0/16	97
BO-180.3	80	80	180	0/18	97

Wird für BO-180.0 eine intrapulmonale venöse Zumischung von 10% des Herzzeitvolumens berücksichtigt, so beträgt der p_t i.g. für das Kompartiment mit der längsten Halbwertszeit knapp 100% der Limite entsprechend den Koeffizienten des Rechenmodells ZH-L16. Ist der Rechts-links-Shunt dank Arbeit minimal, so werden die Limite bei gleich langer Dekompressionszeit deutlich überschritten. 4 der 9 Taucher gaben mit einer Latenzzeit von wenigen Stunden deutliche Gelenkschmerzen an, die bei Behandlung mit hyperbarem O_2 gebessert wurden. Nach einer Dekompressionszeit von 180 min traten in keinem Fall Beschwerden auf. 18 der 34 Taucher haben bei 4,5 bar und zusätzlich während der Dekompression gearbeitet, was nicht das Auftreten der Dekompressionskrankheit provoziert hat. Ob eine Verkürzung der Dekompressionszeit möglich gewesen wäre, wurde nicht getestet.

Während der Dekompression hat ein Rechts-links-Shunt zeitlich begrenzt eine verzögerte Inertgasabgabe zur Folge, weil nach jeder Senkung des Umgebungsdrucks Mikrogasblasen aus dem Gewebe in die Blutbahn eingeschwemmt werden können, dann mit dem Blutstrom in die Lungenkapillaren gelangen und unabhängig vom physiologischen Rechts-links-Shunt eine vermehrte venöse Zumischung bewirken. Die sich daraus ergebenden Konsequenzen werden in 6.6 behandelt.

6 Symptomlos tolerierter Inertgasüberdruck im Gewebe

6.1 Klinische Erfahrung und Experimente

Der Inertgasdruck kann im Blut, aber nicht im Gewebe, direkt gemessen werden. Zu diesem Zweck müssten entsprechende Sensoren im Gehirn und Rückenmark, verschiedene Haut- und Muskelpartien sowie Gelenkkapseln, Bänder, Knorpel usw. eingelegt werden. Die Messung der Zeit, des Umgebungsdrucks und der Zusammensetzung des Atemgases ist hingegen einfach. Mit diesen Messgrößen kann der Inertgasdruck in einer beliebigen Anzahl von Kompartimenten berechnet werden.

Auch falls es möglich wäre, den Inertgasdruck in verschiedenen Geweben genau zu messen, wäre damit die für die Entwicklung von Dekompressionsregeln entscheidende Frage nicht beantwortet:

Welcher Inertgasüberdruck im Gewebe wird von einem repräsentativen Kollektiv von Menschen beschwerdefrei toleriert?

Diese Frage stellt sich für jede rasche Senkung des Umgebungsdrucks. Nach einem mehrtägigen Aufenthalt bei Normaldruck und Luftatmung beträgt der $p_t.N_2$ in allen Geweben 0,750 bar. Kann bei dieser Situation der Umgebungsdruck in einigen Minuten auf 0,26 bar gesenkt werden, ohne dass im Gewebe zahlreiche Gasblasen entstehen? Ein Umgebungsdruck von 0,26 bar entspricht einer Höhe von 10 000 m ü. NN. Eine derartige Senkung des Umgebungsdrucks wird vom Mensch nicht toleriert. Es entsteht eine sehr schwere Dekompressionskrankheit (s. 3.4.1). Die Senkung des Umgebungsdrucks auf 0,50 bar (5600 ü. NN) wird meist gut toleriert. Es treten in der Regel keine Symptome der Dekompressionskrankheit auf, was aber nicht bedeutet, dass überhaupt keine Gasblasen im Gewebe frei werden. Die Symptomatik ist auch eine Frage der Größe des freigesetzten Gasvolumens und des betroffenen Gewebes.

Die Analyse von Dekompressionsprofilen mit und ohne Symptomen der Dekompressionskrankheit nach exakt protokollierten Expositionen ist der einzig praktikable Weg zum Ziel, die für den Menschen gültigen Toleranzgrenzen zu ermitteln. Diese Grenzen werden verifiziert, falls nachgewiesen werden kann, dass bei einer dosierten Überschreitung gehäuft Symptome der Dekompressionskrankheit auftreten.

Die Toleranzgrenzen müssen für das ganze Spektrum der N_2- und Heliumhalbwertszeiten getestet erden. Es interessiert nicht nur der tolerierte $p_t.N_2$ bei Normaldruck, sondern auch bei erhöhtem und erniedrigtem Umgebungsdruck. Damit ergibt sich die Frage nach der mathematischen Beziehung zwischen Umgebungsdruck und symptomlos toleriertem Inertgasüberdruck.

6.2 Tolerierter Inertgasüberdruck bei einem Umgebungsdruck von 1,0 bar

Haldane beobachtete bereits zu Beginn des Jahrhunderts, dass der Taucher nach einem einmaligen mehrstündigen Aufenthalt mit Luftatmung in einer Wassertiefe von 10 m, bei einem Umgebungsdruck von 2,0 bar, sofort zur Oberfläche zurückkehren kann, ohne dass Beschwerden, z.B. Lähmungen oder Schmerzen, auftreten [40]. Das tolerierte Druckverhältnis 2 zu 1 und die Relation des $p_I N_2$ von 1,53 bar zum Normaldruck von 1,0 bar haben immer wieder Missverständnisse ausgelöst. Der entsprechend der Beobachtung von Haldane tolerierte N_2-Überdruck von 0,53 bar bei einem Umgebungsdruck von 1,0 bar gilt nur für Gewebe mit N_2-Halbwertszeiten von ca. 70–100 min. Falls sich die Taucher einige Tage in einer Wassertiefe von 10 m aufhalten, würde der sofortige Aufstieg zum Normaldruck bei der Mehrzahl nach wenigen Stunden zu starken Schmerzen führen. Damit diese Schmerzen nicht auftreten, ist bei Luftatmung ein Dekompressionshalt von ca. 10 h bei einem Umgebungsdruck von 1,3 bar (3 m) notwendig. Die „langsamsten" Gewebe tolerieren bei 1,0 bar nur einen N_2-Überdruck von 0,27–0,28 bar.

Die dekompressionslosen Tauchgänge, die sog. O-Zeiten, sind für Sporttaucher besonders wichtig. Für eine Wassertiefe von 30 m geben die alten Tabellen der US-Navy eine O-Zeit von 25 min inklusive Abtauchen an. In den modernen Tabellen beträgt diese O-Zeit zwischen 15 und 17 min. Mit diesen Zeiten ergibt sich für ein Gewebe mit einer N_2-Halbwertszeit von 12,5 min ein $p_t.N_2$ von ca. 2,1 bar. Die Gewebe mit einer N_2-Halbwertszeit von 12,5 min tolerieren bei einem Umgebungsdruck von 1,0 bar entsprechend den Tabellen der US-Navy einen N_2-Überdruck von ca. 1,4 bar und gemäß den neuen Tabellen von ca. 1,1 bar.

6.3 Tolerierter $p_t.N_2$ und $p_t.$He bei einem Umgebungsdruck von 1,0 bar am Ende der Dekompression. Experimente

Abbildungen 17, 18 und 19 zeigen die Ergebnisse für die N_2-Halbwertszeiten von 109 bis 635 min mit den korrespondierenden He-Halbwertszeiten von 41 bis 240 min. Es handelt sich um 12 verschiedene Versuchsserien mit 235 Tauchern, die knapp, aber ausreichend dekomprimiert wurden. Bei 9 der 12 Serien wurde mit zusätzlich 93 Tauchern der Halt auf der letzten Dekompressionsstufe ohne Änderung der Profile bis zu dieser Stufe verkürzt. Die Aufenthaltszeiten betrugen bei den Luftversuchen mit 4,0 bar 120 und 320 min, mit 5,0 bar 80 min. Bei den Heliumtauchgängen sind auf Aufenthaltszeiten bei 4,0 bar 35 min, 120 min sowie 300 min, bei 4,5 bar 180 min. Dazu kommen 2 Sättigungstauchgänge mit 6 verschiedenen Tauchern mit 2 bzw. 3 Tagen Aufenthalt bei 4,0 bar (BA-Sat.).

Abbildung 16 zeigt, dass bei den Kompartimenten 9 und 10 (N_2-Halbwertszeiten 109 und 146 min) kein sicherer Unterschied zwischen dem bei 1,0 bar toleriertem $p_t.$He und $p_t.N_2$ nachgewiesen werden konnte. Mit dem Kompartiment 11 haben 19 Taucher einen $p_t.$ i.g. von 1,50 bar mit einem FN_2 von 0,33 beschwerdefrei toleriert (BB-35), während der tolerierte $p_t.N_2$ bei der Serie AA-120 mit 16 Tauchern nur 1,41 bar beträgt (s. auch Tabellen 20 und 21). Dieser Unterschied wird mit zunehmenden Halbwertszeiten immer deutlicher, was auch für die Versuche mit verkürztem Halt auf der letzten Stufe gilt. Der tolerierte $p_t.N_2$ liegt für die N_2-Halbwertszeit von 635 min unter 1,30 bar, der tolerierte $p_t.$ i.g. mit einem N_2-Anteil von 0,25 beträgt für dasselbe Kompartiment 1,50 bar. Mit Berücksichtigung der unterschiedlichen N_2-Anteile bei den 5 Versuchsserien kann berechnet werden, dass der tolerierte $p_t.$He für das Kompartiment 16 (Heliumhalbwertszeit 240 min) 1,59 bar beträgt.

Das Verhältnis des in den langsamsten Geweben tolerierten Heliumüberdrucks zum tolerierten N_2-Überdruck beträgt entsprechend

diesen Ergebnissen ca. 2,0–2,2. Nimmt man für die langsamen Gewebe entsprechend den Kompartimenten Nr. 15 und Nr. 16 einen Fettgehalt von 16–17% an, so ergibt sich bei einem Umgebungsdruck von
1,0 bar für den tolerierten Heliumüberdruck von 0,59 bar und für
den tolerierten N_2-Überdruck von 0,27 bar dasselbe tolerierte „Überschussvolumen" an gelöstem Inertgas, nämlich ca. 5,7 ml/l.

Diese Versuche bestätigen die Brauchbarkeit des Konzepts, einen
für Helium 2,65-mal schnelleren Druckausgleich als für N_2 einzusetzen und die unterschiedliche Toleranz mit den verschiedenen Löslichkeitskoeffizienten zu erklären.

Es handelte sich bei diesen simulierten Tauchgängen um Ersttauchgänge. Die Versuchspersonen hatten zu Beginn der Überdruckexposition in allen ihren Geweben einen $p_t.N_2$ von 0,72–0,73 bar. Die Dekompressionsprofile waren bis zum Erreichen der letzten Stufe unkritisch. Die Haltezeit bei 2 m oder 3 m war dafür entscheidend, ob bei
Erreichen der Oberfläche die Toleranzgrenzen überschritten wurden.
Auf diese Weise war es möglich, Symptome mit dem am Ende der Dekompression erreichten Inertgasüberdruck zu korrelieren. Symptome
wie Hautflecken, Muskel- und Gelenkschmerzen treten oft erst nach
einer mehrstündigen Latenzzeit auf, weshalb die Versuchspersonen
während mindestens 12 h kontrolliert wurden. Entsprechend dem
engen Netz mit 16 Halbwertszeiten informierte jeder Versuch über die
Toleranzgrenzen von 2–3 benachbarten Halbwertszeiten.

6.4 Identifikationen der Halbwertszeiten mit Geweben

Die Versuche mit verkürztem Halt auf der letzten Dekompressionsstufe ermöglichen die Identifikation von Kompartimenten bzw. Halbwertszeiten mit Geweben. Bei diesen Versuchen traten nie zerebrale
oder spinale Symptome und auch keine Innenohrstörungen auf. Die
Versuche sind aussagekräftig für die N_2-Halbwertszeiten von 54,3 bis
635 min und für die Heliumhalbwertszeiten von 90,2 bis 240 min (Tabellen 20 und 21).

Die Ergebnisse sind für die langsamen Gewebe, die Kompartimente
Nr. 13–16 mit den Heliumhalbwertszeiten von 115 bis 240 min bzw.

den N_2-Halbwertszeiten von 305 bis 635 min, sowohl für Helium als auch für N_2 eindeutig. Wird für diese Kompartimente der bei einem Umgebungsdruck von 1,0 bar tolerierte $p_{t.}He$ bzw. $p_{t.}N_2$ um 4–5% überschritten, geben 40–50% der Versuchspersonen Gelenkschmerzen an. Diese Kompartimente repräsentieren die Gelenke mit Bändern, Knorpel und Knochen. Es handelte sich mehrheitlich um leichte Schmerzen, die 1–2 h nach Ende der Dekompression begannen und spontan nach 30–60 min deutlich abnahmen. Bei den Versuchen AA-320 und BO-180 hatten einige Versuchspersonen aber starke Schmerzen und wurden deshalb mit hyperbarem O_2 behandelt, womit in allen Fällen eine schnelle Besserung erreicht wurde.

Die Kompartimente Nr. 5–11 repräsentieren die Haut und die Kompartimente Nr. 9–12 die Muskulatur. Die entsprechenden Halbwertszeiten überlappen sich. Es ist durchaus möglich, dass nach demselben Tauchgang sowohl Hautsymptome mit roten Flecken als auch Muskelschmerzen auftreten.

Taucher fürchten zu Recht die Schädigung des Rückenmarks. Sensomotorische Ausfälle, die in der Regel bereits 10–30 min nach dem Auftauchen auftreten, können sowohl Folge einer Gasembolie im Rückenmark als auch einer ungenügenden Dekompression des Rückenmarks sein. Die Dekompressionskrankheit des Rückenmarks ist nur bei einer groben Missachtung der gängigen Dekompressionsregeln möglich. Meistens handelt es sich um einen Notaufstieg (s. 3.5.4).

Gehirn und Rückenmark sind gut durchblutet und kapillarisiert. Diese Gewebe haben kurze Halbwertszeiten und hohe Toleranzgrenzen. Die allgemeine Beziehung: *kurze Halbwertszeit = hohe Toleranz* gilt auch für Gehirn und Rückenmark, obwohl diese Gewebe fettreich sind. Ein Gewebe mit einer N_2-Halbwertszeit von 12,5 min toleriert bei einem Umgebungsdruck von 1,0 bar einen $p_{t.}N_2$ von 2,247 bar, d.h. einen N_2-Überdruck von 1,247 bar.

Falls das Tauchprofil bekannt ist, können die $p_{t.}N_2$-Werte für die verschiedenen N_2-Halbwertszeiten berechnet werden. Bei 4 der 10 Patienten der Tabelle 9 wurde das Profil unabhängig vom Taucher protokolliert. Jedesmal wurden die Toleranzwerte für 2 benachbarte Halbwertszeiten von 8,0 bis 18,5 min bei Erreichen der Wasseroberfläche deutlich überschritten. Die Werte für den $p_{t.}N_2$ betrugen 105–106% der ZH-L16A-Limits, d.h. der tolerierte N_2-Überdruck entsprechend Tabelle 25 wurde um ca. 10% überschritten.

6.5 Lineare Beziehung zwischen Umgebungsdruck und symptomlos toleriertem Inertgasüberdruck

Bei längeren Tauchzeiten und beim Tieftauchen muss der Aufstieg zur Oberfläche verzögert werden. In keinem Zeitpunkt der Dekompression, gleichgültig ob sie kontinuierlich oder in Stufen durchgeführt wird, darf der für den jeweiligen Umgebungsdruck tolerierte Inertgasüberdruck überschritten werden. Für das Tauchen in Bergseen stellt sich die Frage nach den Toleranzgrenzen für den an der Oberfläche im Vergleich zur Meereshöhe erniedrigten Umgebungsdruck.

Die Annahme einer *praktisch linearen* Beziehung zwischen Umgebungsdruck und toleriertem Inertgasüberdruck im Gewebe ist naheliegend.

Die lineare Beziehung lässt sich mathematisch einfach formulieren:

$$p_{t.\,tol.}\ i.g. = (p_{amb.}/b) + a ,$$

$$p_{amb.\,tol.} = (p_{t.}\ i.g. - a) \cdot b .$$

Der Zahlenwert des Koeffizienten a ist abhängig von der Druckeinheit. Der Koeffizient b hat keine Dimension, er bestimmt die Steilheit der Beziehung zwischen Umgebungsdruck ($p_{amb.}$) und toleriertem Inertgasdruck im Gewebe ($p_{t.\,tol.}\ i.g.$).

Die Linearität lässt sich für die „langsamsten" Gewebe mit Sättigungstauchgängen testen. Nach einer Sättigung mit einem Heliumdruck von 30 bar kann der Umgebungsdruck in wenigen Minuten auf 27,4 bar gesenkt werden, ohne dass bei dieser ersten Dekompressionsstufe Beschwerden auftreten (Abb. 32). Bei einem Umgebungsdruck von 1,0 bar wird ein $p_{t.}$He von 1,59–1,60 toleriert. Mit diesen 4 Zahlenwerten ergibt sich ein Koeffizient a von 0,512 und ein Koeffizient b von 0,927:

$$(30,0\ bar - 0,512\ bar) \cdot 0,927 = 27,335\ bar ,$$

$$(1,6\ bar - 0,512\ bar) \cdot 0,927 = 1,009\ bar .$$

Für N_2 können die Erfahrungen der Flugmedizin herangezogen werden. Der $p_t.N_2$ beträgt nach mehreren Tagen Aufenthalt bei Normaldruck in allen Geweben 0,74–0,75 bar. Mit diesem Wert kann der Mensch in einigen Minuten bis in eine Höhe von 5500 m ü. NN aufsteigen. Der Umgebungsdruck kann mit anderen Worten auf 0,50 bar gesenkt werden. Auch wenn der Aufenthalt in dieser Höhe einige Stunden dauert, treten selten Gelenkschmerzen auf. Bei einem Umgebungsdruck von 1,0 bar beträgt der tolerierte $p_t.N_2$ 1,27 bar. Mit diesen empirischen 4 Werten ergibt sich für die „langsamsten" Gewebe und N_2:

$$(1,27 \text{ bar} - 0,221 \text{ bar}) \cdot 0,960 = 1,007 \text{ bar} ,$$

$$(0,74 \text{ bar} - 0,221 \text{ bar}) \cdot 0,960 = 0,499 \text{ bar} .$$

Hinsichtlich der Erfahrungen der Flugmedizin kann eingewendet werden, dass die Piloten in einer Höhe von 5000–6000 m ü. NN O_2 atmen und oft nur kurze Zeit in dieser Höhe bleiben. Deshalb wurden die Koeffizienten für die längsten N_2-Halbwertszeiten besonders getestet.

In Zürich beträgt der Umgebungsdruck im Jahresmittel 0,967 bar, der $p_t.N_2$ in allen Geweben bei Sättigung mit Luftatmung 0,714–0,720 bar. 16 Versuchspersonen aus der Region Zürich wurden in der Unterdruckkammer bei Luftatmung innerhalb 15 min auf 0,46 bar (6200 m ü. NN) dekomprimiert. Sie blieben während 3 h in dieser Höhe und leisteten jede Stunde während 10 min 125 W, z. T. 200 W, auf dem Fahrradergometer. Einige Versuchspersonen hatten Hypoxiebeschwerden. Es traten aber in keinem Fall Schmerzen auf. Mit den erwähnten Koeffizienten a und b wäre der erlaubte Umgebungsdruck 0,474 bar (Abb. 30).

Die „langsamsten" Gewebe haben die niedrigsten Toleranzgrenzen. Das Beispiel aus der Flugmedizin und der geschilderte Versuch in Zürich erläutern das empirische Vorgehen bei der Bestimmung der Koeffizienten a und b. Hier ergibt sich auch eine Beziehung zum Extremalpinismus. Im Himalaya ist es möglich, Bergsteiger mit ungenügender Anpassung kurzfristig in Höhen von 7000 m ü. NN und mehr zu transportieren und dort abzusetzen. Auch bei O_2-Atmung ist in diesen Fällen mit dem Auftreten von Hautsymptomen und v. a. mit Schmerzen zu rechnen, wie mit Simulationsversuchen gezeigt wurde [46].

6.6 Inertgasabgabe bei Senkung des Umgebungsdrucks. Mikrogasblasen im venösen Blut

119

Wird Helium und N_2 miteinander (Trimix) oder hintereinander (Inertgaswechsel) geatmet, müssen für jedes Kompartiment p_t.He und p_t.N_2 summiert werden:

$$p_t.He + p_t.N_2 = p_t. i.g.$$

Die für diesen p_t. i.g. gültigen Koeffizienten a und b werden entsprechend dem N_2-Anteil am p_t. i.g. ermittelt. Für das Kompartiment Nr. 16 mit der Heliumhalbwertszeit von 240 min und der N_2-Halbwertszeit von 635 min ergibt sich bei einem FN_2 von 0,50 ein Koeffizient a von 0,366 und ein Koeffizient b von 0,9435.

Beispiel: $p_t.He + p_t.N_2 = p_t.$ i.g., 0,713 bar + 0,713 bar = 1,426 bar, (1,426 bar – 0,366) · 0,9435 = 1,0 bar, $p_{amb. tol.}$ = 1,0 bar.

6.6 Inertgasabgabe bei Senkung des Umgebungsdrucks. Mikrogasblasen im venösen Blut

Bei jeder Senkung des Umgebungsdrucks und nach jedem Tauchgang benötigt der vollständige Ausgleich zwischen dem pN_2 in allen Geweben und dem pN_2 im Atemgas (p_IN_2) mindestens 2 Tage. Falls der pN_2 im arteriellen Blut (p_aN_2) dem p_IN_2 entspricht, können Entsättigung und Aufsättigung mittels Halbwertszeiten ohne Korrektur mit der Formel auf S. 96 berechnet werden.

Nach jedem Tauchgang lassen sich mit Ultraschall (Dopplereffekt) im venösen Blut, z.B. über der V. subclavia in der Schlüsselbeingrube und über der V. femoralis in der Schenkelbeuge, auch wenn keine Symptome einer ungenügenden Dekompression auftreten, Mikrogasblasen nachweisen. Die Methoden dieser „bubble detection" wurden insbesondere in Frankreich und in den USA entwickelt und für die Dekompressionsforschung eingesetzt.

Mikrogasblasen im venösen Blut nach einer Senkung des Umgebungsdrucks zeigen, dass sich im Gewebe aus dem gelösten Inertgas Mikrogasblasen gebildet haben, in die Blutbahn eingeschwemmt worden sind und mit dem venösen Blut in die Lunge gelangt. Es entwickelt sich eine *venöse Gasembolie*. Was bei der „explosiven" De-

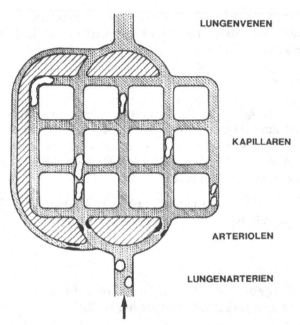

Abb. 21. Obstruktion der Lungenkapillaren infolge Mikrogasblasen aus dem venösen Blut. Wegen der gestörten Perfusion vermehrte venöse Beimischung zum arteriellen Blut, Rechts-links-Shunt

kompression zu einer lebensgefährlichen Schädigung der Lunge führt, ereignet sich in diskreter Form, klinisch symptomlos, nach jedem Tauchgang und bei jedem schnellen Aufstieg in die Höhe.

Die Mikrogasblasen stammen zur Hauptsache aus der Haut einschließlich des Unterhautfettgewebes und der Muskulatur. Diese Gewebe sind für zwei Drittel des Körpergewichtes verantwortlich und nehmen entsprechend viel N_2 auf.

Die Mikrogasblasen gelangen in die Lunge und bleiben in der Mehrzahl in den Kapillaren stecken (Abb. 21). In den Kapillaren werden die Blasen deformiert und in ihrer Zusammensetzung aus N_2, O_2 und CO_2 geändert. Ihr Volumen nimmt infolge der Gasdiffusion in die Alveolen ab. Nach einer Senkung des Umgebungsdrucks nimmt das Ausmaß der Kapillarobstruktion in der Lunge zuerst infolge Kumulation zu und dann bei schwächer werdendem Nachschub aus den Geweben und dem Abbau der Mikrogasblasen in der Lunge wieder ab.

6.6 Inertgasabgabe bei Senkung des Umgebungsdrucks. Mikrogasblasen im venösen Blut

121

Jede Kapillarobstruktion in der Lunge beeinflusst die regionalen Ventilations-Perfusions-Verhältnisse. Der Widerstand der Lungenstrombahn nimmt zu, das Blut gelangt z. T. ohne Kontakt mit den Alveolargasen auf die arterielle Seite. Es resultiert eine vermehrte venöse Zumischung, ein *Rechts-links-Shunt*. Der p_aN_2 ist höher als der p_IN_2, was von Radermacher et al. [54] experimentell bestätigt wurde.

Beträgt der Rechts-links-Shunt mehr als 30% des Herzzeitvolumens, entsteht bei normaler Hämoglobinkonzentration eine Zyanose. Eine Zyanose ist aber kein regelmäßiges Symptom nach einem Tauchgang. Deshalb darf angenommen werden, dass der Rechts-links-Shunt in der Regel nicht mehr als 30–35% des Herzzeitvolumens beträgt.

Ein Rechts-links-Shunt infolge der in die Lunge eingeschwemmten Mikrogasblasen verzögert die N_2-Abgabe mit der Atmung. Der wirkliche $p_t.N_2$ ist nach einem Oberflächenintervall höher als der konventionell mit Berücksichtigung des p_IN_2 berechnete Wert. Das Phänomen muss für die Dekompression nach einem wiederholten Tauchgang, aber auch bei den Regeln für das Fliegen oder Fahrten über einen Bergpass nach dem Tauchen berücksichtigt werden.

Im Experiment lässt sich bei wiederholten Tauchgängen und nach Dekompressionen in die Höhe nach einem Tauchgang eine Häufung von Symptomen der Haut, der Muskulatur und der Gelenke nachweisen, falls die Inertgasabgabe während des Intervalls an der Oberfläche konventionell mit dem p_IN_2 berechnet wird (s. 8.7 und 8.8). Die Häufung betrifft insbesondere Intervallzeiten von 15 bis 150 min. Mit realen Tauchgängen in Bergseen konnte gezeigt werden, dass nach Intervallzeiten von 180 min und mehr beim wiederholten Tauchgang kein erhöhtes Risiko mehr besteht.

Mit einem Modell soll der Einfluss eines am Ende des Tauchganges zu- und dann wieder abnehmenden Rechts-links-Shunts auf den p_aN_2 berechnet werden. Abbildung 22 zeigt für dieses Modell eine Zunahme des Rechts-links-Shuntes, der 45–60 min nach Ende der Dekompression mit 35% des Herzzeitvolumens das Maximum erreicht und 180 min nach dem Erreichen der Oberfläche wieder auf physiologische Werte von 2–3% des Herzzeitvolumens abgesunken ist. Für die 15 Kompartimente mit den N_2-Halbwertszeiten von 8–635 min wurden gebündelt 4 verschiedene Perfusionsraten von 0,50–0,10 des Herzzeitvolumens eingesetzt. Mit diesem Modell ergeben sich für 4 Tauch-

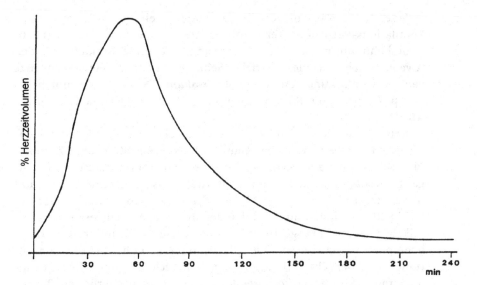

Abb. 22. Modell eines intrapulmonalen Rechts-links-Shunts in Prozent des Herzzeitvolumens nach einem Tauchgang. Infolge Kumulation der Mikrogasblasen in den Lungenkapillaren wird kurzfristig ein Maximum erreicht. Der Shunt nimmt ab, sobald der Abbau der Mikrogasblasen in der Lunge den Nachschub von Mikrogasblasen aus dem Gewebe übertrifft

gänge (Tabelle 19, Abb. 23) unterschiedliche Korrekturen für den p_aN_2. Die Korrektur ist am größten bei kurzen Tauchgängen in Bergseen, am geringsten bei Langzeittauchgängen. Praktisch wichtig ist, dass die Unterschiede zwischen den Tauchgängen A, B und D quantitativ nicht sehr groß sind. Mit einer Korrektur des p_tN_2, die die Kurven der Tauchgänge B und D deckt, dürften praktisch alle von Sporttauchern durchgeführten Tauchgänge berücksichtigt werden. Die Modellberechnung zeigt auch, dass die langsamen Gewebe mit den N_2-Halbwertszeiten von 305 bis 635 Minuten relativ weniger betroffen werden als die Gewebe mit kürzeren Halbwertszeiten. Bei Intervallzeiten von 60 bis 120 min ist der mit Rechts-links-Shunt für die N_2-Halbwertszeiten von 27 bis 146 Minuten berechnete $p_{t.}N_2$ um 5–7% höher als der konventionell mit dem p_tN_2 berechnete Wert. Bei den langen Halbwertszeiten beträgt der Unterschied nur 1–2%.

Bei kurzen Tauchgängen entsprechend den Beispielen A und D wirkt sich der Rechts-links-Shunt infolge einer Kapillarobstruktion in

Tabelle 19. Verzögerte N_2-Abgabe mit der Atmung infolge eines intrapulmonalen Rechts-links-Shunts. Einfluss des Shunts entsprechend Abb. 22 auf den p_aN_2 nach Lufttauchgängen. Der Maximalwert des p_aN_2 liegt zeitweise erheblich über dem p_iN_2 entsprechend Umgebungsdruck an der Oberfläche (Abb. 23)

Tauch-gang	Tiefe [m]	Grundzeit [min]	Dekom-pression [min]	$p_{amb.}$ [bar]	p_iN_2 [bar]	$p_{a\,max.}N_2$ [bar]
A	44	18	14	1,0	0,740	0,824
B	32	120	155	1,0	0,740	0,839
C	30	320	670	1,0	0,740	0,797
D	39	25	18	0,747[a]	0,540	0,622

[a] 2450 m ü. NN.

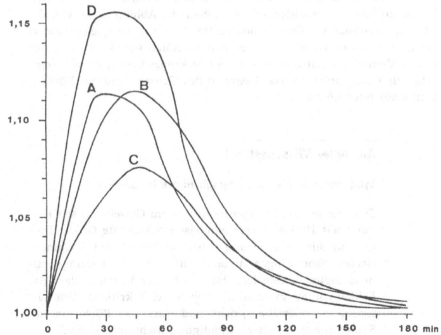

Abb. 23. Änderungen des Korrekturfaktors ($p_aN_2 = p_iN_2 \cdot$ Korrekturfaktor) während des Oberflächenintervalls nach 4 Tauchvorgängen der Tabelle 20

den Lungen durch Mikrogasblasen erst während des Oberflächenintervalls voll aus. Bei länger dauernden Tauchgängen mit entsprechend langen Haltezeiten auf den Dekompressionsstufen können sich schon während der Dekompression Mikrogasblasen im Gewebe bilden und in die Lunge eingeschwemmt werden. Damit würde sich der Beginn des zunehmenden Rechts-links-Shunts bereits in die Schlussphase der Dekompression verschieben. In diesem Fall wären die bei einem Umgebungsdruck von 1,0 bar tolerierten Werte für den $p_t.N_2$ in Abb. 19 um 1–2% höher.

Das Einschwemmen von Mikrogasblasen aus dem Gewebe in das venöse Blut während der Dekompression oder nach einem Tauchgang an der Oberfläche kann zu einer arteriellen Gasembolie z.B. in das Gehirn und in das Rückenmark führen, falls eine direkte Verbindung zwischen dem rechten und linken Herzen besteht. Ein offenes Foramen ovale oder ein kleiner Septumdefekt zwischen rechtem und linkem Vorhof macht keine Beschwerden und wird ohne Einsatz spezieller Untersuchungsmethoden oft übersehen. In Abhängigkeit von der Atmung und auch bei Pressmanövern für den Druckausgleich gelangt bei einer Öffnung zwischen den beiden Vorhöfen venöses Blut in den linken Vorhof. Enthält das venöse Blut Mikrogasblasen, entsteht eine arterielle Gasembolie, so dass Läsionen des Gehirns und des Rückenmarks auftreten können [52, 72].

! Aktueller Wissensstand

Symptomlos tolerierter Inertgasüberdruck im Gewebe

Der tolerierbare Inertgasüberdruck im Gewebe ist seit Haldane seit 1906 eine rein empirisch bestimmte Größe. Dies gilt für alle Modelle und wurde aufgrund von dokumentierten Tauchgängen anhand aufgetretener Dekompressionssymptome festgelegt. Heute ist aber bekannt, dass das Fehlen von Symptomen nicht gegen eine kritische Übersättigung der Gewebe spricht und dass der Rückgang der Symptome eine weitere Schädigung nicht ausschließt.

In neuerer Zeit werden venöse Mikrogasblasen nach der Dekompression mittels Doppleruntersuchung als Kriterium für eine Übersättigung herangezogen. Ein sicheres Korrelat zwischen dem sonographisch festgestellten Grad der Blasenbildung und dem Auftreten von Symptomen konnte bisher jedoch nicht definiert werden. Immerhin ist aber anzunehmen, dass die Dekompressionskrankheit eine generalisierte, durch Gasblasen hervorgerufene Erkrankung zu sein scheint, deren Symptome von der Menge und der Lokalisation der Gase abhängen.

Der intrapulmonale Rechts-links-Shunt

Der intrapulmonale Rechts-links-Shunt scheint beim Zustandekommen der Dekompressionskrankheit eine Bedeutung zu haben. Einerseits wird eine Verzögerung der Inertgasabgabe durch Verminderung der Austauschfläche infolge Embolisation der Kapillaren postuliert, andererseits kann die blasenbedingte Gefäßobstruktion zur Erhöhung des pulmonalen Widerstandes und dadurch zu vermehrtem Shunt führen. Somit steigt die Gefahr des direkten Gasübertritts in den großen Kreislauf durch den Umgehungskreislauf oder gar durch die Lungenkapillaren selbst. Radermacher et al. zeigten schon 1990, dass der arterielle Inertgasdruck nach einem Tauchgang während der ersten Zeit nach dem Tauchgang erhöht ist, was durch einen intrapulmonalen Rechts-links-Shunt erklärt werden kann (Radermacher et al., 1990, Undersea Biomedical Research, Vol. 17, No. 6).

Das veränderliche Shuntvolumen ist schwer zu bestimmen, so dass die Menge der venösen Blasen, die auf diesem Weg in den arteriellen Kreislauf gelangen könnten, nicht zuverlässig definiert werden kann.

Die Berücksichtigung des Shunts für die Berechnung einer verzögerten Inertgaselimination und den Übertritt von Gasblasen in den großen Kreislauf bietet eine zusätzliche Sicherheit, insbesondere beim Repetitivtauchen.

7 Das Rechenmodell ZH-L16A

128

7.1 Empirische Grenzen für den tolerierten Inertgasüberdruck

Die praktische Erfahrung und viele Experimente haben gezeigt, dass für den Menschen ein breites Spektrum von Halbwertszeiten berücksichtigt werden muss, damit die einerseits risikoarme und anderseits zeitlich ökonomische Dekompression sowohl für nur wenige Minuten als auch für mehrere Tage dauernde Tauchgänge berechnet werden kann. Gewebe mit kurzen Halbwertszeiten tolerieren einen wesentlich höheren N_2-Überdruck als Gewebe mit N_2-Halbwertszeiten von 5 bis 10 h.

In Zürich wurden die Toleranzgrenzen seit 1960 im Experiment, im Trial-and-error-Verfahren, für Luft- und Heliumtauchgänge ermittelt und jeweils den neuen Ergebnissen angepasst. Diese Grenzen wurden dann bei der Berechnung von Dekompressionstabellen aus Sicherheitsgründen etwas gesenkt. Mit dem System ZH-L12 wurden 12 Koeffizientenpaare für die Berechnung des tolerierten N_2-Überdrucks in Abhängigkeit vom Umgebungsdruck für 16 N_2-Halbwertszeiten eingesetzt [20, 24].

Dieser allgemein übliche empirische Weg hat den Nachteil, dass die Koeffizienten a und b mathematisch nicht klar definiert sind. Die direkte mathematische Ableitung der Koeffizienten von den N_2-Halbwertszeiten hätte viele Vorteile:

1) Der tolerierte N_2-Überdruck kann für jede beliebige N_2-Halbwertszeit unabhängig vom Spektrum der Halbwertszeiten berechnet werden.
2) Die Toleranzgrenze kann in Prozent der „theoretischen" Grenzen angegeben werden.
3) Werden die Grenzen für die Berechnung von Dekompressionstabellen oder für die Programmierung von Tauchcomputern gesenkt, ist eine exakte quantitative Angabe über die Reduktion für jede Halbwertszeit möglich.

7.2 Mathematische Ableitung des tolerierten N$_2$-Überdrucks von den N$_2$-Halbwertszeiten

N$_2$ einschließlich Argon und Neon ist das natürliche Inertgas, dessen Druck in allen Geweben bei jeder Änderung des Umgebungsdrucks berücksichtigt werden muss. Es ist deshalb sinnvoll, N$_2$ als Basis für die Halbwertszeiten und die zu ihnen gehörenden Toleranzgrenzen einzusetzen.

Bei der Beschäftigung mit den Möglichkeiten einer direkten mathematischen Ableitung der Koeffizienten a und b der Formel einer linearen Beziehung zwischen Umgebungsdruck und toleriertem N$_2$-Überdruck (s. 6.5) ergab sich eine überraschend einfache Lösung:

Koeffizient $a = 2,0$ bar $\cdot (t_{1/2} N_2 \, [min])^{-1/3}$,

Koeffizient $b = 1,005 - 1 \cdot (t_{1/2} N_2 \, [min])^{-1/2}$.

Beispiel: $t_{1/2} N_2 = 27,0$ min, Koeffizient $a = 0,6667$ bar,
Koeffizient $b = 0,8126$.

Mit zunehmender Halbwertszeit wird der Koeffizient a kleiner und der Koeffizient b größer. Die Linien der Beziehung zwischen Umgebungsdruck und dem im Gewebe tolerierten N$_2$-Druck konvergieren mit abnehmendem Umgebungsdruck. Die Linien bleiben aber bis zum Vakuum getrennt.

Die Ableitung der Koeffizienten von den Halbwertszeiten entspricht der Erfahrung, dass gut durchblutete Gewebe mit kurzen Halbwertszeiten einen höheren Inertgasüberdruck tolerieren als wenig durchblutete Gewebe mit langsamem Druckausgleich. Die 3. Wurzel bei der Ableitung des Koeffizienten a ist ein Hinweis auf das tolerierte „Überschussvolumen", d.h. Inertgasüberdruck·Gaslöslichkeit. Die Zahl 2,0 gehört zu der Druckeinheit bar, der Koeffizient b ist dimensionslos.

Diese mathematische Ableitung des tolerierten N$_2$-Überdrucks in Abhängigkeit vom Umgebungsdruck wurde 1986 anlässlich einer Konferenz in London erstmals publiziert [23]. Die sich mit dieser Ableitung ergebenden Toleranzgrenzen konnten dann im Mai 1987 bei einer britisch-schweizerischen Tauchexpedition unter der Leitung von Major M. Moody, RAOC, im Titicacasee, 3800 m ü. NN, getestet werden. Die 17 Taucher haben während 3 Wochen insgesamt 290 Tauchgänge, davon 170 in Tiefen von 12–39 m durchgeführt. Nach diesen Tauchgängen sind keine Symptome einer ungenügenden Dekompression aufgetreten [25, 51].

Abbildung 24 zeigt den bei einem Umgebungsdruck von 1,0 bar tolerierten $p_t.N_2$ bzw. $p_t.He$ in Abhängigkeit von den Halbwertszeiten für N_2 und Helium entsprechend den Koeffizienten von ZH-L16 (s. auch Tabellen 22 und 23).

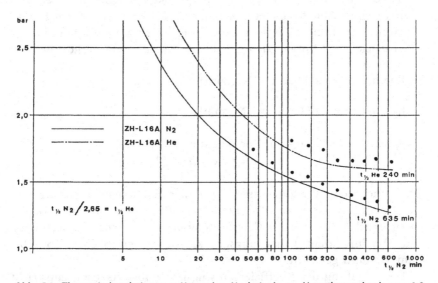

Abb. 24. Theoretisch tolerierter $p_t.He$ und $p_t.N_2$ bei einem Umgebungsdruck von 1,0 bar entsprechend den Koeffizienten ZH-L16A. Abhängigkeit von den Halbwertszeiten. Längste He-Halbwertszeit 240 min, längste N_2-Halbwertszeit 635 min. ● $p_t.He$- und $p_t.N_2$-Werte mit Symptomen der Dekompressionskrankheit bei verkürzter Dekompressionszeit auf der letzten Stufe (Tabellen 22 und 23)

7.3 Toleranzgrenzen für Helium

Mit Helium erfolgt der Druckausgleich 2,65-mal schneller als mit N_2 bzw. N_2 + Argon + Neon entsprechend den Anteilen dieser 3 schweren Inertgase in der atmosphärischen Luft. Damit ergeben sich für die 16 Kompartimente mit den N_2-Halbwertszeiten von 4,0 bis 635,0 min die Heliumhalbwertszeiten von 1,5 bis 240,0 min.

Für die Kompartimente 1 bis 8 kann der für Helium gültige Koeffizient a analog zur Ableitung für N_2 abgeleitet werden:

$$\text{Koeffizient } a = 2{,}0 \text{ bar} \cdot (t_{1/2}He \, [\min])^{-1/3} \, ,$$

Beispiel: $t_{1/2}He = 29{,}1$ min, Koeffizient $a = 0{,}6502$ bar.

Mit dieser mathematischen Ableitung ergibt sich für die Kompartimente Nr. 1–8 ein Koeffizient a, der 1,38-mal größer ist als die für N_2 gültigen Koeffizienten. Für diese Kompartimente ist der tolerierte Heliumüberdruck 1,383-mal höher als der tolerierte N_2-Überdruck. Damit dieses Verhältnis nicht nur bei einem Umgebungsdruck von 1,0 bar, sondern auch in der Höhe und im Überdruckbereich konstant bleibt, muss der für N_2 gültige Koeffizient b für Helium angepasst, d.h. für alle Heliumhalbwertszeiten etwas reduziert werden. N_2 ist in wässrigen Lösungen und im Plasma 1,38- bis 1,40-mal besser löslich als Helium. Die auf diese Weise von den Heliumhalbwertszeiten abgeleiteten Koeffizienten a haben somit auch eine Beziehung zum gelösten Inertgasvolumen.

Für die „langsameren" Gewebe, insbesondere für die der Kompartimente Nr. 13 bis 16, wurde experimentell eine wesentlich größere Relation zwischen dem tolerierten Heliumüberdruck und dem tolerierten N_2-Überdruck festgestellt. Das Verhältnis beträgt für die Kompartimente Nr. 15 und 16 2,0 bzw. 2,2. Die Koeffizienten a müssen für Helium entsprechend angepasst werden: Kompartiment Nr. 16, Koeffizient a für N_2 = 0,2327 bar, Koeffizient a für Helium = 0,2327 bar · 2,2 = 0,5119 bar (Tabelle 27 und 28).

Der Unterschied zwischen Helium und N_2 ist für die Kompartimente Nr. 1 bis 8 gering. Der Druckausgleich erfolgt für diese Kompartimente mit Helium sehr schnell. Falls für diese Kompartimente für Helium die für N_2 gültigen Koeffizienten benutzt werden, ergeben sich für die Dekompressionszeiten praktisch keine relevanten Unterschiede.

8 Theoretische Toleranzgrenzen und experimentelle Ergebnisse

Es stellen sich 5 verschiedene Fragen:

1) Welcher $p_t.N_2$ und welcher $p_t.$He wird nach einer Überdruckexposition nach Erreichen des Normaldruckes symptomfrei toleriert?
2) Wie häufig sind Symptome der Dekompressionskrankheit bei dosiertem Überschreiten der ZH-L16A-Grenzen nach Erreichen des Normaldruckes?
3) Welcher $p_t.N_2$ und welcher $p_t.$He wird bei einem gegenüber der Norm erhöhten und erniedrigten Umgebungsdruck symptomfrei toleriert? Wie weit lässt sich eine lineare Beziehung zwischen Umgebungsdruck und toleriertem Inertgasdruck im Gewebe nachweisen?
4) Müssen die Grenzwerte entsprechend ZH-L16A bei wiederholten Tauchgängen geändert werden?
5) Gelten diese Grenzwerte auch für eine Dekompression in die Höhe – „Fliegen nach dem Tauchen" – nach einem Tauchgang und einem Oberflächenintervall?"

8.1 Retrospektive Studien und prospektive reale Tauchgänge

Retrospektiv wurden angewendet:

	Versuchs-serien (n)	Versuchs-personen (n)
Simulierte Tauchgänge mit Luft:		
Ersttauchgänge, 30–44 m	31	457
Wiederholte Tauchgänge	9	166
Dekompressionen in die Höhe nach einem Tauchgang	14	190
Simulierte Tauchgänge mit O_2-Helium:		
Ersttauchgänge, 30–35 m	11	159
Tieftauchen, 80–575 m	24	193
Dekompressionen in die Höhe nach einem Tauchgang	1	15

Prospektiv wurden 1986 bis 1988 498 reale Tauchgänge mit Luft in Tauchtiefen von 12–60 m in Höhen von 1400 m ü. NN bis 3800 m u. NN durchgeführt und ausgewertet.

Die simulierten Tauchgänge geben Informationen über die N_2-Halbwertszeiten von 8,0 bis 635,0 min sowie für die Heliumhalbwertszeiten von 41,2 bis 240,0 min. Die Bergseetauchgänge in der Schweiz und im Titicacasee orientieren über die Toleranzen der Kompartimente mit den N_2-Halbwertszeiten von 8,0 bis 54,3 min.

Die Profile der simulierten Tauchgänge mit Luft sowie die der realen Lufttauchgänge in Bergseen sind im Anhang der gesammelten Referate zum Thema „Flying after diving" publiziert [60].

8.2 Tolerierter $p_t.N_2$ am Ende der Dekompression in Prozent der ZH-L16A-Grenzen. Ersttauchgänge mit Luft

Tabelle 20 bringt die Auswertung von 457 Tauchgängen. Die kürzeste Grundzeit betrug 13 min auf 41 m, die längste Grundzeit 320 min auf 30 m. Bei 23 verschiedenen Versuchsserien mit 377 Tauchern traten 7mal leichte, spontan abklingende Symptome einer Dekompressionskrankheit mit roten Hautflecken oder leichten Muskel- bzw. Gelenkschmerzen auf. Werden nur die 18 Versuchsserien berücksichtigt, bei denen keine Symptome aufgetreten sind, so ergibt sich für die Kompartimente Nr. 7 bis 16 kein Unterschied für die $p_t.N_2$-Werte in Prozent der ZH-L16A-Grenzen. Es wird deshalb angenommen, dass die Häufigkeit von diskreten Symptomen einer nicht behandlungsbedürftigen Dekompressionskrankheit der Haut, der Muskulatur oder der Gelenke bei Beachtung der ZH-L16A-Grenzen nach Ersttauchgängen mit Luft 1,9% beträgt.

Die Toleranzgrenzen entsprechend ZH-L16A sind für die kurzen N_2-Halbwertszeiten von 4,0 bis 18,5 min relativ niedrig. Diese Kompartimente wurden mit 4 verschiedenen Versuchsserien mit 55 Tauchern untersucht. Obwohl die $p_t.N_2$-Werte z.T. etwas über 100% der Grenzen liegen, wurden in keinem Fall Symptome einer ungenügenden Dekompression beobachtet. Bei 3 dekompressionslosen Tauchgängen, 13 min auf 41 m, 18 min auf 35 m und 20 min auf 32 m, wurde die N_2-Abgabe während des 3,9 bzw. 3,3 min dauernden Aufstiegs zur Oberfläche berücksichtigt. Alle in dieser und in den folgenden Tabel-

Tabelle 20. 457 Ersttauchgänge mit Luftatmung. $p_t.N_2$ am Ende der Dekompression in Prozent der Werte entsprechend ZH-L16A. Für jede Halbwertszeit ist die Zahl der Versuchspersonen mit der Häufigkeit von Symptomen einer ungenügenden Dekompression angegeben.
A1: 23 verschiedene Versuchsserien mit 7/377 Symptomen ($p_t.N_2$-Werte ab 90% gemittelt).
A2: 18 verschiedene Versuchsserien mit 0/285 Symptomen ($p_t.N_2$-Werte ab 90% gemittelt).
B: 8 verschiedene Versuchsserien mit verkürztem Halt auf der letzten Stufe mit 34/80 Symptomen ($p_t.N_2$-Werte über 100% gemittelt).
Symptome: *H* Hautflecken, *M* Muskelschmerzen, *G* Gelenkschmerzen

Kompartiment Nr.	2	3	4	5	6	7	8	9	10	11	12	13	14	15	16
$t_{1/2}N_2$ [min]	8,0	12,5	18,5	27,0	38,3	54,3	77,0	109,0	146,0	187,0	239,0	305,0	390,0	498,0	635,0
A1	103,0	101,0	99,0	93,7	92,9	94,7	95,4	95,7	97,2	98,9	96,1	93,7	95,5	96,7	98,0
	0/39	0/55	0/55	0/71	0/113	1/129	4/171	4/166	4/138	3/89	4/108	4/137	3/102	3/86	3/71
A2	103,0	101,0	99,0	93,7	92,9	94,8	94,2	93,6	96,1	99,7	98,1	93,6	94,4	95,0	100,0
	0/39	0/55	0/55	0/71	0/113	0/113	0/116	0/111	0/83	0/50	0/50	0/84	0/65	0/49	0/34
B	–	–	–	–	(99,4)	104,1	103,4	103,2	103,9	103,0	102,5	103,0	104,1	103,0	103,4
					5/12	5/12	8/20	9/18	13/30	10/22	15/38	15/38	16/38	16/38	11/22
					H	H	H	H+M	H+M	M	M+G	G	G	G	G

len angegebenen $p_t.N_2$-Werte entsprechen immer den Werten bei Erreichen der Oberfläche.

Bei 8 verschiedenen Versuchsserien wurden die Toleranzgrenzen
für die Kompartimente Nr. 7–16 durch Abkürzung der Haltezeit auf
der letzten Stufe „dosiert" überschritten. Diese Versuche zeigen, dass
mit $p_t.N_2$-Werten von 103–104% oder ZH-L16A-Grenzen in 40–50%
der Fälle Symptome im Bereich der Haut, der Muskulatur oder der
Gelenke auftreten. Die Gelenkschmerzen betreffen meistens die Knie-
gelenke, seltener die Schultergelenke. Auch bei diesen Versuchsserien
handelte es sich mehrheitlich um leichte, spontan nach 1–2 h abklingende Symptome. Die Kompartimente Nr. 13–16 mit den „langsamsten" Geweben wurden mit 3 verschiedenen Versuchsserien getestet
(Serien AA-320, AO-320, CO-300 in Abb. 18 und 19). 16 von 38 Tauchern gaben Gelenkschmerzen an. 5 Versuchspersonen hatten starke
Schmerzen, die bei der Behandlung mit hyperbarem O_2 prompt abnahmen. Die kurzen N_2-Halbwertszeiten wurden in der Druckkammer
nicht mit verkürzten Haltezeiten untersucht. Über die Toleranzgrenzen dieser Kompartimente orientieren Zwischenfälle bei realen Tauchgängen.

1969 absolvierten 8 Militärtaucher im Silvaplanersee, 1800 m
ü. NN, bei einem Umgebungsdruck von 0,815 bar je einen dekompressionslosen Tauchgang mit 20 min auf 30 m und Aufstiegszeiten von
30 m zur Oberfläche von 2 min. Bei 2 der 8 Taucher entwickelte sich
innerhalb von 15 min nach Erreichen der Oberfläche eine Lähmung
beider Beine mit Sensibilitätsausfällen im Bereich der unteren
Körperhälfte. Diese schweren sensomotorischen Störungen bildeten
sich während der sofort eingeleiteten Rekompression zurück.

Diese Tauchgänge waren hinsichtlich Zeit und Tiefe genau kontrolliert und protokolliert. Mit diesen Unterlagen kann berechnet werden,
dass der $p_t.N_2$-Wert für die N_2-Halbwertszeit von 8,0 min 105–106%,
für die N_2-Halbwertszeit von 12,5 min 104–105% und für die N_2-
Halbwertszeit von 18,5 min 99–100% der für einen Umgebungsdruck
von 0,815 bar gültigen ZH-L16A-Grenzen betrug. Diese Erfahrung
zeigt, dass mit Schäden des Rückenmarks zu rechnen ist, falls die
ZH-L16A-Grenzen für die kurzen N_2-Halbwertszeiten um 4–5% überschritten werden.

8.3 Tolerierter p_tHe am Ende der Dekompression in Prozent der ZH-L16A-Grenzen. Ersttauchgänge

Mit Helium als Inertgas wurden nur die Kompartimente Nr. 8–16 mit den Heliumhalbwertszeiten von 29,1 bis 240,0 min untersucht. Mit den p_tHe-Werten von 90,0–97,0% trat bei 7 verschiedenen Versuchsserien mit 130 Tauchern in keinem Fall eine Dekompressionskrankheit auf (Tabelle 21). Bei 4 Serien wurden die Haltezeiten auf der letzten Stufe verkürzt und damit die Toleranzgrenzen für die Kompartimente Nr. 12–16 leicht überschritten. Wie bei den Luftversuchen traten bei 12 von 29 Versuchspersonen Symptome wie Muskel- oder Gelenkschmerzen auf. In 3 Fällen handelte es sich um starke Schmerzen, die mit hyperbarem O_2 behandelt wurden (Serie BO-180 in Abb. 19).

Diese Ergebnisse stimmen mit denen der Lufttauchgänge überein. Wird die theoretische Toleranzgrenze für die langsamen Gewebe um 3–4% überschritten, ist in 40–50% mit Symptomen einer ungenügenden Dekompression zu rechnen. Das gilt bei den Heliumversuchen für Dekompressionen ohne Wechsel des Inertgases sowie für Dekompressionen mit Atmung von 100% O_2 oder mit Wechsel zu Luftatmung.

Tabelle 21. 159 Ersttauchgänge mit O_2-Helium-Gemisch. p_tHe am Ende der Dekompression in Prozent der Werte entsprechend ZH-L16A. Für jede Halbwertszeit ist die Zahl der Versuchspersonen mit der Häufigkeit von Symptomen einer ungenügenden Dekompression angegeben.
A: 7 verschiedene Versuchsserien mit 0/130 Symptomen (p_tHe-Werte ab 90% gemittelt).
B: 4 verschiedenen Versuchsserien mit 12/29 Symptomen (p_tHe-Werte über 100% gemittelt).
Symptome: *M* Muskelschmerzen, *G* Gelenkschmerzen

Kompartiment Nr.	8	9	10	11	12	13	14	15	16
$t_{1/2}$He [min]	29,1	41,2	55,2	70,7	90,2	115,2	147,2	188,0	240,0
A	90,0	90,2	94,7	95,6	95,8	93,2	95,0	97,0	96,7
	0/12	0/19	0/19	0/19	0/46	0/78	0/93	0/99	0/99
B	–	–	–	(95,9)	102,6	103,1	103,5	104,7	104,6
				3/8	3/8	8/20	12/29	9/21	7/17
					M+G	G	G	G	G

In 6.3 wurde gezeigt, dass die langsamen Gewebe einen wesentlich höheren Heliumüberdruck als N_2-Überdruck tolerieren. Das Verhältnis von 2,0 bis 2,2 kann mit der erheblich niedrigeren Löslichkeit des Heliums in wässrigen und fetthaltigen Lösungen erklärt werden. Nimmt man für das Kompartiment Nr. 16 einen Fettgehalt von 17% an, so ergibt sich für N_2 mit einem $p_t.N_2$-Wert von 103% der ZH-L16A-Grenze und mit einem $p_t.$He-Wert von 105% der Grenze ein übereinstimmendes, *zusätzlich gelöstes Inertgasvolumen* von ca. 0,8 ml/l. Für die Gewebe mit kurzen Halbwertszeiten beträgt dieses „kritische", zusätzlich gelöste N_2-Volumen ca. 1,0 ml/l.

8.4 Tolerierter $p_t.N_2$ in Abhängigkeit von unterschiedlichen Werten für den Umgebungsdruck. Ersttauchgänge mit Luft

Der Koeffizient b beschreibt die Steilheit der Beziehung zwischen Umgebungsdruck und toleriertem Inertgasdruck im Gewebe. Es musste deshalb geprüft werden, ob die direkt von den N_2-Halbwertszeiten abgeleiteten Koeffizienten b diese Beziehung praktisch brauchbar darstellen. Abbildungen 25–30 zeigen die Befunde für die N_2-Halbwertszeiten 12,5, 27,0, 54,3, 109,0, 187,0 und 635,0 min.

Die Werte bei einem Umgebungsdruck von 1,0 bar entsprechen denen der Tabelle 20 mit den 18 verschiedenen Versuchsserien und 285 Tauchern ohne Symptome einer ungenügenden Dekompression. Für die Werte bei Überdruck wurden ebenfalls nur Versuchsserien ohne Symptome und mit $p_t.N_2$-Werten von mindestens 95% der theoretischen Grenzen berücksichtigt.

Die $p_t.N_2$-Werte im Unterdruckbereich stammen für die N_2-Halbwertszeiten von 12,5–54,3 min von protokollierten realen Tauchgängen in Bergseen. Es handelt sich um Werte bei Erreichen der Oberfläche. Die $p_t.N_2$-Werte im Unterdruckbereich für die N_2-Halbwertszeiten von 109,0–635,0 min stammen von simulierten Tauchgängen mit symptomfreiem Intervall an der Oberfläche und anschließender Dekompression in die Höhe. Verwertet wurden nur die $p_t.N_2$-Werte von min-

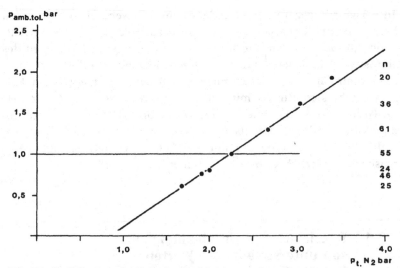

Abb. 25. N_2-Halbwertszeit 12,5 min. Beziehung zwischen Umgebungsdruck und tole-riertem $p_t.N_2$. • Mittelwerte des $p_t.N_2$ bei der angegebenen Zahl von Versuchsper-sonen. $p_t.N_2$-Werte in der Höhe und bei 1,0 bar am Ende der Dekompression, im Überdruckbereich während der Dekompression. $p_{amb.\,tol.} = (p_t.N_2 - 0,8618) \cdot 0,7222$

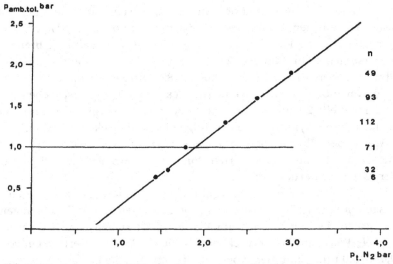

Abb. 26. N_2-Halbwertszeit 27,0 min. Die experimentellen Werte für den $p_t.N_2$ weichen nur wenig von der „theoretischen" Linie entsprechend den Koeffizienten von ZH-L16A ab. $p_{amb.\,tol.} = (p_t.N_2 - 0,6667) \cdot 0,8126$

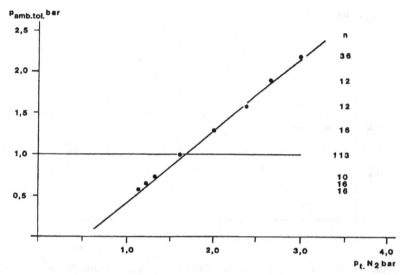

Abb. 27. N_2-Halbwertszeit 54,3 min. Die experimentellen Werte für den $p_{t.}N_2$ stimmen mit der „theoretischen" Toleranzlinie entsprechend ZH-L16A gut überein. $p_{amb.\,tol.} = (p_{t.}N_2 - 0,5282) \cdot 0,8693$

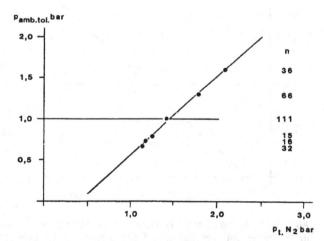

Abb. 28. N_2-Halbwertszeit 109,0 min. Gute Übereinstimmung zwischen den experimentellen Werten des $p_{t.}N_2$ mit der „theoretischen" Linie. $p_{amb.\,tol.} = (p_{t.}N_2 - 0,4187) \cdot 0,9092$

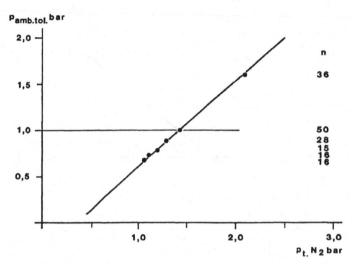

Abb. 29. N_2-Halbwertszeit 187,0 min. Die experimentellen Werte für den $p_t.N_2$ liegen auf der „theoretischen" Linie. $p_{amb.\,tol.} = (p_t.N_2 - 0{,}3497) \cdot 0{,}9319$

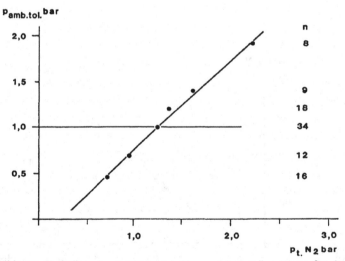

Abb. 30. N_2-Halbwertszeit 635,0 min. Die experimentellen Werte für den $p_t.N_2$ liegen in der Höhe und bei 1,0 bar auf der „theoretischen" Linie entsprechend ZH-L16A. Der $p_t.N_2$-Wert bei einem Umgebungsdruck von 1,9 bar ergab sich bei 8 Sättigungstauchgängen mit beschwerdefreier Dekompression von 30–9 m. $p_{amb.\,tol.} = (p_t.N_2 - 0{,}2327) \cdot 0{,}9653$

destens 95% der theoretischen Grenzen. Diese $p_t.N_2$-Werte entsprechen denen bei Ende des Intervalls an der Oberfläche. Die Dekompression in die Höhe erfolgte jeweils in 3–4 min. Die Beobachtungszeit in der Höhe dauerte 2–3 h.

Die Abbildungen zeigen, dass die von den N_2-Halbwertszeiten direkt abgeleiteten Koeffizienten b die Steilheit der Beziehung zwischen Umgebungsdruck und toleriertem $p_t.N_2$ in befriedigender Weise definieren. Das gilt auch für die nicht mit Abbildungen berücksichtigten Halbwertszeiten.

Die Dekompressionen, entsprechend den Tabellen der US-Navy, haben für die kurzen N_2-Halbwertszeiten von 12,5–54,3 min eine etwas flachere Beziehung zwischen $p_t.N_2$ und Umgebungsdruck und damit bei der Dekompression kürzere Haltezeiten auf den Stufen 12 m, 9 m und 6 m.

8.5 Tolerierter $p_t.$He in Abhängigkeit vom Umgebungsdruck

Ausgewertet wurden Sättigungsversuche im Bereich von 84 m, 220 m, 260 m, 300 m und 500 m mit 25 Tauchern. Die Punkte auf Abb. 32 entsprechen dem Umgebungsdruck der ersten Dekompressionsstufe. Die Druckreduktion zu dieser Stufe erfolgte mit 10 m pro min, z.B. von 500 m in 5 min auf 455 m. Der Punkt bei einem $p_{amb.}$ von 1,0 bar entspricht dem Mittelwert in Tabelle 20.

39 Expositionen mit O_2-Helium-Gemisch im Bereich von 60 bis 220 m mit nur teilweiser Sättigung wurden für das Kompartiment Nr. 11 mit der Heliumhalbwertszeit von 70,7 min ausgewertet. Auf Abb. 32 sind die Werte für den $p_t.$He und den dazugehörigen $p_{amb.}$ angegeben, sofern dieses Kompartiment für diese Dekompressionsstufe maßgebend war.

Die experimentellen Werte für den $p_t.$He liegen auf der „theoretischen" Toleranzlinie. Der von den N_2-Halbwertszeiten direkt abgeleitete Koeffizient b, der für Helium, wie in 7.3 ausgeführt, leicht abgeändert wird, ist entsprechend diesen Ergebnissen auch für Tauchgänge in große Tiefen brauchbar.

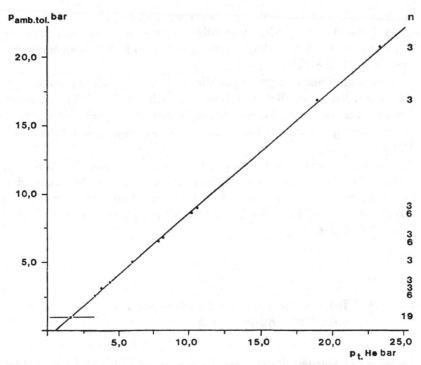

Abb. 31. Heliumhalbwertszeit 70,7 min. Die experimentellen Werte für den p_t.He-Wert liegen während der Dekompression und am Ende der Dekompression bei Erreichen der Oberfläche auf der „theoretischen" Linie entsprechend ZH-L16A. $p_{amb.tol.}$ = p_t.He$-0,5333$) $\cdot 0,8997$

8.6 Sättigungstauchgänge mit N_2 und mit Helium

Der Druckausgleich erfolgt mit Helium 2,65-mal schneller als mit N_2, und der von den „langsamsten" Geweben tolerierte Heliumüberdruck ist mindestens doppelt so groß wie der tolerierte N_2-Überdruck. Damit ergeben sich bei Sättigung mit Helium wesentlich kürzere Dekompressionszeiten als mit N_2. Das gilt insbesondere, falls für die Dekompression Luft geatmet wird.

Bei der Sättigung mit Helium ist zu berücksichtigen, ob der initial in der Kammer befindliche N_2 ausgespült wird oder nicht. Im folgen-

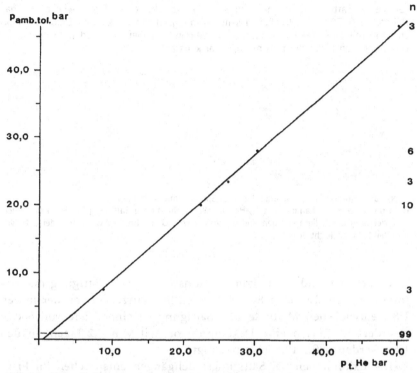

Abb. 32. Heliumhalbwertszeit 240,0 min. Gute Übereinstimmung zwischen den experimentellen p_t.He-Werten und der „theoretischen" Linie. Bei den Werten im Überdruckbereich handelt es sich jeweils um die erste Dekompressionsstufe nach Sättigungstauchgängen im Bereich von 84–500 m. $p_{amb.\,tol.} = (p_t.He - 0,5119) \cdot 0,9267$

den Beispiel (Tabelle 22) beträgt der O_2-Druck der Atemgase während der Sättigung 0,50 bar.

Beginnend mit der 1. Dekompressionsstufe wird Luft geatmet. Die Dekompressionszeiten sind auf volle Stunden aufgerundet.

Die Dekompressionen nach Langzeitexpositionen mit Luft bzw. N_2 als Inertgas dauern mit dem System ZH-L16 wesentlich länger als in den USA. Barry et al. haben 1984 einen Sättigungsversuch mit N_2 bei 50 m durchgeführt [1 a]. Nach einer Dekompressionszeit von 71 h traten bei 4 von 10 Tauchern Gelenkbeschwerden auf. Mit den Koeffizienten ZH-L16 hätte die Dekompression 92 h beansprucht.

Tabelle 22. Sättigungstauchgang auf 30 m. Inertgasdruck in allen Geweben 3,60 bar. Höhenlage 0–700 m ü. NN. Bei diesem Sättigungstauchgang können Exkursionen bis zu 44 m mit einer Exkursionszeit bis zu 300 min durchgeführt werden. Während der Dekompression bleibt der p_IO_2 mit 0,50 bar konstant

	Sättigung mit N_2	Sättigung mit Helium	
		A	B
p_t He [bar]	–	3,56	3,00
p_t N_2 [bar]	3,60	0,04	0,60
p_t i.g. [bar]	3,60	3,60	3,60
1. Stufe [m]	23	19	20
Dekompressionszeit mit Luftatmung [h]	54	9	14

A: N_2-Konzentration in der Kammer 1% nach Spülung mit O_2-Helium.
B: Keine Spülung der Kammer mit O_2-Helium. Weil während der Sättigung bei 30 m die Druck-korrekturen mit Helium erfolgen und der verbrauchte O_2 nachgefüllt wird, sinkt der $p_t N_2$ von initial 0,75 bar leicht ab.

Umgekehrt sind die Dekompressionszeiten nach Sättigung mit Helium mit dem „Züricher System" wesentlich kürzer als mit der in den USA entwickelten Methode. Die Sättigung in einer Tiefe von 500 m erfordert in Zürich eine Dekompressionszeit von 7,2 Tagen, in den USA werden dafür 19,8 Tage benötigt.

Die Exkursionen bei Sättigungstauchgängen entsprechen im Prinzip den dekompressionslosen Tauchgängen von der Oberfläche. Sättigungstauchgänge mit Luftatmung sind, wie das Beispiel bei 30 m zeigt, ökonomisch uninteressant. Für täglich mehrstündige Arbeiten in geringen Tiefen hat sich die Mischung von O_2 mit N_2 (Nitrox) bewährt (s. 9.2).

Die Exkursionsregeln für das Tieftauchen mit O_2-Helium-Gemisch sind praktisch sehr wichtig. Die Exkursionstiefe ergibt sich für eine gegebene Exkursionszeit mit der Sättigungstiefe. Bei demselben Sättigungsniveau nimmt die Exkursionstiefe mit länger werdender Exkursionszeit ab. Nach Rückkehr zum Sättigungsniveau muss ein Intervall eingehalten werden, bevor die Dekompression beginnen kann.

Entsprechend den Toleranzgrenzen in ZH-L16 ergibt sich für einen p_IO_2 von 0,50 bar im Atemgas folgende Regel:

Exkursionen bis 300 min:
Exkursionstiefe = (Sättigungstiefe [m] · 1,12) + 10 m.

Beispiel: Sättigungstiefe 250 m, Exkursionstiefe 290 m. Intervallzeit auf der Sättigungstiefe gleich lang wie die Exkursionszeit. Dekompression entsprechend Sättigungstiefe + 10 m.

8.7 Wiederholte Tauchgänge mit Luft

Bei 9 verschiedenen Versuchsserien wurden mit 127 Tauchern 127 Zweittauchgänge und zusätzlich 39 Dritttauchgänge durchgeführt. Es handelte sich um Tauchtiefen von 32 bis 44 m und Grundzeiten von 13 bis 60 min. Die Intervallzeiten an der Oberfläche vor dem wiederholten Tauchgang variierten zwischen 10 und 120 min. Sowohl bei einem Intervall von 20 min als auch bei einem von 120 min traten nach dem wiederholten Tauchgang Symptome einer ungenügenden Dekompression auf. 5-mal handelte es sich um diskrete Hautsymptome, 2-mal um Muskelschmerzen. Sensomotorische Ausfälle wurden nie beobachtet.

Die N_2-Abgabe während des Oberflächenintervalls wurde *ohne* Korrektur für einen allfälligen Rechts-links-Shunt berechnet. Tabelle 23 zeigt, dass bei den wiederholten Tauchgängen die $p_t.N_2$-Werte im Mittel 90–97% der „theoretischen" Grenzen betragen. Diese Werte werden bei Ersttauchgängen toleriert. Eine Häufung von Symptomen ist nach wiederholten Tauchgängen mit diesen $p_t.N_2$-Werten sicher. Der Unterschied zwischen dem 2. und 3. Tauchgang ist nicht sicher. Für den 2. und 3. Tauchgang zusammen ergibt sich mit der konventionellen Berechnung der N_2-Abgabe während des Intervalls und mit denselben Toleranzgrenzen eine Häufigkeit von Symptomen von ca. 4,2% [24].

Während des Intervalls vor dem wiederholten Tauchgang kann ein Rechts-links-Shunt infolge Einschwemmen von Mikrogasblasen in die Lunge entstehen. Mit dem in 6.6 beschriebenen Modell ergeben sich für die N_2-Halbwertszeiten von 27,0 bis 146,0 min um 3–7% höhere $p_t.N_2$-Werte am Ende des Intervalls und damit auch höhere Werte am Ende der Grundzeit des wiederholten Tauchgangs. Die realen $p_t.N_2$-Werte sind deshalb am Ende der Dekompression etwas höhere als die ohne Shunt berechneten Werte in Tabelle 23.

Tabelle 23. 166 wiederholte Tauchgänge mit Luftatmung. $p_t.N_2$ am Ende der Dekompression in Prozent der Werte entsprechend ZH-L16A. Für jede Halbwertszeit ist die Zahl der Versuchspersonen mit der Häufigkeit von Symptomen einer ungenügenden Dekompression angegeben ($p_t.N_2$-Werte ab 90% gemittelt).
C1: 1. Tauchgang, 9 verschiedene Versuchsserien mit 0/127 Symptomen
C2: 2. Tauchgang, 9 verschiedene Versuchsserien mit 5/127 Symptomen. Intervall 10–120 min
C3: 3. Tauchgang, 3 verschiedene Versuchsserien mit 2/39 Symptomen. Intervall 20–90 min

Kompartiment Nr.	2	3	4	5	6	7	8	9	10	11	12	13	14	15	16
$t_{1/2}N_2$ [min]	8,0	12,5	18,5	27,0	38,3	54,3	77,0	109,0	146,0	187,0	239,0	305,0	390,0	498,0	635,0
C1.	103,0	103,1	98,4	91,4	92,4	94,8	94,1	90,8	–	–	–	–	–	–	–
	0/39	0/39	0/39	0/39	0/77	0/77	0/53	0/33							
C2.	–	–	91,1	93,9	94,8	95,6	94,9	94,7	93,7	93,4	91,5	91,2	91,2	91,5	90,2
			2/21	2/56	3/80	3/80	5/92	4/100	4/100	3/71	3/59	2/35	0/23	0/12	0/12
C3.	–	–	–	90,1	92,8	94,9	95,7	95,1	97,3	95,1	92,9	95,3	91,7	–	–
				0/20	2/35	2/39	2/39	2/39	0/24	0/24	0/24	0/4	0/4		

8.8 Dekompressionen in die Höhe nach einem Tauchgang. Fliegen nach dem Tauchen

149

Die Kompartimente Nr. 5 bis 12 repräsentieren die Haut und die Muskulatur. Es erstaunt deshalb nicht, dass nach wiederholten Tauchgängen insbesondere Haut und Muskulatur betroffen sind. Die langsamen Gewebe der Kompartimente Nr. 14 bis 16 wurden mit diesen Versuchen nicht erfasst. Das Verhalten dieser langsamen Gewebe lässt sich bei Tunnelarbeitern mit täglich mehrere Stunden dauernden Überdruckexpositionen untersuchen, worauf in 8.9 eingegangen wird. Diese langsamen Gewebe können aber auch mit Dekompressionen in die Höhe nach Ersttauchgängen getestet werden.

8.8 Dekompressionen in die Höhe nach einem Tauchgang. Fliegen nach dem Tauchen

Nach 190 Lufttauchgängen in Tiefen von 27 bis 42 m und Grundzeiten von 15 bis 120 min wurde nach einem Oberflächenintervall mit Luftatmung in 3–4 min in die Höhe dekomprimiert. Die Taucher blieben während 120–180 min in der Höhe und leisteten während dieser Beobachtungszeit jede Stunde während 10 min 80 W auf einem Fahrradergometer.

Nur bei einem Versuch mit 120 min auf 30 m traten während des 60 min dauernden Oberflächenintervalls bei einer von 16 Versuchspersonen leichte Muskelschmerzen auf. Diese Beschwerden verschwanden spontan während des Intervalls. In der Höhe von 1400 m ü. NN traten bei diesem Taucher und 5 weiteren Versuchspersonen wieder leichte Schmerzen auf, die sich während der Beobachtungszeit in der Höhe spontan zurückbildeten.

Die $p_{t.}N_2$-Werte nach dem Tauchgang liegen für die Kompartimente Nr. 3 bis 16 über 90% der Grenzen entsprechend ZH-L16A (D1. in Tabelle 24). Bei 5 Versuchsserien (D2.) mit Intervallzeiten von 20 bis 75 min wurde immer in dieselbe Höhe von 3000–3200 m ü. NN dekomprimiert. Für diese Serien ist charakteristisch, dass der $p_{t.}N_2$-Wert am Ende des Intervalls in keinem Kompartiment mehr als 95% der ZH-L16A-Grenze beträgt. Keiner der 59 Taucher gab in der Höhe irgendwelche Beschwerden an.

Bei den 9 Serien (D3.) mit Tauchzeiten von 20–120 min und Intervallzeiten von 40 bis 200 min hatten 16 von 131 Tauchern in der Höhe

Tabelle 24. 190 Dekompressionen in die Höhe nach einem Lufttauchgang

D1.: p_tN_2 am Ende der Dekompression in Prozent der Werte entsprechend ZH-L16A. 14 verschiedene Versuchsserien mit 1/190 Symptomen (p_1N_2-Werte ab 90% gemittelt)

D2.: 5 verschiedene Versuchsserien mit 0/49 Symptomen. p_tN_2-Werte am Ende des Intervalls von 20 bis 75 min. Höhe 3000–3200 m ü. NN

D3.: 9 verschiedene Versuchsserien mit 16/131 Symptomen. p_tN_2-Werte am Endes des Intervalls von 40 bis 200 min. Höhe 1400–4400 m ü. NN

Kompartiment Nr.	3	4	5	6	7	8	9	10	11	12	13	14	15	16
$t_{1/2}N_2$ [min]	12,5	18,5	27,0	38,3	54,3	77,0	109,0	146,0	187,0	239,0	305,0	390,0	498,0	635,0
D1.	95,9	100,4	96,4	92,8	93,5	94,8	95,4	97,8	98,6	95,3	94,7	95,8	93,2	93,2
	0/16	0/16	0/32	0/48	0/69	1/81	1/80	1/58	1/46	1/61	1/46	0/30	0/30	0/15
D2.							91,2	92,5	93,0	92,4	92,0	92,0	92,3	91,1
							0/47	0/59	0/59	0/47	0/47	0/35	0/24	0/24
D3.					93,7	95,5	96,4	97,6	97,2	95,8	95,2	95,4	95,1	97,6
					7/32	7/64	15/101	15/101	15/101	16/116	16/131	14/93	14/93	6/46

8.8 Dekompressionen in die Höhe nach einem Tauchgang. Fliegen nach dem Tauchen

151

Symptome mit Hautflecken oder Stechen in den Knie- oder Schultergelenken. Diese Beschwerden bildeten sich in allen Fällen während des 2- bis 3-stündigen Aufenthaltes in der Höhe vollständig zurück. Es handelte sich um diskrete Symptome einer ungenügenden Dekompression. Sensomotorische Ausfälle wurden in keinem Fall beobachtet.

Bei diesen Versuchsserien betrug der $p_t.N_2$-Wert am Ende des Oberflächenintervalls in mindestens einem Kompartiment mehr als 95% der ZH-L16A-Grenze für die anschließend erreichte Höhe. Tabelle 24 zeigt, dass es sich um die N_2-Halbwertszeiten von 77,0 bis 635,0 min handelt. Die Ergebnisse dieser Versuche stimmen mit denen der wiederholten Tauchgänge überein. Die N_2-Abgabe während des Oberflächenintervalls ist geringer, als es der konventionellen Berechnung *ohne Berücksichtigung eines Rechts-links-Shunts* entspricht. Der konventionell berechnete $p_t.N_2$-Wert sollte vor einer Dekompression in die Höhe nicht mehr als 92% der ZH-L16A-Grenze betragen. Nach einem wiederholten Tauchgang wäre die Dekompression bis zu einem $p_t.N_2$-Wert von 92% der ZH-L16A-Grenze zu verlängern. Die Versuche mit Dekompressionen in die Höhe bestätigen die Identifikation zwischen Kompartimenten bzw. Halbwertszeiten und Geweben (s. 6.4).

Die Dekompressionen in die Höhe nach einem Tauchgang erfolgten nach kurzen Tauchgängen, nach wiederholten Tauchgängen und Stufentauchgängen sowie nach länger dauernden Überdruckexpositionen. Abbildungen 33–37 zeigen einige Profile. Aufschlussreich ist auch der Versuch BO-120 mit einem 2-stündigen Aufenthalt auf 30 m mit Atmung von O_2-Helium, dann Dekompression mit Atmung von 100% O_2, 60 min Intervall an der Oberfläche mit Luftatmung und anschließend Dekompression auf 0,775 bar, 2200 m ü. NN (Abb. 37). Bei diesem Versuch diffundieren N_2 und Helium zeitweise gegensinnig, was bei korrekter Berücksichtigung des Inertgasdrucks, d.h. Summierung des $p_t.N_2$- und $p_t.He$-Wertes für jedes Kompartiment und Mitteln der Koeffizienten a und b, keine Rolle für die Dekompression in die Höhe spielt (s. 6.5).

152

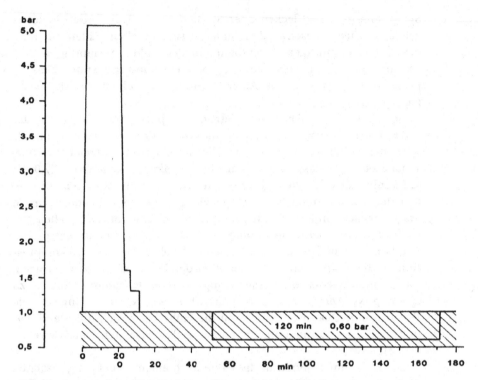

Abb. 33. Kurzer Lufttauchgang auf 41 m (20 min 5,1 bar Luft). Nach einem beschwerdefreien Intervall von 40 min (1,0 bar Luft) an der Oberfläche Senkung des Umgebungsdrucks in 3 min auf einen Umgebungsdruck von 0,60 bar (4200 m ü. NN). 5 der 16 verschiedenen Versuchspersonen haben während des 120 min dauernden Höhenaufenthaltes kurzfristig Hautsymptome mit Jucken und vereinzelten roten Flecken. Diese Symptome bilden sich spontan in der Höhe zurück

8.9 Erfahrungen bei täglich mehrstündigen Tunnelarbeiten

Die Dekompressionsforschung begann mit dem Bemühen um eine Prophylaxe der „Caissonkrankheit". Der Caisson wird vom Baugewerbe auch heute noch eingesetzt, falls bei Tunnelarbeiten wasserdurchlässiges Gestein durchfahren werden muss. Täglich wird während

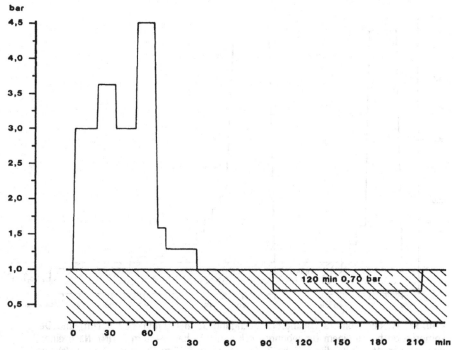

Abb. 34. Stufentauchgang bis 35 m (65 min 3,0–4,5 bar Luft). Nach einem beschwerdefreien Intervall von 60 min (1,0 bar Luft) an der Oberfläche Senkung des Umgebungsdrucks in 3 min auf 0,70 bar (3000 m ü. NN). Keine Symptome der Dekompressionskrankheit während der Beobachtungszeit von 120 min

Stunden bei einem mäßigen Überdruck mit Luftatmung gearbeitet. Bei ungenügender Dekompression treten nach dem Ausschleusen akute Gelenkschmerzen auf. Nach wiederholten derartigen Ereignissen können sich insbesondere in den Schulter-, Hüft- und Kniegelenken invalisidierende Arthrosen entwickeln.

Aseptische Knochennekrosen und Zerstörungen des Gelenkknorpels waren um die Jahrhundertwende bei Tunnelarbeitern und Berufstauchern fast die Regel, werden aber auch heute noch beobachtet [44, 48]. Die Dekompressionsvorschriften sind für derartige Überdruckarbeiten auch in den entwickelten Industrieländern ungenügend, weil diese z. T. amtlichen Vorschriften die „langsamsten" Ge-

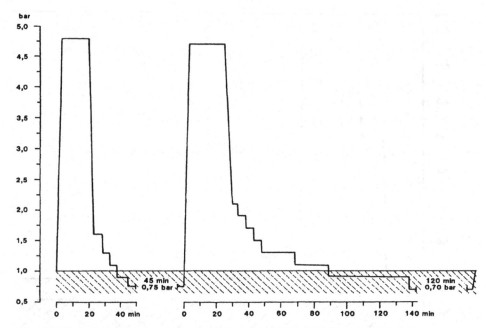

Abb. 35. Wiederholungstauchgang. 1. Tauchgang 38 m (20 min 4,8 bar Luft) und Dekompression bis zu einem Umgebungsdruck von 0,75 bar (2450 m ü. NN). Nach einem Intervall von 45 min in dieser Höhe 2. Tauchgang auf 37 m (25 min 4,7 bar Luft) und Dekompression bis zu einem Umgebungsdruck von 0,70 bar (3000 m ü. NN). Keine Symptome der Dekompressionskrankheit während der Beobachtungszeit von 120 min

webe mit N_2-Halbwertszeiten von mehr als 4 h ungenügend berücksichtigen.

Mauermayer et al. [50] haben die Verhältnisse beim U-Bahnbau in München 1983–1984 untersuchen können. Dort absolvierten 51 Männer in 131 Arbeitsschichten 2227 Einsätze. Die Dekompressionen erfolgten entsprechend den Vorschriften der Deutschen Druckluftverordnung (DLVO) von 1972. Von den 51 Arbeitern hatten 14 einmal, 12 mehrmals nach dem Ausschleusen Schmerzen. Übergewichtige Männer zeigten sich besonders empfindlich. Jeweils am Mittwoch ergab sich eine Häufung der Beschwerden, ein Hinweis auf die Kumulation von N_2.

Die Schmerzereignisse traten insbesondere nach Arbeiten mit einem Überdruck von 0,9 bis 1,2 bar und nie nach Expositionen mit

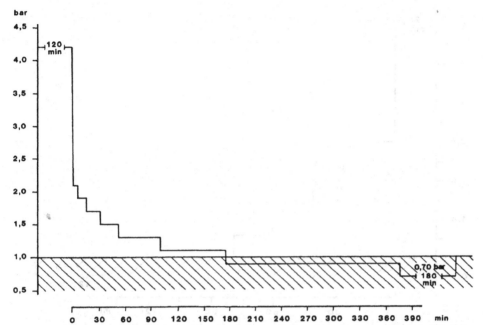

Abb. 36. Tauchgang mit 120 min auf 32 m (4,2 bar Luft). Dekompression bis zu einem Umgebungsdruck von 0,90 bar (1000 m ü. NN). Nach einem Intervall von 200 min (0,90 bar Luft) in dieser Höhe Senkung des Umgebungsdrucks auf 0,70 bar (3000 m ü. NN). 1 von 15 verschiedenen Versuchspersonen gibt Stechen in den Knien an. Diese Beschwerden verschwinden spontan während der Beobachtungszeit von 180 min

einem Überdruck von 0,5 bar auf. Die Autoren haben die Druck-Zeit-Profile mit den Intervallzeiten zwischen den Arbeitstagen analysiert. Sie konnten zeigen, dass die Häufigkeit von Gelenkschmerzen mit einem $p_t.N_2$-Wert von 1,27 bar in den Geweben mit N_2-Halbwertszeiten von 305 bis 635 min 6/850 beträgt. Lag der $p_t.N_2$-Wert höher, betrug die Häufigkeit 48/1377.

In der Schweiz wurde bei Grauholz in der Nähe von Bern ein neuer Eisenbahntunnel in wasserdurchlässigem Gestein gebaut. Die Schweizerische Unfallversicherungsanstalt (SUVA) war für die arbeitsmedizinischen Maßnahmen verantwortlich. Die Dekompressionstabellen wurden mit Berücksichtigung der Höhenlage mit dem Rechenmodell ZH-L16 erstellt. Von 1990 bis Ende 1991 haben 63 Männer 2043 z. T. mehrstündige Einsätze bei Überdruckwerten von 1,0–3,3 bar ab-

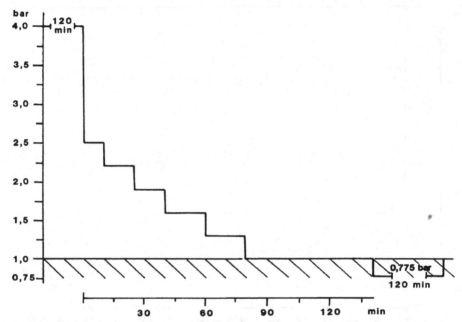

Abb. 37. Tauchgang mit O_2-Helium 120 min auf 30 m (4,0 bar). Dekompression mit 100% O_2 bis zur Oberfläche (2,5–1,0 bar). 60 min Luftatmung bei einem Umgebungsdruck von 1,0 bar. Senkung des Umgebungsdrucks in 2 min auf 0,775 bar (2200 m ü. NN). Keine Symptome der Dekompressionskrankheit während der Beobachtungszeit von 120 min

solviert. Beobachtet wurden 2-mal Hautsymptome und 9-mal Muskelschmerzen.

8.10 ZH-L16-Modifikationen für die praktische Anwendung

Die von den N_2-Halbwertszeiten direkt abgeleiteten Toleranzgrenzen sind praktisch brauchbar. Das gilt für kurze Tauchgänge mit Luft, wie sie von Sporttauchern durchgeführt werden, aber auch für täglich wiederholte, stundenlange Überdruckexpositionen der Tunnelarbeiter und für Sättigungstauchgänge mit Exkursionen. Diese Toleranzgrenzen haben sich auch beim Bergseetauchen, bei vermindertem Luftdruck an der Oberfläche, bewährt.

Die Koeffizienten für ein Gewebe mit der N_2-Halbwertszeit von 635 min bedeuten, dass während 510 min O_2 geatmet werden muss, bevor der Umgebungsdruck auf 0,1940 bar, 12 000 m ü. NN, gesenkt werden kann, sofern der initiale $p_t.N_2$ in allen Geweben 0,750 bar entsprechend Meereshöhe beträgt. Der Druck im Raumanzug der Astronauten beträgt 0,20 bar, und die Raumfahrtmedizin hat den Zeitbedarf für die N_2-Elimination in der Größenordnung von 8 h experimentell schon lange bestimmt. Die Übereinstimmung ist bemerkenswert.

Die Untersuchungen mit wiederholten Tauchgängen und mit Dekompressionen in die Höhe nach Überdruckexpositionen zeigen aber, dass die „theoretischen" Toleranzgrenzen für die Gewebe mit N_2-Halbwertszeiten ab 27 min etwas zu hoch sind, falls die N_2-Abgabe mit der Atmung während des Intervalls an der Oberfläche verzögert ist. In die Lunge eingeschwemmte Mikrogasblasen aus dem Gewebe können einen zeitlich limitierten Rechts-links-Shunt bewirken, der eine derartige Verzögerung erklärt (s. 6.6).

Die Steilheit der linearen Beziehung zwischen Umgebungsdruck und toleriertem N_2-Überdruck ist mit den von den N_2-Halbwertszeiten direkt abgeleiteten Koeffizienten b über einen großen Druckbereich gesichert. Die Modifikationen mit dem Ziel einer Senkung der Toleranzgrenzen beschränken sich auf eine Reduktion der Koeffizienten a. Auf diese Weise ergibt sich eine Parallelverschiebung zur „theoretischen" Version ZH-L16A.

Bei der Berechnung von Dekompressionstabellen werden üblicherweise Sicherheitszuschläge für die Zeit, die Tiefe und für den initialen pN_2 im Gewebe berücksichtigt (s. 9.2). Dekompressionscomputer rechnen mit dem realen Druck und dem realen Tauchprofil. Es liegt deshalb nahe, 2 Modifikationen, ZH-L16B für die Berechnung von Tabellen und ZH-L16C für die Programmierung von Tauchcomputern, anzugeben. Die Modifikation B gilt für die Beachtung der Regeln, wie sie in 9.2 dargestellt sind. Die Modifikation C für den Tauchcomputer muss entsprechend den „Randbedingungen" variiert werden (Kap. 10). Tabellen 25 und 26 bringen die Koeffizienten a und b für N_2 und Helium.

Tabelle 25. Die Koeffizienten ZH-L16 für N_2

Kompartiment Nr.	$t_{1/2} N_2$ [min]	ZH-L16A „theoretisch"		ZH-L16B Tabelle	ZH-L16C Computer
		b	a	a	a
1	4,0	0,5050	1,2599	1,2599	1,2599
1b	5,0	0,5578	1,1696	1,1696	1,1696
2	8,0	0,6514	1,0000	1,0000	1,0000
3	12,5	0,7222	0,8618	0,8618	0,8618
4	18,5	0,7825	0,7562	0,7562	0,7562
5	27,0	0,8126	0,6667	0,6667	0,6200
6	38,3	0,8434	0,5933	0,5600	0,5043
7	54,3	0,8693	0,5282	0,4947	0,4410
8	77,0	0,8910	0,4701	0,4500	0,4000
9	109,0	0,9092	0,4187	0,4187	0,3750
10	146,0	0,9222	0,3798	0,3798	0,3500
11	187,0	0,9319	0,3497	0,3497	0,3295
12	239,0	0,9403	0,3223	0,3223	0,3065
13	305,0	0,9477	0,2971	0,2850	0,2835
14	390,0	0,9544	0,2737	0,2737	0,2610
15	498,0	0,9602	0,2523	0,2523	0,2480
16	635,0	0,9653	0,2327	0,2327	0,2327

Tabelle 26. Die Koeffizienten ZH-L16A für Helium

Kompartiment Nr.	$t_{1/2}$ He [min]	Koeffizient b	Koeffizient a
1	1,51	0,4245	1,7424
1b	1,88	0,4770	1,6189
2	3,02	0,5747	1,3830
3	4,72	0,6527	1,1919
4	6,99	0,7223	1,0458
5	10,21	0,7582	0,9220
6	14,48	0,7957	0,8205
7	20,53	0,8279	0,7305
8	29,11	0,8553	0,6502
9	41,20	0,8757	0,5950
10	55,19	0,8903	0,5545
11	70,69	0,8997	0,5333
12	90,34	0,9073	0,5189
13	115,29	0,9122	0,5181
14	147,42	0,9171	0,5176
15	188,24	0,9217	0,5172
16	240,03	0,9267	0,5119

Aktueller Wissensstand   !

Das höhere Risiko von Symptomen der Dekompressionskrankheit in Haut und Muskulatur wurde ausschließlich mit der Verzögerung der Inertgasabgabe durch einen intrapulmonalen Rechts-links-Shunt erklärt (s. 6.6 und 8.7). Wenn man voraussetzt, dass der Taucher nach dem Tauchen nicht körperlich arbeitet (was in der Regel auch der Fall ist), muss aber durch die gegenüber dem Tauchen verringerte Durchblutung der Muskulatur auch mit einer verzögerten Inertgasabgabe in der Muskulatur gerechnet werden (s. 5.1.6 und 5.1.8). In der ersten Zeit der Oberflächenpause wird sich die abgekühlte Haut ebenfalls verlangsamt entsättigen (siehe 5.1.4 und 5.1.6).

In Kap. 8.10 wurde vorgeschlagen, den Koeffizienten a für die Kompartimente ab 27 min Halbwertszeit gegenüber dem theoretisch errechneten Wert zu reduzieren. Gemäß Kap. 6.4 repräsentieren die Kompartimente 5–12 (Halbwertszeiten 27...239 min) die Haut und Muskulatur. Tabelle 25 zeigt, dass bei diesen Kompartimenten für die Varianten ZH-L16B und ZH-L16C die Koeffizienten a am stärksten korrigiert wurden.

Wenn alle erwähnten Einflussfaktoren auf die Sättigung und Entsättigung der Kompartimente berücksichtigt werden (Shunt, Arbeit, Kälte), kann die Korrektur des Koeffizienten a massiv reduziert werden und bei richtiger Dimensionierung der Einflüsse praktisch ganz entfallen. Die im Rechenmodell ZH-L8 ADT (s. Kap. 10) verwendeten Koeffizienten entsprechen deshalb im Wesentlichen den theoretischen Koeffizienten. Korrekturen sind dort allenfalls durch generelles Erhöhen der Sicherheitsmarge und das weniger „dichte" Kompartimentspektrum vorzunehmen.

9   Dekompressionstabellen

9.1 Entwicklung der Tabellen seit Haldane 1908

Der Vergleich für 3 repräsentative Tauchgänge in eine Tiefe von 30 m zeigt mit Unterschieden im Detail die Grundtendenz zu längeren Dekompressionszeiten bei dem modernen Tabellen (Tabelle 27).

Haldane hatte entsprechend den damaligen Tauchmethoden keine größere Erfahrung mit kurzen Tauchgängen. Er verlangte für einen Aufenthalt von 15–20 min in einer Tiefe von 108 Feet (32,4 m) einen 1. Dekompressionshalt von 4 min auf 6 m und einen 2. Halt von

Tabelle 27. Entwicklung der Dekompressionstabellen seit Haldane 1908

	Tauchtiefe 30 m Luftatmung						
	Grund-zeit [min]	Stufen [m, min]					Gesamt [min]
		15	12	9	6	3	
Haldane (1908) (108 Feet)	15–20				4	8	15
US-Navy (1958)	25	–	–	–	–	–	2
GERS (1965)	30	–	–	–	–	–	2
Royal Navy (1972)	20	–	–	–	–	–	2
ZH-72 (1976)	20	–	–	–	–	–	3
Canadian Forces (1985)	15	–	–	–	–	–	2
ZH-86 (1986)	17	–	–	–	–	1	4
Comex (1987)	15	–	–	–	–	–	3
Haldane (1908) (108 Feet)	60	–	–	10	15	20	47
US-Navy (1958)	60	–	–	–	9	28	39
GERS (1965)	60	–	–	–	–	37	39
Royal Navy (1972)	60	–	–	5	10	30	46
ZH-72 (1976)	60	–	–	6	8	32	48
Canadian Forces (1985)	60	–	–	6	9	40	56
ZH-86 (1986)	60	–	–	3	13	35	53
Comex (1987)	60	–	–	3	15	35	55
Haldane (1908) (108 Feet)	120	–	5	15	25	35	82
US-Navy (1958)	120	–	–	12	41	78	133
Royal Navy (1972)	120	5	10	30	40	50	136
Canadian Forces (1985)	110[a]	–	4	8	38	106	158
ZH-86 (1986)	120	–	8	24	41	92	167
Comex (1987)	110[a]	–	3	20	40	75	140

[a] 120 min Grundzeit werden in diesen Tabellen nicht mehr berücksichtigt.

8 min auf 3 m. Das Bedürfnis für 0-Zeiten, also die Kenntnis der Aufenthaltszeiten in den verschiedenen Tiefen, nach denen ohne Halt direkt zur Oberfläche aufgetaucht werden darf, entstand erst mit der Entwicklung des autonomen, von der Oberfläche unabhängigen, Tauchens. Die US-Navy gab 1958 für Meereshöhe für 30 m eine 0-Zeit von 25 min an. Die französische Marine (GERS) erlaubte sogar 30 min. Engländer und Schweizer waren bereits anfangs der 70er Jahre konservativer. Die modernen Tabellen einschließlich denen der französischen Tauchfirma Comex bringen eine weitere Verkürzung der 0-Zeiten. Das gilt auch für die neusten in der Tabelle 27 nicht berücksichtigten, von den Sporttauchverbänden in den USA und in England empfohlenen Tabellen. Bei der 0-Zeit für 30 m sind die Toleranzgrenzen für Gewebe mit den N_2-Halbwertszeiten von 8,0 bis 18,5 min maßgebend. Werden diese Grenzen überschritten, kann eine Dekompressionskrankheit des Rückenmarks auftreten (s. 6.4 und 8.2). Die kürzeren 0-Zeiten der modernen Tabellen für die Tauchtiefen ab 21 m sind hinsichtlich Sicherheit ein Fortschritt. Dieser Fortschritt wird aber von Tauchern, die dekompressionspflichtige Tauchgänge vermeiden wollen, wenig geschätzt. Bei den Züricher Tabellen ist ein Sicherheitshalt von 1 min bei 3 m vorgeschrieben, der für eine genügende N_2-Abgabe nicht notwendig ist, aber die Taucher veranlassen soll, die Auftauchgeschwindigkeit während der letzten Meter zu verlangsamen. Dieser Sicherheitshalt bei 3 m, bei den Bergseetabellen bei 2 m, soll das Risiko eines Barotraumas der Lungen und der Ohren verkleinern.

Nach einem Aufenthalt von 60 min in einer Tiefe von 30 m ist der Zeitbedarf für die Dekompression bereits erheblich. Derartige Tauchgänge benötigen einen entsprechenden Luftvorrat. Bei diesem Tauchgang sind für das Ende der Dekompression die Toleranzgrenzen der Gewebe mit N_2-Halbwertszeiten von 54,3 bis 109,0 min maßgebend. Die Gesamtzeiten für die Dekompression haben sich seit Haldane 1908 nicht wesentlich geändert. Unterschiedlich sind die Profile. Die Standardtabellen der US-Navy schreiben einen Halt bei 6 m und 3 m vor, GERS nur bei 3 m, während Haldane einen 1. Stopp bereits bei 9 m verlangte.

Ein Aufenthalt von 120 min auf 30 m setzt Installationen voraus, die nur Berufstauchern zur Verfügung stehen. Bei dieser Exposition sind für den Schluss der Dekompression die Toleranzgrenzen der Gewebe mit N_2-Halbwertszeiten von 109 bis 239 min maßgebend. Die von Haldane angegebene Vorschrift ist sicher ungenügend. Auffällig ist das Dekompressionsprofil der Royal Navy mit einem 1. Halt bereits bei 15 m und einem relativ kurzen Halt bei 3 m. Mit diesem Profil nehmen die mittleren und langsamen Gewebe bei 15 m und 12 m noch N_2 auf, der dann mit dem kurzen Halt bei 3 m nicht genügend abgegeben wird. Die neuen kanadischen und die neuen Züricher Tabellen schreiben bei 3 m einen ungefähr doppelt so langen Halt vor wie die Royal Navy. Comex und das kanadische Militär berücksichtigen als längste Aufenthaltszeit bei 30 m nur 110 min. Längere Aufenthaltszeiten gelten als „außerordentlich" und werden deshalb nicht für den Routinegebrauch empfohlen.

Es fällt auf, dass bei den Tabellen der Royal Navy und der Gesellschaft Comex die Haltezeiten wie schon bei Haldane 5 min und ein Mehrfaches von 5 min betragen, was möglicherweise mit den angewandten Rechenmodellen und Rundungsregeln zusammenhängt, aber nicht mit dem exponentiell verlaufenden Druckausgleich zwischen Gewebe, Blut und Lunge erklärt werden kann. Exakte Angaben über das Rechenmodell, die Toleranzgrenzen und die Sicherheitszuschläge wurden nur für die Züricher Tabellen von 1986 publiziert.

9.2 Regeln für die Berechnung der Tabellen ZH-86

Die Züricher Tabellen (ZH-86) berücksichtigen wie die große Mehrzahl aller Dekompressionstabellen die Tauchtiefen ab 9 m in Abständen von 3 m sowie für die Dekompressionsstufen ebenfalls Abstände von 3 m. Bei den Höhentabellen ist die 3-m-Stufe in eine 4-m-Stufe und in eine 2-m-Stufe aufgeteilt. In Bergseen besteht kein hoher Wellengang, weshalb diese Aufteilung praktisch durchführbar ist. Sie bringt bei gleicher Sicherheit einen Zeitgewinn für die Dekompression, der wegen des oft sehr kalten Wassers wertvoll ist.

Berechnungsregeln

Druck im Wasser: 10 m Wassertiefe = 1,0 bar,
Sicherheitszuschläge: 1. Abstiegszeiten, in der Grundzeit enthalten,
　　　　　　　　　　　2. Rechentiefe = Tiefe · 1,03 + 1 m.

Die Aufstiegszeiten zur 1. Stufe ergeben sich mit der Aufstiegsgeschwindigkeit und addieren sich mit den Haltezeiten auf den Stufen
zur gesamten Dekompressionszeit. Die Aufstiegszeiten von Stufe zu
Stufe sind mit 0,3 min in den Haltezeiten auf jeder Stufe enthalten.

Für die Höhentabellen 701–2500 m ü. NN sind 60 min als Aufstiegszeit vom Normaldruck zum Tauchplatz für den initialen $p_t.N_2$
berücksichtigt. Bei der Tabelle für die Höhenlage 2501–4500 m ü. NN
ist eine Anpassung von mindestens 24 h an die Höhe des Tauchplatzes vorausgesetzt.

Aufstiegsgeschwindigkeit

Die ZH-86-Tabellen sind mit einer Aufstiegsgeschwindigkeit von
10 m/min berechnet, was für Normaldruck sehr konservativ, für die
Höhe aber sinnvoll ist, weil hier das Druckverhältnis für eine gegebene Tauchtiefe zur Oberfläche größer wird. Der Sicherheitshalt von
1 min bei 3 m bzw. 2 m bei dekompressionslosen Tauchgängen hat
den Sinn, die Aufstiegsgeschwindigkeit in Richtung Oberfläche zu
verlangsamen.

Die Standardtabellen der US-Navy erlauben eine Aufstiegsgeschwindigkeit von 18 m/min, die neuen Tabellen von Comex eine solche von 12 m/min. Hinsichtlich Inertgasaufnahme und -abgabe während des Aufstiegs und zwecks Erleichterung des Druckausgleichs mit
der Lunge und den Nasennebenhöhlen ist zu Beginn des Aufstiegs
eine höhere Geschwindigkeit und gegen die Oberfläche eine Verlang-
samung sinnvoll. Praktikabel ist z. B.:

Tiefe	Aufstiegsgeschwindigkeit [m/min]
Grund bis 40 m	24
40 bis 24 m	18
24 bis 9 m	12
9 bis 0 m	9

Anreicherung des Atemgemischs mit O_2, „Nitrox"

Mit dem Rechenmodell ZH-L16 kann die Dekompression für jede beliebige Zusammensetzung des Atemgases berechnet werden. Praktische Bedeutung hat die Anreicherung mit O_2. Mit Atmung von 100% O_2 ab 10 m können die Dekompressionszeiten beträchtlich verkürzt werden, was für Tunnelarbeiten mit täglichen Einsätzen über Wochen praktisch wichtig ist. Im Zeitalter der Personalcomputer ist es sinnvoll, die Dekompression entsprechend Vorgeschichte, Tiefe, Zeit und Atemgas „persönlich" für jeden Arbeiter zu berechnen. Ein Tabellenwerk für verschiedene Gasmischungen und täglich wiederholte Einsätze bei Überdruck wäre sehr umfangreich.

Für Unterwasserarbeiten im Bereich von 12–30 m hat die Anwendung von „Nitrox" mit 50% O_2 und 50% N_2 praktische Bedeutung. Mit „Nitrox" ist es z.B. möglich, in der Höhenlage 0–700 m ü. NN während 5 Tagen täglich während 5 h bis in einer Wassertiefe von 18 m zu arbeiten und ohne Dekompressionsaufenthalte in 2–3 min an der Oberfläche zurückzukehren und zusätzlich Lufttauchgänge im Bereich der Nullzeiten durchzuführen (s. Anhang).

9.3 Vergleich von Dekompressionsprofilen der Tabellen ZH-86 mit simulierten Tauchgängen

Die von den N_2-Halbwertszeiten direkt abgeleiteten Toleranzgrenzen, entsprechend den Koeffizienten ZH-L16A, wurden, wie im Kap. 8 ausgeführt, retrospektiv und prospektiv verifiziert. Bei simulierten Tauchgängen können Zeit, Druck und Zusammensetzung des Atemga-

Tabelle 28. Dekompressionsprofile. Vergleich zwischen den Tabellen ZH-86, 0–700 m ü. NN und simulierten Tauchgängen in Zürich 500 m ü. NN

	Tiefe [m]	Grund-zeit [min]	Stufen [m, min] 12	9	6	3	Gesamt [min]	Symptome
Tabelle	30	17	–	–	–	1	3,7	
Experiment	32	20	–	–	–	–	3,0	0/15
Tabelle	33	14	–	–	–	1	4,0	
Experiment	35	18	–	–	–	–	3,3	0/12
Tabelle	39	10	–	–	–	1	4,6	
Experiment	41	13	–	–	–	–	3,9	0/12
Tabelle	39	20	–	–	3	7	13,3	
Experiment	41	20	–	–	3	5	11,0	0/16
Tabelle	39	30	–	3	7	18	31,0	
Experiment	41	30	–	3	5	15	26,0	0/16
Tabelle	39	40	2	7	13	29	53,0	
Experiment	41	40	2	5	13	27	49,7	0/24
Tabelle	42	36	3	7	13	28	54,0	
Experiment	44	35	2	5	11	26	47,0	0/20
Experiment	44	37	3	5	12	28	51,0	0/9

Abstiegszeiten: 2 min bei den 3 dekompressionslosen Tauchgängen, 3 min bei den 5 dekompressionspflichtigen Tauchgängen.

ses genau kontrolliert werden. Für die Dekompressionstabellen werden, wie ausgeführt, Sicherheitszuschläge berücksichtigt.

Tabelle 28 zeigt den Vergleich für 3 dekompressionslose und 4 dekompressionspflichtige Tauchgänge. Bei den simulierten Tauchgängen wurde real ein Tiefenzuschlag von 2 m und bei den dekompressionslosen Tauchgängen ein Zeitzuschlag bei vollem Druck von 3–4 min angewandt. Die Abstiegszeiten betrugen nur 2–3 min und sind in der Aufenthaltszeit enthalten. Der Vergleich zeigt, dass die Profile der ZH-86-Tabellen, gemessen an den symptomlosen simulierten Tauchgängen, eine deutliche Sicherheitsmarge enthalten.

9.4   Wiederholte Tauchgänge

Nach einem Tauchgang können aus dem Gewebe Mikrogasblasen in das Blut und mit dem Blut in die Lungenkapillaren eingeschwemmt werden. Auf diese Weise entsteht ein zeitlich limitierter Rechts-links-Shunt. Die N_2-Elimination aus den Geweben wird verzögert, weil infolge des Rechts-links-Shunts der pN_2 im arteriellen Blut zeitweise höher ist als in den Lungenalveolen (s. 6.6). Diese mögliche Verzögerung der N_2-Abgabe nach einem Tauchgang muss für wiederholte Tauchgänge und für das Fliegen nach Tauchgängen berücksichtigt werden.

Die alten US-Navy-Tabellen, die neuen kanadischen Tabellen und auch die Züricher Tabellen ordnen jedem Tauchgang eine Wiederholungsgruppe zu. Diese Gruppe gibt in Abhängigkeit von der Tiefe des nachfolgenden Tauchgangs einen Zeitzuschlag zur Grundzeit. Der Taucher benötigt für eine Höhenlage nur eine Tabelle, er muss aber rechnen, weil die Dekompression entsprechend der realen Grundzeit zuzüglich des Zeitzuschlages zu erfolgen hat.

Die Züricher Tabellen (ZH-86) berücksichtigen für Sporttaucher nur Tauchzeiten, die mit der üblichen Ausrüstung zeitlich bewältigt werden können. Mit dieser Einschränkung genügen 8 Wiederholungsgruppen. Sollen auch längere Tauchzeiten mit dem Wiederholungssystem berücksichtigt werden, sind zusätzliche Gruppen notwendig. Die Tabellen der US-Navy haben 16, die neuen kanadischen Tabellen 15 Wiederholungsgruppen.

Bei den Züricher Tabellen (ZH-86) ergibt sich die Wiederholungsgruppe mit der längsten N_2-Halbwertszeit mit einem $p_t.N_2$ von 96% der Toleranzgrenze entsprechend den Koeffizienten ZH-L16B am Ende der Dekompression bei Erreichen der Oberfläche. Die Zeitzuschläge berücksichtigen die ungünstigste Kombination von Tauchgängen. Damit sind für die Mehrzahl der wiederholten Tauchgänge die Dekompressionszeiten länger als bei Berechnung der realen Tauchprofile mit einem Dekompressionscomputer.

In der Höhe wird mit der Senkung des Luftdrucks der für die N_2-Abgabe wirksame Druckgradient $(p_t.N_2 - p_IN_2)$ kleiner, sein Anteil am $p_t.N_2$ $[(p_t.N_2 - p_IN_2)/p_t.N_2]$ nimmt aber mit sinkendem Luftdruck exponentiell zu (Abb. 38). Dank dieser Verhältnisse sind die Voraus-

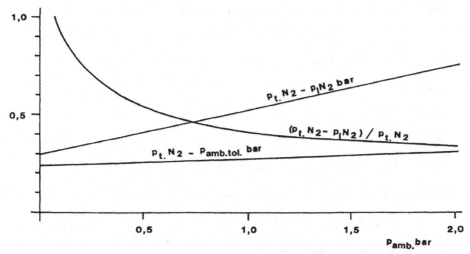

Abb. 38. Der Wasserdampfdruck beträgt bei einer Körpertemperatur von 37 °C 0,0627 bar. Dieser Wert ist unabhängig vom Umgebungsdruck. Mit sinkendem Umgebungsdruck wird der Anteil $p_{t.}N_2-p_iN_2)/p_{t.}N_2$ größer, was den Druckausgleich begünstigt. Berechnungen für ein Gewebe mit der N_2-Halbwertszeit von 635,0 min (Koeffizienten $a=0,2327$, $b=0,9653$)

setzungen für die N_2-Abgabe mit der Atmung in der Höhe besser als in Meereshöhe. Ein in Meereshöhe für wiederholte Tauchgänge gültiges System enthält deshalb in der Höhe einen zusätzlichen Sicherheitsfaktor.

Die neuen französischen Tabellen von Comex berücksichtigen für Lufttauchgänge nur 6 Intervallzeiten an der Oberfläche: 0 h, 1 h, 2 h, 4 h, 6 h und 12 h. Damit ergeben sich 6 besondere Tabellen. Wie bei den alten Tabellen der US-Navy sind 12 h das längste Oberflächenintervall. Nach dieser Intervallzeit entfällt der Zeitzuschlag auch bei längeren Tauchzeiten.

Tabelle 29 vergleicht die Regeln für wiederholte Tauchgänge der US-Navy-Tabelle, der Comex-Tabelle und der neuen Züricher Tabelle. Der dekompressionslose Tauchgang auf 30 m ist für Sporttaucher sehr häufig. Der Tauchgang mit 120 min auf 30 m mit einer Tauchzeit von mehr als 4 h kann nur mit entsprechenden technischen Ausrüstungen durchgeführt werden.

Tabelle 29. Wiederholte Tauchgänge. Vergleich US-Navy, Comex und Zürich

	Tauchtiefe 30 m Luftatmung						
	[m]	Grund-zeit [min]	Stufen [m, min]				Gesamt [min]
			12	9	6	3	
US-Navy (1958	30	25	–	–	–	–	2
	0	290					
	30	15	–	–	–	–	2
ZH-86 (1986)	30	17	–	–	–	1	4
	0	180					
	30	17	–	–	–	1	4
Comex (1987)	30	15	–	–	–	–	3
	0	240					
	30	15	–	–	–	–	3
US-Navy (1958)	30	120	–	12	41	78	133
	0	720					
	30	117	–	12	41	78	133
ZH-86 (1986)	30	120	8	24	41	92	167
	0	720					
	30	105	8	24	41	92	167
Comex (1987)	30	110[a]	3	20	40	75	140
	0	720					
	30	110	3	20	40	75	140

[a] 120 min Grundzeit werden in dieser Tabelle nicht mehr berücksichtigt.

Die 0-Zeit für 30 m beträgt bei der US-Navy 25 min, was im Vergleich zu den 15 bzw. 17 min der modernen Tabellen risikofreundlich ist. Damit ein 2. Tauchgang mit einer Grundzeit von 15 min bei 30 m als dekompressionsloser Tauchgang erlaubt ist, verlangt die US-Navy ein Oberflächenintervall von 290 min, während Comex 240 min vorsieht, obwohl 180 min genügen. Comex gibt aber keine Tabelle für ein Oberflächenintervall von 3 h. Entsprechend den heutigen Kenntnissen kann die Angabe für den 2. Tauchgang bei allen 3 Tabellen als sicher bezeichnet werden.

Die Tabellen der US-Navy von 1958 berücksichtigen als längste N_2-Halbwertszeit 240 min, was für den Tauchgang mit 120 min auf 30 m ungenügend ist, falls dieser Tauchgang täglich mit einer Intervallzeit von 12 h durchgeführt werden soll. Mit der amerikanischen

Regel ist es wahrscheinlich, dass am 2. oder 3. Tag Schmerzen auftreten. Die ZH-86-Tabelle gibt eine längere Dekompressionszeit als die
US-Navy und einen Zeitzuschlag von 16 min. Mit einer Grundzeit von
105 min und einer Dekompressionszeit von 167 min werden bis in
eine Höhe von 700 m ü. NN bei täglich wiederholten Tauchgängen die
Toleranzgrenzen entsprechend ZH-L16B nicht überschritten. Die Co-
mex-Tabellen berücksichtigen bei 30 m als längste Grundzeit nur
110 min. Für Meereshöhe und ohne Tiefenzuschlag sind diese Anwei-
sungen sicherer als die der US-Navy.

Der Tauchgang mit 120 min auf 30 m ist „grenzwertig", weil insbesondere im Wiederholungsfalle bereits die „langsamen" Gewebe
mit den N_2-Halbwertszeiten von mehr als 240 min betroffen sind. Für
die US-Navy sind 120 min die maximale Grundzeit in dieser Tiefe.
Diese Grenze wird mit den neuen kanadischen und französischen Tabellen auf 110 min verkürzt. Die Kanadier erlauben innerhalb von
24 h keinen Wiederholungstauchgang.

Die Berücksichtigung der niedrigen Toleranzgrenzen der „langsamen" Gewebe und einer zeitweise verminderten N_2-Abgabe mit der
Atmung erlaubt es aber auch für derartige Tauchgänge, Wieder-
holungsregeln mit einem vernünftigen Risiko anzuwenden.

9.5 Fliegen nach dem Tauchen

Nach einem Tauchgang darf der Umgebungsdruck nicht sofort zusätzlich gesenkt werden. Bei den neuen Züricher Tabellen orientiert die
Wiederholungsgruppe über die Wartezeit vor einem Flug oder einem
Aufstieg auf einen Berg. Flugzeuge mit und ohne Druckkabine erreichen ihre Flughöhe relativ schnell. Die Flugzeit von den Tauchferien
zum Wohnort kann viele Stunden betragen. Der Aufstieg auf einen
Berg dauert in der Regel länger als der Steigeflug. Die Mehrzahl der
Alpenpässe hat einen Scheitelpunkt bei 2100 bis 2500 m ü. NN. Bei
einer Passfahrt mit dem Auto dauert der Aufenthalt in der Höhe
manchmal nur einige Minuten, wird dort aber eine Pause eingeschaltet, auch einige Stunden. Beträgt der Aufenthalt in der Höhe z.B. bei
einem Helikopterflug über einen Berg nur wenige Minuten, so werden

Tabelle 30. Fliegen nach dem Tauchen. Vergleich der Wartezeiten vor dem Fliegen zwischen der Tabelle ZH-86, dem Rechenmodell ZH-L6 und dem Rechenmodell ZH-L8 ADT

	Tiefe [m]	Grund-zeit [min]	Stufen [m, min]		Gesamt-zeit [min]	RG	Wartezeit [h]
			6 m	3 m			
ZH-86-Tabelle [a]	42	18	4	6	13	F	4
ZH-L6 [b]			3	7	13	–	3
ZH-L8 ADT [c]			3	8	14	–	11
Intervall	0	30	–	–	–	D	3
ZH-86-Tabelle	24	30	4	24	30	G	5
ZH-L6			–	30	32	–	8
ZH-L8 ADT			–	19	21	–	17
ZH-86-Tabelle	42	18	4	6	13	F	4
ZH-L6			3	7	13	–	3
ZH-L8 ADT			3	8	14	–	11
Intervall	0	90	–	–	–	A	2
ZH-86-Tabelle	24	30	–	8	10	F	4
ZH-L6			–	12	14	–	7
ZH-L8 ADT			–	11	13	–	17

[a] Fliegen 2200 m ü. NN.
[b] Fliegen 4800 m ü. NN.
[c] Fliegen 4800 m ü. NN, Wassertemperatur 28 °C, keine Arbeit während dem Tauchgang.

die Latenzzeiten für das Auftreten von Symptomen im Bereich der Haut und der Muskulatur sowie der Gelenke unterschritten. Werden die Wartezeiten mit einer Wiederholungsgruppe angegeben, so muss die ungünstigste Kombination berücksichtigt werden.

Die Wartezeiten vor einem Flug erlauben bei den Züricher Tabellen den Flug in einer Höhe von 4200 m ü. NN, beim ALADIN PRO ist eine Flughöhe von 4800 m ü. NN berücksichtigt. Weil der Tauchcomputer die Wartezeit entsprechend dem durchgeführten Tauchgang berechnet, können die angegebenen Wartezeiten kürzer als die Wartezeiten der Tabellen sein (Tabelle 30).

Der Luftdruck nimmt mit zunehmender Höhe nicht linear, sondern relativ weniger ab. Die Wartezeiten in Meereshöhe gelten deshalb auch für das Tauchen in Bergseen. Erfolgte z. B. der Tauchgang in einer Höhe von 2000 m ü. NN, so kann nach der Wartezeit in eine Höhe von 6200 m ü. NN aufgestiegen werden.

Diese Wartezeiten vor dem Flug oder einer Passfahrt gelten für Tauchgänge ohne Symptome einer Dekompressionskrankheit. Im Falle einer Gasembolie oder einer Dekompressionskrankheit beträgt die Wartezeit vor einer zusätzlichen Senkung des Umgebungsdruckes bei einem Flug oder einer Passfahrt 48 h.

Die von den Züricher Dekompressionstabellen und den in der Schweiz hergestellten Dekompressionscomputern angezeigten Wartezeiten vor dem Fliegen gelten für die Toleranzlimits entsprechend dem System ZH-L16. Die Tabellen der US-Navy erlauben wesentlich längere 0-Zeiten und geben auch kürzere Dekompressionszeiten für dekompressionspflichtige Tauchgänge an (Tabelle 27). Diese heute in Meereshöhe noch viel benutzten Tabellen tolerieren nach dem Auftauchen einen höheren N_2-Überdruck und damit auch mehr Mikrogasblasen im Gewebe als die modernen Tabellen. Es ist deshalb verständlich, dass in den USA nach Tauchferien mit täglich unlimitierten Tauchgängen eine Wartezeit vor dem Fliegen von mindestens 24 h empfohlen wird [60].

Aktueller Wissensstand !

Das aktuelle Tauchverhalten

„Recreational Diving", Freizeittauchen

In den vergangenen Jahren hat sich das Tauchverhalten weiter gewandelt. Der „Boom" der 90er-Jahre hat dazu geführt, dass das Tauchen zum „Volkssport" geworden ist. Früher war Tauchen hauptsächlich dem jungen, sportlichen Mann vorbehalten. Heute tauchen ganze Familien mit ihren Kindern in den Ferien. Oft frönen heute Taucher bis ins hohe Alter diesem schönen Sport. Auch körperlich nicht durchtrainierte Menschen und sogar Behinderte fühlen sich beim Tauchen wohl. Für die überwiegende Zahl der Taucher hat der schwerelose Aufenthalt im klaren und warmen Meerwasser einen hohen Erholungswert.

Die wenigsten dieser Taucher üben ihren Sport ganzjährig aus, sie tauchen nur in den Ferien. Allerdings wird dann häufig exzessiv getaucht (Non-limit-Tauchen), um das Maximum aus den Tauchferien „herauszuholen". Psychisches und physisches Training werden im Vorfeld aber oft weitgehend vernachlässigt. Für diese Art des Tauchens wurde im englischsprachigen Gebiet der Begriff „Recreational Diving" (= Tauchen zur Erholung, Freizeittauchen) geprägt. Für das Freizeittauchen gelten höhere Sicherheitsmargen, da Erfahrung und Training oft „Mangelware" sind.

„Technical Diving", technisches Tauchen

Neben der großen Masse der Freizeittaucher entwickelte sich aber auf der Gegenseite des Spektrums eine immer größer werdende Gruppe von Tauchern, welche sich v. a. für den sportlichen und technischen Aspekt des Tauchens interessieren. Diese Taucher verwenden von Luft abweichende Gasgemische, um länger oder tiefer tauchen zu können. Die Verwendung von mehreren Tauchgeräten mit z. T. unterschiedlichen Gasgemischen und Kreislaufgeräten (= Rebreather) führte zu einer vom Freizeittauchen deutlich verschiedenen Tauchtechnik.

Für diesen Bereich des Tauchens wurde (ebenfalls im englischsprachigen Gebiet) der Begriff „Technical Diving" (= technisches Tauchen) geprägt. Technische Taucher sind meistens gut trainierte, sportliche Taucher mit größerer taucherischer Erfahrung. Beim technischen Tauchen können Erfahrung, Training und Disziplin vorausgesetzt werden, so dass ein erhöhtes Risiko verantwortet werden kann. Technische Taucher tauchen oft nur 1- bis 2-mal pro Tag, dafür meistens tief und/oder lang.

Bildung von Mikrogasblasen

Auftauchgeschwindigkeit

Ein langsamer Aufstieg zur Oberfläche hilft, den Dekompressionsstress und die Gasblasenbildung zu verringern. Vor allem in geringerer Wassertiefe kann die Aufstiegsgeschwindigkeit gut verringert werden, ohne dass dadurch viel zusätzliches Inertgas aufgenommen wird. Es kann nicht genug darauf hingewiesen werden, wie wichtig ein langsamer Aufstieg zur Oberfläche ist. Die Gefahr eines Barotraumas und der Gasblasenbildung wird dadurch deutlich reduziert. Nach heutiger Sicht dürfte die bei den ZH-86-Tabellen angegebene Aufstiegsgeschwindigkeit von 10 m/min auf den obersten 10–15 m Tiefe die obere Grenze darstellen.

Sicherheitshalt

Der Sicherheitshalt ist zur Inertgasabgabe nicht notwendig – er ist also kein Dekompressionsstopp. Der für die ZH-86-Tabellen vorgeschlagene Sicherheitshalt wird v.a. mit dem Ziel der oberflächennahen Verringerung der Auftauchgeschwindigkeit begründet. Mit den heutigen Kenntnissen ist er aber auch für die Reduktion der Gasblasenbildung von Bedeutung. Eine Verlängerung des Sicherheitshalts auf mindestens 3–5 min hat darum Vorteile und ist besonders für den Freizeittaucher zu empfehlen.

„Deep Stops"

Viele technische Taucher glauben, dass zusätzlich eingeschaltete, tiefe Sicherheitsstopps den Dekompressionsstress und die Gasblasenbildung verringern. Tatsächlich wurde bei Druckkammerversuchen des DSL (Diving Safety Laboratory, Kooperation von DAN Europe mit Uwatec) festgestellt, dass die mit der Dopplermethode messbaren Mikrogasblasen durch ein Auftauchprofil mit tieferen Stops und längerer Verweilzeit auf den seichteren Dekompressionstiefen praktisch zum Verschwinden gebracht werden können (s. Kap. 10.2.4, Tabelle 31).

Die oft gehörte Hypothese, dass beim Einhalten von tiefen Stopps die weniger tiefen Stopps abgekürzt werden können, konnte allerdings nicht bestätigt werden.

Bei der Verwendung der ZH-86-Tabellen durch Taucher mit bekanntem offenem Foramen ovale sind „Deep Stops" angezeigt. Ein praktisch durchführbares Verfahren, um mit der ZH-86-Tabelle verlässlich eine blasenarme Dekompression zu berechnen, gibt es aber bis heute nicht.

Inertgasabgabe nach dem Tauchen

Auf die Verzögerung der Inertgasabgabe durch einen intrapulmonalen Rechts-links-Shunt, durch die verringerte Durchblutung der Muskulatur und die abgekühlte Haut wurde schon hingewiesen (s. Kap. 8).

Die verzögerte Inertgasabgabe ist durch die notwendigen Vereinfachungen und Rundungen beim Repetitivsystem der ZH-86-Tabelle weitgehend enthalten. Die angegebenen Entsättigungs- und Flugverbotszeiten berücksichtigen diese Einflüsse aber noch nicht und sind deshalb etwas knapp bemessen (s. Tabelle 30). Wenn die verzögerte Inertgasabgabe nach dem adaptiven Rechenmodell ZH-L8 ADT berechnet wird, muss die Wartezeit bis zum Fliegen für die Repetitivgruppen A–D etwa verdoppelt und für die Repetitivgruppen E–G ungefähr verdreifacht werden:

Repetitivgruppe:	A	B	C	D	E	F	G
Wartezeit [h]:	4	5	6	7	10	13	16

Aus praktischen Überlegungen scheint es aber sinnvoll, am Tag des Abflugs nicht mehr zu tauchen. DAN empfiehlt, bei Einzeltauchgängen innerhalb der Nullzeit mindestens 12 h zu warten, bevor mit einem Flugzeug mit Druckkabine geflogen wird. Bei mehreren Tauchgängen pro Tag, bei mehreren Tauchtagen hintereinander oder bei Dekompressionstauchgängen empfiehlt DAN die Ausdehnung dieses Intervalls auf mehr als 12 h (bis ca. 17 h). Während die Angaben für einzelne Nullzeitentauchgänge eher konservativ erscheinen, stimmen die Angaben für die maximale Wartezeit gut mit den modifizierten Werten überein (s. oben).

Nitrox

Nitrox wird heute immer öfter benutzt. Nicht nur technische Taucher benutzen mit Sauerstoff angereicherte Luft, sondern auch immer mehr Freizeittaucher. Praktisch alle Tauchsportorganisationen bieten heute eine Ausbildung für das Tauchen mit Nitrox an. Die Vorteile liegen entweder in einer Ausdehnung der Tauchzeit oder/und in einer größeren Sicherheitsreserve:

► Bei gleicher Tauchtiefe gegenüber Luft längere Nullzeiten oder kürzere Dekompressionszeiten, d.h. eine längere Tauchzeit.
► Bei vergleichbarem Tauchgangprofil gegenüber Luft geringere Stickstoffaufnahme durch den Organismus und geringere Mikrogasblasenbildung am Ende des Tauchgangs und nach dem Tauchen (größere Sicherheitsmarge).
► Bei vergleichbarer Tauchtiefe gegenüber Luft geringere Gefahr der Stickstoffnarkose (Tiefenrausch).

Meistens werden Standardgemische wie EAN 32 (EAN = Enriched Air Nitrox, EAN32 = Nitrox mit 32% Sauerstoff) oder EAN 36 (EAN 36 = Nitrox mit 36% Sauerstoff) verwendet. Durch die Toxizität des Sauerstoffs ist die Tauchtiefe bei EAN 32 auf 40 m und bei EAN 36 auf 34 m beschränkt.

178

Mit der ZH-86-Tabelle können Nitrox-Tauchgänge mit der sog. EAD-Methode berechnet werden (EAD: „equivalent air depth"). Dabei wird diejenige Tiefe bestimmt, bei welcher der Stickstoffpartialdruck für Luft dem Stickstoffpartialdruck des verwendeten Nitroxgemischs auf der effektiven Tauchtiefe entspricht. Mit der so errechneten „äquivalenten Tauchtiefe" EAD kann dann in der Tabelle die Nullzeit oder die Dekompression abgelesen werden.

Selbstverständlich ist es auch zulässig, die ZH-86-Tabelle ohne die EAD-Methode für die Berechnung von Nitroxtauchgängen zu benützen. Damit erreicht man zwar keine verlängerte Tauchzeit, dafür aber eine erhöhte Sicherheit.

Diese Methode ist v. a. für Taucher mit einem offenen Foramen ovale angezeigt, genügt aber als alleinige Maßnahme zur Verringerung der Blasenbildung in der Regel nicht.

10   Das adaptive Rechenmodell ZH-L8 ADT

Wie schon vorgängig mehrfach beschrieben, sind die Durchblutungs-raten der Haut und Muskulatur in einem weiten Bereich variabel (s. 5.1). Durch das Einschwemmen von Mikrogasblasen in die Lunge entstehen dort auch zeitlich variable Perfusionsverhältnisse, was zu einem erhöhten intrapulmonalen Rechts-links-Shunt führen kann (s. 5.1.8 und 6.6).

Perfusionsänderungen durch Arbeit, Kälte oder Mikrogasbläschen wurden allerdings bisher für die Dekompressionsberechnungen nur teilweise (durch die Senkung der Toleranzgrenzen für einzelne Kom-partimente) berücksichtigt. Durch das realitätsnahe Nachrechnen die-ser Abläufe im Rechenmodell ZH-L8 ADT wird es erstmals möglich, eine Dekompressionsangabe abhängig vom Verhalten und den Umge-bungsbedingungen des Tauchers anzugeben. Eine adaptive (anpas-sungsfähige) Dekompressionsberechnung wird möglich.

Statistiken, z. B. von DAN (Divers Alert Network) oder BSAC (Bri-tish SubAqua Club), zeigen kein deutlich geringeres Risiko für Tauch-tabellen im Vergleich zum Tauchcomputer, obwohl deren Dekompres-sionsvorschrift durch Vereinfachungen (Rechteckprofil, Rundungen) normalerweise um einiges konservativer ist. Es scheint deshalb, dass eine generell konservativere Dekompression die Zwischenfallsrate nicht reduzieren kann. Die Statistiken nennen aber bestimmte Risiko-situationen für Tabellen- und Tauchcomputerbenutzer. Dazu gehören:

► Non-limit-Tauchen, Repetitivtauchgänge,
► Jojo-Tauchgänge (mehrere Aufstiege),
► schnelle Aufstiege,
► Missachtung von Dekompressionsstops,
► Anstrengung/Arbeit,
► Tauchen im kalten Wasser,
► tiefe Tauchgänge,
► Fliegen nach dem Tauchen.

Durch die Berücksichtigung der variablen Durchblutungsverhältnisse, verursacht durch Kälte, Anstrengung und Blasenproduktion, können die Gründe für das erhöhte Risiko in dieser Situation erklärt und die Dekompression entsprechend angepasst werden.

10.1 Adaptationen des Kreislaufs und deren Berücksichtigung im Rechenmodell

Ändert sich die Durchblutung des Gewebes, wird sich auch die Halbwertszeit des betreffenden Gewebes verändern. Die Übersättigungstoleranz ist abhängig von der Halbwertszeit des Gewebes und kann daraus abgeleitet werden (s. 7.2). Falls sich die Halbwertszeit eines Kompartiments ändert, wird sich deshalb auch die Toleranzgrenze des Kompartiments ändern.

10.1.1 Der Einfluss der Arbeit

Beim arbeitenden Taucher sind die Muskelgewebe besser durchblutet, was zu einer erhöhten Aufsättigung dieser Gewebe führt. Andere Gewebe sind durch erhöhte Leistung wenig beeinflusst, beispielsweise das Zentralnervensystem. Normalerweise ruht sich ein Taucher während der Dekompressionsphase aus, und die Durchblutung der Muskelgewebe erreicht wieder normale Werte. Um die höher aufgesättigten Muskelgewebe zu entsättigen, muss die Dekompression verlängert werden, damit das Risiko einer Dekompressionskrankheit der Muskelgewebe nicht zunimmt! Selbst wenn auf der Dekompressionsstufe weiter gearbeitet wird, kann damit die erhöhte Inertgasaufnahme in der Tiefe nicht entsprechend kompensiert werden.

An der Oberfläche ist die Arbeitsleistung gewöhnlich kleiner als während des Tauchgangs, was zu einer langsameren Entsättigung der Muskelgewebe und damit zu einer verminderten Übersättigungstoleranz führt. Das Berücksichtigen dieser Vorgänge führt zu einer deutlichen Verlängerung der Flugverbotszeit.

Die Leistung, die ein Taucher während eines Tauchgangs vollbringt, kann indirekt über seine Atmung ermittelt werden. Der Taucher selbst kann seine Leistung nicht objektiv beurteilen. Gasintegrierte Tauchcomputer, d. h. solche, die den Gasverbrauch messen können, sind deshalb für die Leistungsberücksichtigung im Dekompressionsalgorithmus geeignet. Halbwertszeit und Übersättigungstoleranz können so den veränderten Perfusionsverhältnissen angepasst werden.

10.1.2 Der Einfluss des kalten Wassers

Ein Taucher wird im kalten Wasser – abhängig von Temperatur, Zeit, Isolation des Anzugs und Arbeit – unterschiedlich schnell auskühlen. Der Körper minimiert den Wärmeverlust durch Vasokonstriktion der Hautgefäße. Die reduzierte Durchblutung der Haut führt zu einer verlangsamten Auf-/Entsättigung der Hautgewebe und verändert deren Übersättigungstoleranz.

Die stärkste Auskühlung wird normalerweise am Ende eines Tauchgangs während der Dekompressionsphase erreicht. Dadurch entsättigen sich Hautgewebe langsamer als normal. Das dort angereicherte Inertgas braucht länger, um den Körper wieder verlassen zu können.

Die Hauttemperatur ist mit vernünftigem und tragbarem Aufwand während des Tauchgangs nicht zuverlässig messbar; es wäre sehr unpraktisch, wenn jeder Taucher vor dem Tauchgang Temperatursensoren am Körper platzieren müsste. Sie kann aber näherungsweise mit einem Rechenmodell für die Abkühlung der Haut geschätzt werden. Damit ist eine Modifikation der Halbwertszeiten und der Gewebekoeffizienten für die Hautkompartimente möglich.

10.2 Mikrogasblasenbildung und deren Berücksichtigung im Rechenmodell

Die meisten der bisher verwendeten Rechenmodelle berücksichtigen nur Inertgas in gelöster Form. Diese Modelle rechnen mit einer „scharfen" Grenze zwischen dem tolerierten Inertgasdruck und ungenügender Dekompression. Es ist aber bekannt, dass Inertgase im Gewebe und im Blut Blasen bilden können, ohne dass Symptome auftreten. Ob Gasblasen Symptome einer Dekompressionskrankheit oder einer Gasembolie hervorrufen, hängt von deren Quantität und Lage ab.

Mikrogasblasen können an verschiedenen Stellen im Körper entstehen. Im venösen Blut entstehen sie hauptsächlich nach dem Tauchgang. Diese Blasen können mit der Ultraschall-Doppler-Methode erkannt und mengenmäßig geschätzt werden. Sie werden größtenteils in der Lunge zurückgehalten und können einen intrapulmonalen Rechts-links-Shunt begünstigen. DAN Europe begann 1999 mit einer Feldstudie, bei der solche Messungen nach normalen, im offenen Gewässer durchgeführten, Tauchgängen vorgenommen werden (Safe Dive Project [34 b]). Auswertungen von 477 Tauchgängen zeigten, dass bei 47,4% (226/477) solche Mikrogasblasen im venösen Blut mit der Doppler-Messmethode festgestellt werden konnten.

Mikrogasblasen im arteriellen Blut können bei zu schnellem Aufsteigen entstehen (arterielle Gasembolie) oder auch über einen Rechts-links-Shunt (z. B. ein offenes Foramen ovale) ins arterielle Blut gelangen. Diese Gasblasen können gefährlich sein, da sie auf direktem Wege ins Zentralnervensystem gelangen können.

Mikrogasblasen im Gewebe entstehen durch die ungenügende Dekompression eines Gewebes. Im Gewebe entstandene oder ins Gewebe eingeschwemmte Mikrogasblasen können dort zu Symptomen der klassischen Dekompressionskrankheit führen.

Damit eine Blase im Körper eines Tauchers existieren kann, muss sie dem Umgebungsdruck, dem mechanischen und hydrostatischen Druck des entsprechenden Gewebes sowie der Oberflächenspannung widerstehen (Abb. 39). Wenn also eine Blase entstehen soll, muss der Druck innerhalb der Blase größer sein als die Summe aller umgebenden Drücke. Die Blasenentstehung wird beeinflusst durch verschiedene biochemische und physikalische Vorgänge. Eine genaue theoretische Nachbildung des Blasenwachstums ist deshalb sehr komplex. Es gibt aber vereinfachte Verfahren, welche das Auftreten von Mikrogasblasen näherungsweise vorhersagen können.

Für Blasen im arteriellen Kreislauf ist eine Überprüfung der Algorithmen anhand bekannter Zwischenfälle mit arterieller Gasembolie retrospektiv bedingt möglich. Leider ist man für die Bestimmung der jeweiligen Tauchprofile fast immer auf die Angaben der Beteiligten angewiesen. Die Überprüfung von Mikrogasblasen im venösen Kreislauf lässt sich mit der Dopplermethode durchführen. Es gibt dazu mehrere Untersuchungen, welche zur Verifikation der Algorithmen herangezogen werden können (z. B. [1]).

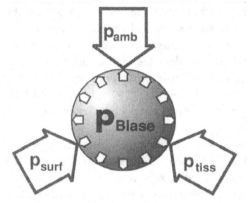

Abb. 39. Druckgleichgewicht einer stabilen Gasblase: p_{amb} Umgebungsdruck (Luft-, Wasser- und Blutdruck), p_{tiss} Druck des umgebenden Gewebes, p_{surf} Oberflächenspannung der Blase, p_{Blase} Gasdruck in der Blase

10.2.1 Mikrogasblasen im venösen Kreislauf

Im venösen Kreislauf entstehen Blasen hauptsächlich am Ende eines Aufstiegs und in den nachfolgenden 3–4 h an der Oberfläche. Auswertungen der DAN-Studie „Safe Dive Project" zeigen, dass die Quantität der mit der Dopplermethode feststellbaren Mikrogasblasen etwa 30–40 min nach dem Tauchgang ihr Maximum erreicht. Weshalb dies so ist, kann noch nicht endgültig erklärt werden. Möglicherweise hat dies mit der allmählichen Aufwärmung der Haut nach dem Tauchgang zu tun. Diese Blasen wandern in die Lunge, wo sie die Perfusionsverhältnisse verändern und zu einer Zunahme des intrapulmonalen Rechts-links-Shunts führen können.

Solange die Blasenzufuhr im venösen Blut höher ist als der Blasenabbau in der Lunge, wird der Shunt zunehmen. Später ist der Blasenabbau in der Lunge größer als die Blasenzufuhr, und der Shunt nimmt wieder ab. Nach 3–4 h sind praktisch alle Blasen in den Kapillaren verschwunden (s. 6.6). Während der Entsättigung ist der venöse Inertgasdruck höher als in der Alveolarluft. Der arterielle Inertgasdruck wird deshalb als Folge eines Shunts erhöht, was eine verlangsamte Entsättigung zur Folge hat.

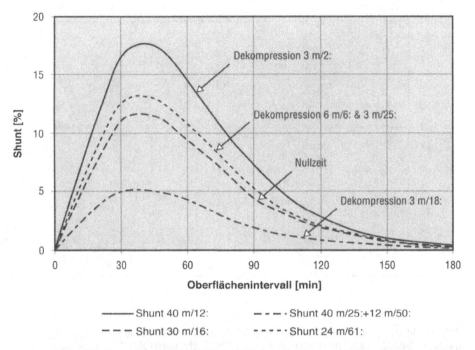

Abb. 40. Intrapulmonaler Rechts-links-Shunt für 4 verschiedene Einzeltauchgänge. Berechnung für Wassertemperatur 28 °C, normale Anstrengung, Atemgas Luft

Interessanterweise ergibt ein mit den vorgängig beschriebenen Bedingungen realisiertes Blasenmodell v. a. für Nullzeittauchgänge in Tiefen von > 30 m unter Ausschöpfung der Nullzeit einen hohen Shunt. Bei diesen Tauchgängen werden v. a. die schnelleren Kompartimente stark aufgesättigt. Schnelle Kompartimente liefern bei großem Druckgefälle pro Zeiteinheit viele Mikrogasblasen. Bei Tauchgängen mit langen Dekompressionszeiten werden schnellere Gewebe schon während der Dekompression bei noch relativ hohem Umgebungsdruck gut entsättigt. Das bewirkt eine geringere Anzahl von Mikrogasblasen pro Zeiteinheit nach dem Tauchgang – der Shunt wird kleiner (Abb. 40)! Diese Fakten begründen das erhöhte Risiko für kurze, tiefe Tauchgänge.

Besonders hoch wird der errechnete intrapulmonale Shunt, wenn mehrere Tauchgänge mit kurzem Oberflächenintervall hintereinander durchgeführt werden (Abb. 41). Da die Gasblasen des letzten Tauch-

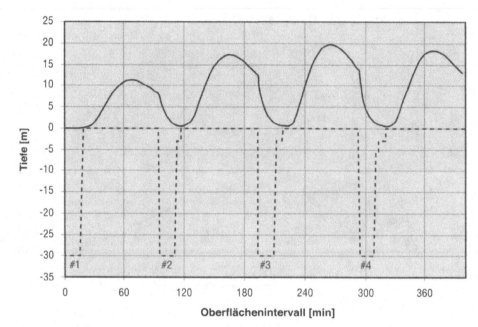

Abb. 41. Intrapulmonaler Rechts-links-Shunt für 4 aufeinanderfolgende Repetitivtauchgänge. 4 Tauchgänge 30 m/16 min mit kurzem Oberflächenintervall (75 min). Berechnung für Wassertemperatur 28 °C, normale Anstrengung, Atemgas Luft

gangs jeweils noch nicht vollständig abgebaut sind, kumulieren diese bei jedem zusätzlichen Tauchgang. Der Shunt wird mit jedem Tauchgang größer und die Entsättigung der Gewebe langsamer.

10.2.2 Mikrogasblasen im arteriellen Kreislauf und in den Geweben

Mikrogasblasen im arteriellen Kreislauf sind gefährlich, da sie in Gewebe mit guter Durchblutung – beispielsweise Rückenmark und Gehirn – eingeschwemmt werden können. Mikrogasblasen können im Gewebe Kapillaren obstruieren und den Gasaustausch lokal beeinflussen. Die Diffusionswege für die Inertgasmoleküle werden länger, und das geschädigte Gewebe verhält sich wie ein Gewebe mit längerer

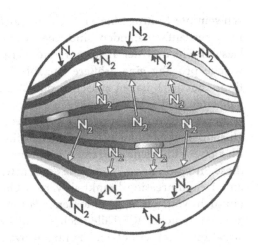

Abb. 42. Durch Mikrogasblasen obstruierte Kapillaren bewirken veränderte Perfusionsverhältnisse und längere Diffusionswege für das Inertgas

Halbwertszeit (Abb. 42). Damit verkleinert sich aber auch die Übersättigungstoleranz, und die Wahrscheinlichkeit einer zusätzlichen Blasenbildung im Gewebe steigt. Falls die Dekompressionsvorschrift der neuen Situation angepasst wird, kann eine der veränderten Perfusion entsprechende Entsättigung sichergestellt werden. Dies führt in diesen Situationen zu wesentlich kürzeren Nullzeiten, und eventuelle Dekompressionsstopps beginnen tiefer und dauern länger.

Mit einem Algorithmus zur Blasenbildung im arteriellen Blutkreislauf lässt sich auch die Aufstiegsgeschwindigkeit optimieren. Es resultiert daraus eine größere Sicherheit bezüglich der arteriellen Gasembolie. Diese Sicherheit wird durch eine Aufstiegsgeschwindigkeit erreicht, die in großen Tiefen relativ hoch sein darf, unterhalb der Oberfläche aber bis auf < 10 m/min reduziert werden sollte. Ein solches Aufsteigen trägt auch zu einer reduzierten Blasenbildung im venösen Kreislauf bei.

10.2.3 Übertritt von Gasblasen aus dem venösen ins arterielle Blut

Mit zunehmender Anzahl der Blasen in den Lungenkapillaren steigt auch die Wahrscheinlichkeit, dass Blasen durch die Lunge in den arteriellen Kreislauf eingeschwemmt werden. Über die Lunge einge-

188

schwemmte Mikrogasblasen verhalten sich wie Blasen, die im arteriellen Kreislauf entstanden sind. Sie können Symptome der arteriellen Gasembolie und der Dekompressionskrankheit verursachen. Taucher, welche pro Tag eine größere Anzahl Tauchgänge durchführen (Nonlimit-Tauchen), haben zwischen den Tauchgängen oft nur kurze Intervallzeiten und gehen deshalb ein erhöhtes Risiko ein.

Bei Druckveränderungen im Herzen, z.B. durch Druckausgleich, Husten, Pressatmung usw., können Mikrogasblasen aus dem venösen Blut über ein offenes Foramen ovale ins arterielle Blut gelangen. Auch diese Situation kann Symptome einer arteriellen Gasembolie und damit eine Dekompressionskrankheit verursachen. Da 25–30% der Menschen ein nicht vollständig geschlossenes Foramen ovale aufweisen [35 a, 52], können manche DCS-Fälle nach Tauchgängen ohne erkennbare Risikosituation durch ein offenes Foramen ovale erklärt werden.

10.2.4 Möglichkeiten zur Reduktion der Blasen im venösen Blut

Schon seit längerer Zeit wird postuliert, dass sogenannte „deep stops" (tiefe Stops während des Aufstiegs) die Blasenbildung im venösen Blut vermindern können. Schon früh während des Aufstiegs (z.B. auf halbem Weg zur Oberfläche) werden kurze Stops eingelegt, während die effektiven Dekompressionsstops nahe der Oberfläche eher gekürzt werden. Die gesamte Auftauchzeit wird so nicht verlängert – ja z.T. sogar abgekürzt. Die Idee dieser „deep stops" findet v.a. bei den technischen Tauchern Anklang.

Druckkammerversuche, welche durch DAN Europe in Zusammenarbeit mit dem Tauchcomputerhersteller Uwatec im Rahmen des DSL (Diving Safety Laboratory) durchgeführt wurden, deuten nun darauf hin, dass die Entstehung von Gasblasen im venösen Blut tatsächlich durch das Einschalten von zusätzlichen Sicherheitsstops praktisch verhindert werden kann [48 a, 48 b]. Allerdings zeigten diese Versuche, dass das Abkürzen der „seichten" Dekostops nicht zulässig ist. Im Gegenteil: Diese Stops müssen ausgedehnt werden, um die Entstehung der Blasen auch bei längeren Tauchgängen und Repetitivtauchgängen wirksam zu vermindern. Die gesamte Auftauchzeit wird dadurch deutlich länger (Tabelle 31).

Tabelle 31. Blasenbildung nach dem Tauchen mit und ohne „Deep stops". Vergleich des durchschnittlichen ($DG_\varnothing$) und des maximalen Dopplergrades (DG_{max}) für verschiedene Auftauchvarianten. (Nach DSL [48a, 48b])

Tauchgang	Normal	Variante 1	Variante 2	Variante 3
Nr. 1 20 m, 60:	3 m/15:	3 m/19: 6 m/9: 9 m/1:	3 m/20: 6 m/6:	3 m/23: 6 m/10:
	ta: 18: $DG_\varnothing$: ~2 DG_{max}: 3	ta: 32: $DG_\varnothing$: ~0–0,5 DG_{max}: 1	ta: 29: $DG_\varnothing$: ~0,5–1 DG_{max}: 2	ta: 36: $DG_\varnothing$: ~0–0,5 DG_{max}: 0,5
Nr. 2 40 m, 10:	Kein Stopp	3 m/6: 3 m/5: 9 m/3: 12 m/2:	3 m/6:	3 m/6:
	ta: 4: $DG_\varnothing$: ~1,5 DG_{max}: 3	ta: 19: $DG_\varnothing$: ~0–0,5 DG_{max}: 0,5	ta: 13: $DG_\varnothing$: ~0–0,5 DG_{max}: 1	ta: 18: $DG_\varnothing$: ~0–0,5 DG_{max}: 0,5
Nr. 3.1 30 m, 16:	Kein Stopp	3 m/6: 6 m/5: 9 m/3: 12 m/2:	3 m/6: 6 m/3:	3 m/7: 6 m/5: 9 m/2:
	ta: 4: $DG_\varnothing$: ~0–0,1 DG_{max}: 1,5	ta: 19: $DG_\varnothing$: ~0 DG_{max}: 0,5	ta: 12: $DG_\varnothing$: ~0 DG_{max}: 0	ta: 17: $DG_\varnothing$: ~0 DG_{max}: 0,5
Nr. 3.2 30 m, 16:	3 m/3:	3 m/6: 6 m/5: 9 m/3: 12 m/2:	3 m/6: 6 m/3:	3 m/7: 6 m/5: 9 m/2:
	ta: 7: $DG_\varnothing$: ~1–1,5 DG_{max}: 2,5	ta: 19: $DG_\varnothing$: ~0–0,5 DG_{max}: 1	ta: 12: $DG_\varnothing$: ~0–0,5 DG_{max}: 1	ta: 17: $DG_\varnothing$: ~0–0,5 DG_{max}: 0,5
Nr. 3.3 30 m, 16:	3 m/7: 6 m/1:	3 m/6: 6 m/5: 9 m/3: 12 m/2:	3 m/6 6 m/3:	3 m/7: 6 m/5: 9 m/2:
	ta: 12: $DG_\varnothing$: ~1,5 DG_{max}: 2,5	ta: 19: $DG_\varnothing$: ~0,5 DG_{max}: 1,5	ta: 12: $DG_\varnothing$: ~0 DG_{max}: 1	ta: 17: $DG_\varnothing$: ~0–0,5 DG_{max}: 1

Das ZH-L8-ADT-Rechenmodell wurde deshalb im Jahr 2000 so erweitert, dass solche „blasenarme" Aufstiegsprofile berechnet werden können. Da, wie oben erwähnt, viele Taucher ein offenes Foramen ovale haben, werden Tauchcomputer, welche blasenarmes Tauchen möglich machen, in Zukunft eine größere Bedeutung erlangen.

10.3 Praktische Auswirkungen des Rechenmodells ZH-L8 ADT beim Tauchen

Ohne Risikosituationen sind Nullzeiten und Dekompressionszeiten für Einzeltauchgänge nicht konservativer als ohne adaptives Rechenmodell. Für Tauchgänge in kaltem Wasser und bei Anstrengung während des Tauchgangs können Nullzeiten und Dekompression abhängig vom Tauchprofil konservativer werden. Bei deutlicher Überschreitung der Aufstiegsgeschwindigkeit und bei einer eventuellen Mißachtung eines Dekompressionsstops kann die Nullzeit massiv kürzer und die Dekompression um einiges konservativer werden.

Die Entsättigungs- und die Flugverbotszeit fallen durch die Berücksichtigung des Rechts-links-Shunts und der reduzierten Anstrengung an der Oberfläche generell länger aus. Die Flugverbotszeit kann für kurze Tauchgänge mehrere Stunden dauern und kann für extrem lange Tauchgänge mehr als 24 h erreichen.

Durch Zunahme des Rechts-links-Shunts in der Lunge wird die Entsättigung zwischen den Tauchgängen verlangsamt. Bei großem Shunt können in das arterielle Blut eingeschwemmte Blasen die Entsättigung der Gewebe und deren Übersättigungstoleranz beeinflussen. Die abgekühlte Haut sowie die reduzierte Arbeitsleistung an der Oberfläche verlangsamen weiter die Inertgasabgabe in den Haut- und Muskelgeweben. Der Einfluss dieser Effekte auf den Folgetauchgang kann nicht allgemein vorausgesagt werden. Er ist abhängig von der Vorgeschichte, vom aktuellen Tauchprofil und von den momentanen Randbedingungen wie Arbeit, Wassertemperatur und Tauchtechnik. Eine Kombination von ungünstigen Einflüssen wird die Nullzeit und die Dekompression deutlich beeinflussen.

10.4   Die Möglichkeiten des adaptiven Rechenmodells

Die Berücksichtigung der Arbeit, der Abkühlung und der Blasenbildung für ein gegebenes reales Tauchgangprofil ist mit Tauchtabellen kaum mehr realisierbar. Zusätzlich müssen die für das Rechenmodell benötigten Parameter objektiv gemessen oder geschätzt werden können, da der Taucher dazu meistens nicht in der Lage ist. Berechnungen müssen direkt während des Tauchgangs durchgeführt werden (online), womit das Modell v. a. für Tauchcomputer geeignet ist.

Das Rechenmodell ZH-L8 ADT kann auf Fehler des Tauchers reagieren, fördert aber ebenso eine risikoarme Tauchtechnik, da der Taucher den Einfluss von Risikosituationen auf die Dekompressionsvorschrift sofort erkennen kann. Der Lerneffekt ist besonders stark, wenn das Rechenmodell in einen Tauchcomputer mit Tauchgangrecorder integriert wird, da dann der Tauchgang auch nach dessen Abschluss noch analysiert werden kann. Dies ist für die Tauchausbildung von unschätzbarem Wert und ermöglicht auch eine bessere Diagnose im Falle eines Tauchunfalls. Das Vermeiden von Risikosituationen durch den Taucher ist natürlich anzustreben. Wenn dies nicht möglich ist oder der Taucher nicht risikobewusst taucht, können solche Situationen mit einem adaptiven Rechenmodell berücksichtigt werden.

Wenn ein „blasenarmes" Tauchen nötig ist (z. B. PFO) oder vom Taucher gewünscht wird, kann mit Hilfe des Rechenmodells eine entsprechende Auftauchvorschrift berechnet werden. Zusätzliche Sicherheitsstopps (nicht zu verwechseln mit Dekompressionsstops) verlangsamen den Aufstieg und verhindern weitgehend die Mikrogasblasenbildung.

11 Dekompressionscomputer

11.1   Vorteile und Gefahren

Sporttaucher können Pendeltauchgänge durchführen, was für das Fotografieren oder Beobachten der Flora und Fauna praktisch ist. Eine „maßgeschneiderte" Dekompression ist beim Tauchen mit der Tabelle nicht möglich. Es gibt heute allerdings Verfahren, welche mit Hilfe einer rechnerisch zu bestimmenden mittleren Tiefe ein Berechnen von komplizierteren Tauchgangprofilen ermöglichen. Diese Verfahren können aber ihrer Komplexität wegen kaum unter Wasser angewandt werden und sind deshalb höchstens zu „trockenen" Berechnungen geeignet.

Pendeltauchgänge und wiederholte Tauchgänge benötigen also beim Gebrauch von Dekompressionstabellen ein protokollierendes Gedächtnis und das Lösen einer Rechenaufgabe. Sporttaucher, welche ihre Ferien am Meer verbringen, und Tauchlehrer, welche ihrer Tätigkeit nachgehen, führen sehr oft mehrere Tauchgänge an demselben Tag durch und wollen oder können komplizierte Berechnungen mit der Tauchtabelle nicht durchführen.

Der Dekompressionscomputer berechnet fortlaufend auf der Grundlage des realen Druckprofils die notwendige Dekompression und die N_2-Abgabe während des Aufenthalts an der Oberfläche. Damit ergeben sich im Vergleich mit Dekompressionstabellen für die Mehrzahl der repetierten Tauchgänge kürzere Dekompressionszeiten. Beim ersten Tauchgang und bei einem annähernd rechteckigen Tauchprofil ist eine gute Übereinstimmung zwischen Tauchcomputer und Tauchtabelle festzustellen, falls Computer und Tabelle mit dem gleichen Modell rechnen. Demzufolge können Dekompressionstauchgänge mit Hilfe der Tabelle sehr gut geplant werden, falls diese Tauchgänge keine Repetitivtauchgänge sind.

Bei Tauchgängen in der Höhe, Repetitiv- und Pendeltauchgängen sind Unterschiede zwischen Tauchcomputer und Tabelle zu erwarten. Die Tabelle hat meistens eine andere Höhenabstufung als der Tauchcomputer und rechnet mit einer festgelegten Anfahrtsrampe. Beim Computer kann diese Rampe anders gewählt sein, oder sie wird sogar real berechnet. Das Berechnen eines Repetitivtauchgangs mit Hilfe eines Wiederholungssystems, wie es bei Tabellen üblich ist, stellt eine starke Vereinfachung dar, welche für den praxisorientierten Gebrauch der Tabelle unumgänglich ist. Jede Repetitivgruppe beinhaltet verschiedene mögliche Kombinationen der einzelnen Gewebesättigungsgrade.

Da der Zeitzuschlag für die Repetitivgruppe immer den ungünstigsten Fall noch berücksichtigen muss, ist er für die meisten Fälle zu groß. Zudem werden während der Berechnung mit der Tabelle mindestens 2-mal Rundungen durchgeführt, was zu zusätzlichen Abweichungen führt. Dies ergibt in vielen Fällen lange Dekompressionszeiten für Repetitivtauchgänge. Viele Abweichungen zwischen Tabelle und Computer sind also auf die praxisorientierten Vereinfachungen der Tabellenrechnung zurückzuführen. Beim Gebrauch von Tabellen werden die Toleranzgrenzen der Gewebe nur ausnahmsweise erreicht; der Dekompressionscomputer ermöglicht theoretisch die vollständige Ausnutzung der Grenzen.

1979 erschienen das erste Mal Berichte über einen elektronischen Tauchcomputer (Dacor Dive Computer), welcher aber keine große Verbreitung erfuhr. Das gleiche Schicksal erlitt 1981 auch der Cyber-Diver, ein kanadisches Produkt, und 1 Jahr später der SeaComp von Sea Pro. 1982/83 gelangte in der Schweiz der Decobrain I auf den Markt, der mit einer gespeicherten Tabelle arbeitete. 1983 erschien das Edge-Gerät, ein elektronischer Tauchcomputer, der als erstes Gerät eine gewisse Verbreitung erfuhr. Es folgte der Decobrain II, der das in Zürich entwickelte Rechenmodell mit 16 N_2-Halbwertszeiten verwendete.

Durch große Abmessungen, hohen Energieverbrauch und einen für viele Sporttaucher prohibitiven Preis war diesen Geräten der durchschlagende Erfolg versagt. Mit dem 1987 erschienenen Schweizer Produkt Aladin gelang dann der große Durchbruch. In der Folge erschienen weitere kleine Tauchcomputer, z. B. Suunto SME, Micro-Brain, Skinnydipper usw. 1994 wurden die ersten Tauchcomputer mit dem adaptiven Rechenmodell ZH-L8 ADT ausgeliefert (Aladin Air X, Genius, Monitor III Air). Dies bedeutete sicherlich einen weiteren Meilenstein in der Entwicklung der elektronischen Dekompressionscomputer. Neben einer drahtlosen Übertragung des Tauchflaschendrucks wurden erstmals Risikofaktoren wie Abkühlung, Anstrengung und die Wirkung von Mikrogasblasen in einem Rechenmodell mit berücksichtigt. Im Jahr 2002 erschien dann mit dem Aladin Smart Pro der erste Tauchcomputer mit dem modifizierten ZH-L8-ADT-Algorithmus, welcher blasenarmes Tauchen möglich machte.

Heute gehört der Tauchcomputer zur Standardausrüstung des Sporttauchers. Die Erfahrung hat gezeigt, dass mit Tauchcomputern erheblich mehr Tauchgänge pro Zeiteinheit durchgeführt werden als mit der Tabelle. Dies gilt insbesondere in den Tauchferien und am Wochenende. Im deutschsprachigen Gebiet wurden 1983–1986 mit den ersten Geräten bei Repetitivtauchgängen wie im Experiment (s. 8.7) eine Häufung von Haut- und Muskelsymptomen beobachtet, nie aber eine Schädigung des Rückenmarks. Mit einer Senkung der Toleranzgrenzen für die Haut und Muskulatur repräsentierenden N_2-Halbwertszeiten wurde die Häufigkeit dieser Symptome reduziert. Dieses Vorgehen hat aber den Nachteil, dass die Dekompressionszeiten auch bei Ersttauchgängen unnötigerweise länger werden, falls diese Gewebe für die Dekompression maßgebend sind.

Ein modernes Rechenmodell, wie z. B. das ZH-L8 ADT, sollte für den normalen Tauchgang ohne Risikofaktoren eine sichere, aber auch ökonomische Dekompression angeben. Für den risikobehafteten Tauchgang sollte die Dekompression verändert werden, um das Auftreten einer Gasembolie oder Dekompressionskrankheit so weit wie möglich zu verhindern. Ein Tauchcomputer – ausgerüstet mit einem solchen Rechenmodell – ist der Tauchtabelle mit Sicherheit überlegen, da das objektive Erfassen und Berücksichtigen von Risikosituationen durch den Taucher selbst nicht gewährleistet ist.

11.2 Struktur eines Tauchcomputers

Ein Tauchcomputer besteht aus 2 Bereichen:
► Die Hardware ist derjenige Teil des Computers, welcher „angefasst" werden kann. Die Hardware besteht aus mechanischen und elektronischen Bauteilen, welche entwickelt oder eingekauft werden.
► Die Software (das Computerprogramm) beinhaltet das Berechnungsmodell und bestimmt die Art und Weise der Bedienung und das Ablesen der Daten (Philosophie). Die Software ist in einem Bauteil (Chip) abgespeichert.

Die Qualität eines Tauchcomputers ist neben der Zuverlässigkeit der Hardware weitgehend durch die Software bestimmt. Übersichtlichkeit,

Universalität, Informationsfülle, Sicherheitsmargen und vieles mehr wird durch die Software vorgegeben.

11.3 Hardware

11.3.1 Was ist Hardware?

Die Teile, aus denen der Tauchcomputer besteht, nennt man Hardware. Zur Hardware gehören also die mechanischen und die elektronischen Komponenten. Die heutige Technologie erlaubt viele mögliche Lösungen für den Aufbau der Elektronik. Eine mögliche Lösung ist im Blockschaltbild (Abb. 43) dargestellt.

Ein Tauchcomputer besteht beispielsweise aus folgenden Elementen (Abb. 44):

- zentrales Rechenelement (z.B. Single-Chip-Mikroprozessor),
- Drucksensor zur Erfassung des Luft- und Wasserdrucks,
- Schaltung zur Aufbereitung des Drucksignals,
- Sensoren oder Schalter zur Bedienung des Computers,
- Display zur Anzeige der Daten für den Taucher,
- Summer oder Ähnliches für akustische Warnungen,
- Batterie für die Energieversorgung.

Falls der Luftdruck des Tauchgerätes für die Bestimmung des Luftvorrates in die Berechnungen einbezogen wird, ist noch ein zweiter Drucksensor für die Messung des Flaschendrucks vorhanden.

11.3.2 Anforderungen an die Hardware

Dimensionen

Die Dimension der ersten Tauchcomputer war weitgehend durch die Größe der elektronischen Bauteile und der Batterie (Akkumulator) bestimmt. Durch den massiv gesunkenen Energieverbrauch, die Minia-

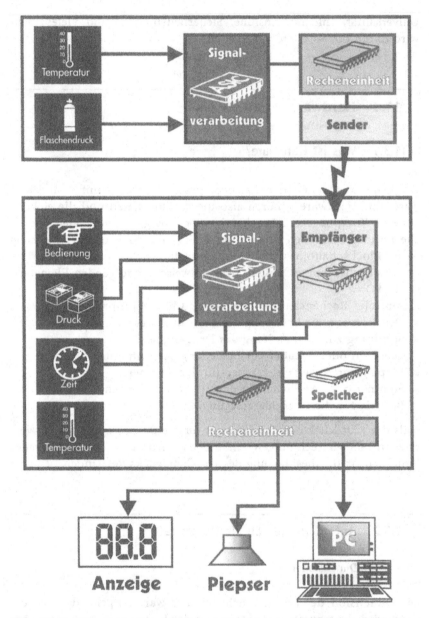

Abb. 43. Blockschaltbild eines modernen, luftintegrierten elektronischen Tauchcomputers

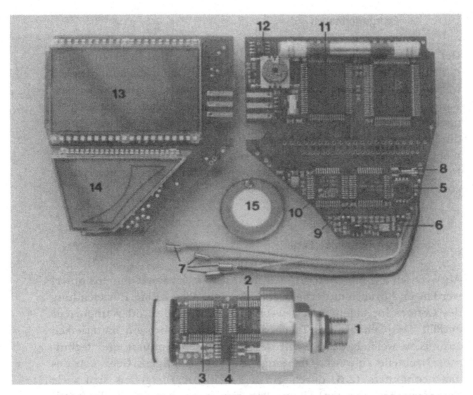

Abb. 44. Hardware eines modernen, luftintegrierten elektronischen Tauchcomputers (korrespondiert mit dem Blockschaltbild von Abb. 43). *1* Drucksensor für den Flaschendruck, *2* Signalverarbeitung, *3* Mikroprozessor für Flaschendruck-Management, *4* Sender für drahtlose Übertragung der Daten, *5* Drucksensor für Umgebungsdruck, *6* Temperatursensor, *7* Bedienungssensoren, *8* Quarz (Zeitnormal), *9* Signalverarbeitung, *10* Empfänger für Flaschendruckdaten, *11* Mikroprozessor, *12* E^2PROM (nichtflüchtiger Speicher), *13* Display für Dekompressionsdaten, *14* Display für Luftdaten, *15* Warnsummer

turisierung der Bauteile (neue Gehäuseformen) und die Möglichkeit des Zusammenfassens mehrerer Bauteile zu einem kundenspezifischen Chip sind der Miniaturisierung der Tauchcomputer kaum mehr Grenzen gesetzt. Heute existieren schon Tauchcomputer in Uhrengröße. Eine vernünftige minimale Größe ergibt sich allerdings durch die Ablesbarkeit der Anzeige.

Energieverbrauch

Der Energieverbrauch der heutigen Computer liegt weit unterhalb desjenigen der ersten Geräte dieser Art. Die Batterien sind deshalb wesentlich kleiner geworden, und Akkumulatoren (wiederaufladbare Batterien) werden kaum mehr eingesetzt. Da moderne Geräte oft permanent eingeschaltet sind und immer aufwendigere Berechnungen durchführen müssen, sinkt der Energieverbrauch der Tauchcomputer nicht entsprechend den Einsparungen der elektronischen Bauteile. Heute sind zwei Philosophien bei der Energieversorgung von Tauchcomputern zu beobachten.

Auswechselbare Batterien

Auswechselbare Batterien können mit kleiner Kapazität dimensioniert werden und brauchen deshalb auch weniger Platz. Eine Rücksendung des Gerätes für einen Batteriewechsel zum Hersteller oder Importeur entfällt. Das Gehäuse des Tauchcomputers muss aber ein Batteriefach aufweisen, welches das Design des Gehäuses beeinflusst und technische Nachteile aufweist (Dichtung). Bei sehr häufigem Gebrauch des Tauchcomputers (z.B. durch einen Tauchlehrer) ergeben sich viele Batteriewechsel (Kosten). Beim Batteriewechsel kann u.U. der Sättigungszustand des Gerätes verloren gehen (Sicherheitsrisiko).

Fest eingebaute Batterien

Fest eingebaute Batterien werden so dimensioniert, dass eine Batterielebensdauer von mehreren Jahren möglich ist. Neue Tauchcomputermodelle weisen bei durchschnittlichem Gebrauch eine Lebensdauer von etwa 10 Jahren auf. Man kann bei diesen Geräten davon ausgehen, dass ein Durchschnittsbenutzer gar nie einen Batteriewechsel vornehmen lassen muss. Technisch ist diese Lösung sicher sehr gut, da die Batterie nicht über störungsanfällige Kontakte mit der Elektronik verbunden, sondern fest eingelötet wird. Ebenfalls entfällt ein zu dichtendes Batteriefach. Allerdings sind die Qualitätsansprüche an die

Batterien hoch und deren Kosten hoch. Bei sehr häufigem Gebrauch
des Tauchcomputers (z. B. durch einen Tauchlehrer) muss ein Batteriewechsel beim Hersteller oder Importeur vorgenommen werden und
ist relativ teuer.

Drucksensor

Die heutigen Tauchcomputer besitzen einen piezoresistiven Absolut-
drucksensor (Abb. 45). Diesen Sensor kann man sich als winzige
„Box" (ca. $3 \times 3 \times 1$ mm^3) vorstellen. Im Inneren dieser Box herrscht
Vakuum. Der Deckel der Box besteht aus Silizium und hat eingeätzte
Widerstände. Durch Außendruck biegt sich das Siliziumplättchen etwas durch, und die Widerstände ändern dadurch ihren Wert. Diese
Widerstandsänderung ist proportional zur Druckänderung. Da als Re-
ferenz Vakuum verwendet wird, kann so der Absolutdruck (Luftdruck
plus Wasserdruck) gemessen werden.
  Das Ausgangssignal des Sensors ist temperaturabhängig und muss
daher temperaturkompensiert werden. Diese Kompensation kann
„hardwaremäßig" z. B. durch trimmbare Widerstände oder „softwaremäßig" durch die Bestimmung von Korrekturfaktoren eines Korrek-

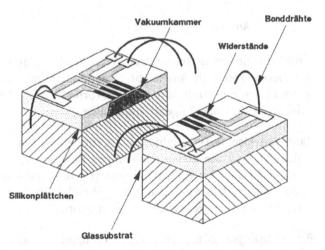

Abb. 45. Schema eines piezoresistiven Sensors für die Messung des absoluten Drucks

turalgorithmus vorgenommen werden. Bei der hardwaremäßigen Kompensation wird die Umwandlung des analogen Signals in eine „digitale Zahl" (Analog-digital-Wandlung, A/D-Wandlung) nach der Kompensation vorgenommen. Im Fall der softwaremäßigen Kompensation muss die A/D-Wandlung vor der Kompensation geschehen.

Die Kalibrierung (richtige Zuordnung von Sensorsignal zu Druckwert) kann ebenfalls mittels Hardware (z. B. Potentiometer) oder softwaremäßig (rechnerisch) erfolgen. Heute verwendet man meistens die rechnerische Methode und kombiniert sie mit der rechnerischen Temperaturkompensation des Sensors. Heute sind sogar fertige „digitale" Drucksensoren erhältlich, bei welchen Druckmessung, A/D-Wandlung, Kompensation und Kalibrierung auf einem Chip integriert sind.

Nach einiger Zeit kann ein leichtes Driften des Sensors eintreten, was je nach Fabrikat zu einer leichten Genauigkeitseinbuße führt. Diese Abweichungen müssen für die Berechnung der Dekompression berücksichtigt werden.

Der Drucksensor selbst darf nicht mit Wasser in Kontakt kommen. Er muss deshalb durch ein flexibles, wasserundurchlässiges Material (z. B. Silicongel) geschützt oder in einem flüssigkeitsgefüllten Gehäuse mit drucküberträgender Membrane gekapselt werden.

Anzeige

Anzeigen gibt es in sehr vielen Arten und Formen. Aktive Anzeigen emittieren von sich aus Licht. Passive Displays sind nur ablesbar, wenn extern ein Minimum an Licht vorhanden ist. Die häufigsten Anzeigearten sind nachfolgend aufgeführt:

Aktive Anzeigen. LED – „light emitting diodes" – sind Halbleiterelemente, welche ähnlich wie kleine Glühlampen Licht emittieren können.

Beim EL-Display („Elektrolumineszenzdisplay") wird durch Hochspannung ein Gas zum Leuchten gebracht, ähnlich wie bei den zur Raumbeleuchtung verwendeten Leuchtstoffröhren.

Passive Anzeigen. LCD – „liquid crystal displays", also Flüssigkristalle – können in Kombination mit Polarisationsfiltern für Licht durchlässig oder undurchlässig sein. Je nach angelegter elektrischer Spannung wird der eine oder andere Zustand eingestellt.

Da die Erzeugung von Licht sehr viel Energie verbraucht, werden in Tauchcomputern bis heute praktisch ausschließlich LCD eingesetzt.

Je nach Anordnung der Anzeigeelemente kann zwischen nummerischen, alphanumerischen und vollgraphischen Displays unterschieden werden:

Nummerische Anzeige. Anzeige, welche nur Zahlen anzeigen kann. Eine Zahl („digit") besteht aus 7 Segmenten, aus welchen die Zahlen von 0 bis 9 zusammengesetzt werden. Einige Buchstaben können ebenfalls durch diese 7-Segment-Anzeigen dargestellt werden (z. B. A, b, C, c, d, E usw.).

Alphanummerische Anzeige. Anzeige, welche Zahlen und Buchstaben anzeigen kann. Es gibt Ausführungen, welche ebenfalls mit Segmenten arbeiten, andere setzen ihre Ziffern und Zahlen aus Punkten (sog. Pixel) zusammen.

Vollgraphische Anzeige. Anzeige, welche nur aus Punkten (Pixel) besteht. Jedes Pixel kann einzeln angesteuert werden. So sind beliebige Zeichen, Kurven und Bilder darstellbar.

Je mehr Segmente oder Pixel eine Anzeige hat, um so komplizierter und aufwendiger wird sie und desto mehr Strom verbraucht sie. Eine vollgraphische Anzeige von 64×128 Pixel hat z. B. insgesamt 8192 Pixel, welche alle unabhängig voneinander ein- oder ausgeschaltet werden müssen!

Nummerische Displays sind also die einfachsten und energiesparendsten; die meisten Tauchcomputer werden daher mit diesen Anzeigen ausgestattet.

11.4   Software

11.4.1   Was ist Software?

Die Software besteht aus einer Reihe von Befehlen an den Mikroprozessor. Mit diesen Befehlen wird der Rechner angehalten, bestimmte Dinge zu tun, z.B. den Wasserdruck oder die Zeit zu messen, bestimmte Werte abzuspeichern, eine Addition durchzuführen oder eine bestimmte Zahl anzuzeigen. Früher wurden Mikroprozessoren in „Assembler", einer hardwarenahen Programmiersprache, programmiert. Es ist wichtig zu wissen, dass diese Befehle auf einem sehr tiefen Niveau ausgeführt werden mussten, z.B. bestand eine Multiplikation in der Regel aus mehreren Teilbefehlen. Einzelne mathematische Operationen konnten nur durch Approximationsalgorithmen angenähert werden.

Heute werden die meisten Mikroprozessoren in einer Hochsprache (z.B. „C") programmiert. Übersetzungsprogramme (Compiler) übersetzen dann die in C geschriebenen Befehle in die Maschinensprache des Mikroprozessors. Allerdings müssen zeitkritische Teile einer Software noch oft in Assembler geschrieben werden, da der Compiler die Übersetzung in die Maschinensprache nicht optimal erledigt.

Beim Entwickeln einer Software wird zuerst mittels Zustands- oder Flussdiagrammen die Struktur des Programms festgelegt. Damit ist auch die Art und Weise, wie die Software mit dem späteren Benutzer kommuniziert (Philosophie), zum großen Teil bestimmt. Ein Beispiel für ein einfaches Flussdiagramm ist in Abb. 46 dargestellt.

Anschließend werden die Programmteile in einer mikroprozessorspezifischen Sprache auf einem sog. Entwicklungssystem ausprogrammiert und ausgetestet.

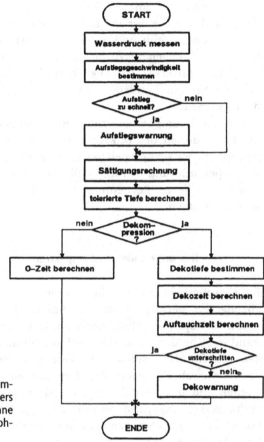

Abb. 46. Vereinfachte Programmstruktur eines Tauchcomputers während der Tauchphase (ohne adaptives Rechenmodell und ohne Luftberechnungen)

11.4.2 Das Modell – der Kern der Software

Modellwahl

Für die Anwendung im Tauchcomputer sollte das verwendete Modell gewisse Voraussetzungen erfüllen. Dazu gehört natürlich in erster Linie die qualitativ und quantitativ gute Absicherung mittels Labor- und Praxistests.

Da Computer immer mehr von Tauchern benutzt werden, welchen das grundsätzliche Verständnis der physiologischen Vorgänge bei der Dekompression fehlt und welche nur über geringe Kenntnisse im Ablesen von Tabellen verfügen, ist es auch wichtig, dass das Modell möglichst universell ist. Dies betrifft insbesondere die Anwendung bei reduziertem Luftdruck, Tauchen in Bergseen und Fliegen nach dem Tauchen.

Ein tauchcomputergerechtes Rechenmodell musste früher durch die Limitationen der Mikroprozessoren sehr schnell ausführbar sein und möglichst wenig Speicher im Mikroprozessor belegen. Heute sind stromsparende und schnelle Mikroprozessoren verfügbar, welche mit einem komplexen Rechenmodell wie z.B. dem ZH-L8 ADT sehr gut zurechtkommen.

Das universelle Gewebespektrum

Ein Gewebespektrum, welches alle vorkommenden Druckexpositionen abzudecken vermag, kann als universell bezeichnet werden. Wie schon in Kap. 7 erwähnt, deckt ein universelles Gewebespektrum die Randbereiche der im Körper vorkommenden Halbwertszeiten ab; d.h. 4–6 min für das schnellste Gewebe und 600–700 min für das langsamste Gewebe. Je enger die dazwischenliegenden Gewebe abgestuft werden und je besser die Eigenschaften der Gewebe den Perfusionsverhältnissen angepasst werden können, desto präziser können Dekompressionsangaben gemacht werden. Das in diesem Buch beschriebene Spektrum von 16 Geweben stellt eine vernünftige obere Grenze für ein universelles Spektrum dar; eine weitere Erhöhung der Gewebeanzahl bietet keine Vorteile mehr. Eine Reduktion der Gewebeanzahl ist aber unter gewissen Voraussetzungen möglich.

Mit einem universellen Gewebespektrum können alle in der Praxis denkbaren Druckprofile inklusive Sättigungstauchgänge genügend genau berechnet werden.

Das eingeschränkte Gewebespektrum für den Sporttaucher

Gewebe mit Inertgashalbwertszeiten (Stickstoff) von mehr als 300–350 min haben auf den Sporttaucher kaum Einfluss, auch nicht bei häufigen Repetitivtauchgängen. Diese Gewebe sind nur dann von Bedeutung, wenn außergewöhnlich viele und lange Tauchgänge (mehrere Stunden) oder Sättigungstauchgänge (Tage) gemacht werden. Wenn Tauchcomputer nicht für diesen Bereich des Tauchens konzipiert sind, reicht ein Gewebespektrum bis zu 300 oder 350 min Halbwertszeit völlig aus. Gewebe mit Halbwertszeiten unter 4–6 min bilden die untere Grenze des Spektrums. Wenn die Mikrogasblasenbildung zusätzlich simuliert wird, können auch schnelle Vorgänge wie die arterielle Gasembolie simuliert werden.

Ein Gewebespektrum von minimal 6 Geweben wird als untere Grenze für eine ausreichend genaue Berechnung von Nullzeit und Dekompression für den Sporttaucher angesehen. Durch die gröbere Abstufung der Gewebe müssen die Gewebekoeffizienten a und b etwas korrigiert werden, um mit den tolerierten Umgebungsdrücken immer auf der sicheren Seite des 16er-Modells zu sein. Dies hat zur Folge, dass Nullzeiten in den meisten Fällen eher etwas kürzer und Dekompressionszeiten etwas länger werden. Diese Korrekturen sind aber sehr klein und betragen normalerweise Minutenbruchteile bis einige Minuten.

Das Gewebespektrum für das adaptive Rechenmodell

Das adaptive Rechenmodell ZH-L8 ADT verfügt über 8 Kompartimente mit nominalen Halbwertszeiten von 5–640 min für Stickstoff. Damit können alle vorkommenden Expositionen mit Luft oder Nitrox abgedeckt werden. Die Halbwertszeiten und Übersättigungstoleranzen der Kompartimente können sich aufgrund der Arbeitsleistung, der Hauttemperatur oder der Blasenbildung verändern. Die Koeffizienten eines Kompartimentes sind also nicht konstant, sondern passen sich den drei Randbedingungen an (Adaptation). Damit verändert sich das Gewebespektrum und ist nicht mehr konstant wie bei nichtadaptiven Rechenmodellen.

11.5 Berechnungsschritte des Tauchcomputers

11.5.1 Inertgasdruck im Gewebe

Der Taucher ist normalerweise an der Oberfläche entsprechend dem atmosphärischen Druck mit Inertgas gesättigt. Dieser Inertgasdruck bildet den Ausgangswert für die Berechnung der Inertgasaufsättigung bei einem Ersttauchgang und kann deshalb als initialer Inertgasdruck bezeichnet werden. Der initiale Inertgasdruck entspricht also dem alveolären Inertgasdruck (s. 5.1.5) und beträgt somit auf Meereshöhe etwa 0,75 bar. Er wird mit zunehmender Höhenlage aufgrund des abnehmenden Luftdrucks kleiner.

Bei Geräten, welche ausschaltbar sind oder bei welchen der Luftdruck nicht ständig gemessen wird, muss als Ausgangswert für die Berechnung eines Ersttauchgangs der initiale Inertgasdruck verwendet werden. Der initiale Inertgasdruck entspricht dann nicht unbedingt dem tatsächlich in den Geweben gelösten Inertgas (Höhenwechsel, Fliegen).

Bei Computern, welche den Luftdruck laufend auch im „ausgeschalteten" Zustand (Standby) messen, wird ein initialer Inertgasdruck nur beim Anschließen der Batterie verwendet. Später ist der im Gewebe vorhandene Inertgasdruck durch die Berechnung permanent nachgeführt. Er entspricht relativ genau dem tatsächlich in den Geweben gelösten Inertgasdruck, auch wenn vor einem Tauchgang geflogen oder die Höhe gewechselt wird.

Sobald sich der Taucher unter Wasser begibt, steigt aufgrund des zunehmenden Umgebungsdrucks auch der alveoläre Inertgasdruck an. Da der Taucher seine Tiefe in Meter oder Fuß wissen will und nicht in bar, beträgt der für die Berechnung der Inertgasaufsättigung notwendige Absolutdruck:

$$p_{amb.} = p_{atm.} + C \cdot \text{Tiefe} \, .$$

C beschreibt den Zusammenhang zwischen den Tiefeneinheiten und dem Druck und ist demzufolge abhängig von der Dichte des Wassers (Süßwasser/Salzwasser).

Für eine bestimmte Zeitspanne lässt sich bei bekanntem alveolärem und initialem Inertgasdruck für ein bestimmtes Kompartiment der Sättigungsdruck bestimmen (s. 5.1.5). Bei der Tauchtabelle entspricht die Zeitspanne Δt gerade der Grundzeit, da dort von einem Rechteckprofil ausgegangen wird. Wenn dieses Zeitintervall wesentlich kürzer gewählt wird (einige Sekunden), kann der Inertgasdruck sehr genau auch für ein kompliziertes Tauchprofil berechnet werden. Der Endwert des ersten Berechnungsintervalls bildet dabei den Startwert für das nächste Berechnungsintervall usw. Dieses Berechnungsverfahren wird Multilevelverfahren genannt und von allen heute erhältlichen Tauchcomputern angewendet.

Im Unterschied zur Berechnung eines Tauchgangs mit einer Tabelle kann ein Tauchcomputer also exakt dem getauchten Tauchgangsprofil folgen. Je feiner die Aufteilung des Tauchprofils ist, desto genauer kann der Tauchgang berechnet werden. Der Vorteil des beschriebenen Verfahrens besteht also darin, dass eine „maßgeschneiderte" Dekompression möglich wird. Ein Tauchgang, welcher zu 80% in einer Tiefe von 10 m und zu 20% in einer Tiefe von 25 m durchgeführt wird, ergibt logischerweise die kleinere Inertgassättigung als ein gleich langer Tauchgang, welcher zu 100% in 25 m Tiefe erfolgte. Die Berücksichtigung solch unterschiedlicher Tauchgangprofile bei gleicher Maximaltiefe und Grundzeit ist nur mit dem Multilevelverfahren genau möglich. Die heute verwendeten Tauchcomputer berechnen mit Zeitintervallen in der Größenordnung von einigen Sekunden ein Tauchprofil in mehreren hundert Teilschritten!

In Abb. 47 ist das Multilevelverfahren anhand eines Beispiels dargestellt. Das Berechnungsintervall beträgt Δt, $p_t.N_2$ ist für ein einzelnes Gewebe aufgetragen.

11.5.2 Tolerierte Tauchtiefe und tolerierter Inertgasdruck

Wenn sich der Taucher zurück an die Oberfläche begibt, beginnen sich die Gewebe zu entsättigen. Einzelne Gewebe können dabei einen Inertgasdruck aufweisen, welcher höher ist als der Umgebungsdruck.

Das unterschiedliche Verhalten der Körpergewebe gegenüber Druckentlastung wird, wie schon in Kap. 6.5 erwähnt, mittels 2 Koef-

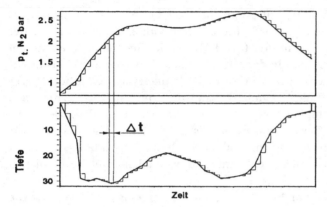

Abb. 47. „Multilevelverfahren" für die Berechnung des N_2-Drucks im Gewebe ($p_t.N_2$)

fizienten pro Kompartiment beschrieben, welche experimentell ermittelt werden müssen. Mit diesen 2 Koeffizienten (a, b) lässt sich der tolerierte Umgebungsdruck ($p_{amb.tol.}$) für jedes Gewebe aus dem Inertgasdruck im Gewebe bestimmen. Die tolerierte Tauchtiefe ergibt sich somit aus der Differenz des tolerierten Umgebungsdrucks und des an der Wasseroberfläche herrschenden Luftdrucks $p_{atm.}$:

$$\text{Tiefe}_{tol.} = 1/C \cdot (p_{amb.tol.} - p_{atm.}) \, .$$

Die Konstante C beschreibt wiederum den Zusammenhang zwischen dem Wasserdruck und der Wassertiefeneinheit. Dasjenige Gewebe, welches die tiefste tolerierte Tauchtiefe aufweist, bestimmt die erste Dekompressionsstufe. Dieses Gewebe nennt man Führungsgewebe oder auch Leitgewebe.

Umgekehrt kann für einen vorgegebenen Umgebungsdruck derjenige Inertgasdruck berechnet werden, bei dessen Erreichen für das Gewebe die kritische Übersättigung eintritt (tolerierter N_2-Druck, $p_{t.tol.}N_2$, s. 6.5). Mit dieser Formel kann z.B. berechnet werden, wie stark sich ein Gewebe mit einer bestimmten Halbwertszeit mit Inertgas aufsättigen darf, damit ein Taucher gefahrlos bis zur Wasseroberfläche aufsteigen kann.

Der tolerierte Inertgasdruck ist für die Berechnung der Nullzeit und der Dekompression notwendig. Die Kenntnis des tolerierten

Inertgasdrucks *eines* Gewebes genügt aber noch nicht für die Berechnungen; er muss für alle Gewebe bekannt sein. Im Fall des ZH-L8-ADT-Rechenmodelles ist der Inertgasdruck zusätzlich von den Perfusionsverhältnissen/Mikrogasblasen abhängig. Dasjenige Gewebe, welches den tolerierten Inertgasdruck für $p_{amb.} = p_{atm.}$ am schnellsten erreicht, bestimmt die Nullzeit.

11.5.3 Nullzeit

Definitionsgemäß ist die Nullzeit diejenige Zeit, welche ein Taucher in der Tiefe verbleiben darf, ohne mit einer Dekompressionsstufe rechnen zu müssen. Bedingung für die Nullzeit ist also eine Inertgassättigung in allen Körpergeweben, welche noch ein risikoloses Auftauchen bis zur Oberfläche erlaubt. Mit anderen Worten: Solange der Inertgasdruck in keinem Gewebe höher liegt als der tolerierte Inertgasdruck für den Luftdruck an der Oberfläche, kann gefahrlos ganz aufgetaucht werden. Dieser tolerierte Inertgasdruck kann für jedes Gewebe sofort aus dem Luftdruck und den Gewebekoeffizienten gemäß Kap. 8 berechnet werden.

Wird die Sättigungsgleichung (s. 5.1.5) umgeformt, kann daraus die Zeit errechnet werden, welche noch bis zum Erreichen des tolerierten Inertgasdrucks verstreichen muss (Nullzeit). Die Formel dazu lautet:

$$\text{Nullzeit} = -t_{\frac{1}{2}} \cdot \text{lb} \left[\frac{p_I N_2 - p_{t.tol.} N_2(t_E)}{p_I N_2 - p_t N_2(t_0)} \right]$$

(lb = Logarithmus mit Basis 2).

Für jedes Gewebe wird nun nach dieser Formel die eigene Nullzeit bestimmt. Die maßgebende Zeit für den Taucher ist dann die kürzeste aller „Gewebenullzeiten".

Die so berechnete Nullzeit setzt voraus, dass die Halbwertszeit und die Gewebekoeffizienten a und b bis zum Ende des Tauchgangs konstant bleiben, was beim adaptiven ZH-L8-ADT-Modell nicht der Fall ist. Weiter setzt diese Berechnung voraus, dass nach deren Ablauf sprunghaft zur Oberfläche aufgetaucht wird, was natürlich in der Praxis unmöglich ist. Beim Einhalten der vorgeschriebenen Aufstiegsgeschwindigkeit sind deshalb mit Computern, welche nach diesem Verfahren die Nullzeit berechnen, 2 Effekte zu beobachten:

► Tiefer als etwa 30–35 m Tiefe (Meereshöhe) wird die berechnete Nullzeit kürzer als diejenige in der Tauchtabelle. Schuld daran sind die „schnellen" Gewebe, die in größeren Tiefen zwar theoretisch die Nullzeit bestimmen, aber beim vorschriftsgemäßen Aufstieg mit 10 m/min genügend Zeit zur Entsättigung haben.

► Wird gerade vor dem Ende der Nullzeit mit der vorgeschriebenen Aufstiegsgeschwindigkeit aus großen Tiefen aufgetaucht, kann plötzlich während des Aufstiegs eine Dekompressionsanzeige erscheinen. Einzelne Gewebe können sich am Anfang des Aufstiegs noch weiter aufsättigen. Ein Verbleiben innerhalb der Nullzeit bis zum Ende des Tauchgangs kann also mit diesem Verfahren nicht immer garantiert werden, auch wenn zu Beginn des Aufstiegs noch die Nullzeit vorhanden ist.

Arbeitet der Taucher während der Nullzeit auf der Tiefe, sättigen sich seine Muskelgewebe stärker mit Inertgas auf, als bei der Berechnung der Nullzeit vorausgesehen wurde. Da die Arbeitsleistung des Tauchers nicht vorausgesagt werden kann, muss das Rechenmodell von einer Annahme ausgehen. Weil in den meisten Fällen Arbeit nur während kürzerer Zeit auftritt, ist die Annahme einer normalen (geringen) Leistung zulässig und sinnvoll. Wenn das adaptive Rechenmodell die Koeffizienten der Muskelkompartimente während der Arbeitszeit anpasst, wird deshalb die effektive Nullzeit etwas abgekürzt. Da die Nullzeit permanent nachgerechnet wird, äußert sich diese Situation in einem schnelleren „Zurückzählen" der Nullzeitangabe.

Taucht der Taucher in kaltem Wasser, sollte die Abkühlung bei der Berechnung der Nullzeit einbezogen werden. Da sich die Temperatur des Wassers in einer bestimmten Tiefe nicht (oder nur unwesentlich) ändert, kann die Abkühlung der Hautkompartimente vorausberechnet und in die Nullzeitbestimmung integriert werden.

11.5.4   Dekompressionsstufen

Zu keiner Zeit darf bei einem Gewebe der tolerierte Umgebungsdruck unterschritten werden. Liegt dieser tolerierte Umgebungsdruck höher als der Luftdruck an der Oberfläche, muss dekomprimiert werden. Für diese Dekompression gibt es 2 mögliche Varianten:

Kontinuierliche Dekompression. Bei diesem Verfahren wird so aufgetaucht, dass die Dekompressionstiefe dem tolerierten Umgebungsdruck des Führungs- oder Leitgewebes kontinuierlich folgt. Der Vorteil dieses Verfahrens besteht darin, dass damit die kürzeste mögliche Dekompressionszeit erreicht wird. Die kontinuierliche Dekompression hat aber einige gewichtige Nachteile. So ist dafür ein sehr eng abgestuftes Gewebemodell nötig. Das jeweilige Führungsgewebe hat immer eine N_2-Sättigung entsprechend dem tolerierten Inertgasdruck. Bei Aufstiegen mit kontinuierlicher Dekompression ist es schwieriger, eine Prognose der Auftauchzeit anzugeben. Zusätzlich ist die kontinuierliche Dekompression in der Praxis relativ schlecht realisierbar. Einfache, in der Praxis brauchbare Tauchtabellen mit kontinuierlicher Dekompression sind kaum denkbar.

Dekompression in Stufen. Dieses Verfahren verwendet feste Dekompressionstiefen, meistens sind dies Abstufungen von 3 m oder 10 ft (in der Höhe wird allerdings bei der Tabelle ZH-86 und bei einigen Tauchcomputern wegen des größeren Druckgefälles die 3-m-Stufe durch eine 4-m- und eine 2-m-Stufe ersetzt). Auf einer Dekompressionsstufe wird solange verblieben, bis der tolerierte Umgebungsdruck des Führungsgewebes ein Aufsteigen zur nächst höheren Stufe erlaubt. Das heißt, dass der tolerierte Inertgasdruck des Führungsgewebes nur gerade im Moment des Stufenwechsels erreicht ist. Während des Aufenthaltes auf der Stufe ist so eine zusätzliche Sicherheit vorhanden. Als Nachteil ist eine etwas längere Dekompressionszeit in Kauf zu nehmen. Diese Methode hat sich in der Praxis bewährt und wird weltweit praktiziert.

Beide Dekompressionsverfahren sind in Tauchcomputern realisiert. Bei Tauchcomputern mit kontinuierlicher Dekompression wird nach Ablauf der Nullzeit die tolerierte Tauchtiefe angegeben. Diese Tiefe wird auch Ceiling (engl.: Decke) genannt. Da die Berechnung der tolerierten Tauchtiefe sehr einfach ist (s. 11.5.2) und für das Bestimmen der Nullzeit schon durchgeführt werden muss, wird diese Methode v. a. beim Nullzeitentauchcomputer verwendet.

Wenn eine Dekompression in Stufen berechnet werden muss, sind folgende Berechnungsschritte durchzuführen:

1) Bestimmen der tolerierten Umgebungsdrücke aller Gewebe.

2) Aus den berechneten tolerierten Umgebungsdrücken wird der maximale Wert bestimmt (Führungsgewebe).

3) Diesem Maximalwert wird nun die passende Dekompressionsstufe zugeordnet und angezeigt.

4) Wenn das Führungsgewebe während des Verbleibens auf derselben Dekompressionsstufe wechselt, müssen die folgenden Punkte für dasjenige Führungsgewebe durchgerechnet werden, welches am Schluss der Dekompressionsstufe maßgebend ist. Dabei ist beim Rechenmodell ZH-L8 ADT zu berücksichtigen, dass sich durch die Wassertemperatur im Dekompressionsbereich Übersättigungstoleranz und Halbwertszeit einiger Kompartimente auch während der Dekompression verändern können.

5) Wird die Dekompressionszeit gewünscht, muss nun mit der Gleichung von S. 211 die Zeit auf der Stufe bestimmt werden. Als tolerierter Sättigungsdruck wird dabei derjenige für die nächst höhere Dekompressionsstufe eingesetzt.

6) Erreicht der tolerierte Umgebungsdruck die nächst höhere Dekompressionsstufe, wird die unter 5) bestimmte Zeit Null und es kann zur nächsten Stufe aufgetaucht werden.

7) Für die neue Stufe beginnt die Berechnung von vorn.

11.5.5 Gesamte Auftauchzeit

Wenn Dekompressionstauchgänge durchgeführt werden, ist die gesamte Auftauchzeit eine sehr wichtige Information. Die Auftauchzeit beinhaltet die Aufstiegszeit zur tiefsten Dekompressionsstufe und zusätzlich die Summe aller erforderlichen Dekompressionszeiten. Damit die Auftauchzeit auch wirklich richtig berechnet wird, muss die Aufsättigung bzw. Entsättigung während des Auftauchens zur tiefsten Dekompressionsstufe in die Berechnung einbezogen werden.

11.5.6 Entsättigungszeit

Die Zeit zwischen 2 Tauchgängen wird dann als Oberflächenintervall bezeichnet, wenn sich der Körper des Tauchers vor dem 2. Tauchgang noch nicht vollständig entsättigt hat. Für die Zeitdauer der Entsättigung sind verschiedene Faktoren verantwortlich, nämlich der Sättigungsgrad der verschiedenen Kompartimente nach dem Tauchgang, der Luftdruck, die Perfusionsverhältnisse der Kompartimente (ZH-L8-ADT) und der intrapulmonale Rechts-links-Shunt.

Die vollständige Entsättigung eines Gewebes dauert etwa 6 Perioden oder Halbwertszeiten (das Gewebe ist dann zu ca. 98,5% entsättigt). Beim ZH-L8-ADT-System ist die längste Halbwertszeit 640 min, d.h. die Entsättigung dieses Gewebes dauert ca. 2½ Tage. Die Entsättigungszeiten auf den Tauchtabellen (Repetitivgruppe „0") und auch bei Tauchcomputern sind allerdings wesentlich kürzer und variieren je nach vorangegangenem Tauchgang. Die Gründe dafür sind:
1) Es ist sinnvoll, wenn als Entsättigungszeit diejenige Zeit angegeben wird, nach welcher bei einem nachfolgenden Tauchgang keine Beeinflussung der Nullzeit oder der Dekompressionszeit für alle gebräuchlichen Tauchprofile mehr bemerkbar ist. Dies ist wesentlich früher als nach 6 Perioden der Fall.
2) Die langsamen Gewebe (Halbwertszeiten über ca. 300 min) erreichen beim Sporttaucher kaum einen Sättigungsgrad, welcher für die Entsättigungszeit und einen evtl. nachfolgenden Tauchgang Bedeutung hat.

Die Berechnung der Entsättigungszeit wird im Fall der konventionellen Rechenmodelle analog der Nullzeitberechnung durchgeführt (s. 11.5.3). Bei der Verwendung des adaptiven Rechenmodells ZH-L8 ADT kann die Berechnung nicht auf die gleiche einfache Weise erfolgen, da sich die Perfusionsverhältnisse einiger Gewebe und auch der intrapulmonale Rechts-links Shunt während des Oberflächenintervalls verändern können.

Der tolerierte Inertgasdruck wird aus dem Luftdruck berechnet, zu welchem noch eine kleine Druckdifferenz addiert wird (wenn diese Druckdifferenz nicht addiert würde, wäre die Entsättigungszeit unendlich lang). Der Betrag dieser Druckdifferenz bestimmt im Wesentlichen die angegebene Entsättigungszeit. Wird der Wert zu groß gewählt, ergibt dies als Resultat eine zu kurze Entsättigungszeit und damit ist eine Beeinflussung eines Tauchganges nach Ablauf der Entsättigungszeit wahrscheinlich. Wird der Wert zu klein gewählt, wird die Entsättigungszeit unnötig lang. Es liegt nahe, diese Differenz entsprechend den N_2-Druckschwankungen durch eine Änderung der Wetterlage, nämlich ca. 0,03 bar (30 mbar), zu wählen.

11.5.7 Tauchen in der Höhe und Fliegen nach dem Tauchen

In der Höhe herrscht ein tieferer Luftdruck als auf Meereshöhe. Diese Druckabnahme ist nicht linear und unterliegt Schwankungen, welche von der Wetterlage und der Lufttemperatur beeinflusst sind. Gegenüber dem theoretischen oder mittleren Luftdruck sind – wie vorgängig beschrieben – Abweichungen von ca. ±30 mbar möglich, was umgerechnet etwa 30 cm Wassersäule entspricht.

Durch den tieferen Luftdruck ist schon zu Beginn eines Tauchganges weniger Inertgas in den Körpergeweben gelöst. Die Sättigungsdrücke sind allerdings abhängig davon, wie lange sich der Taucher schon auf der Höhe befindet. Wie schon erwähnt, dauert eine vollständige Entsättigung aller Gewebe etwa 2½ Tage. Auch beim Höhenwechsel ist eine vollständige Entsättigung auf das Niveau des Umgebungsdrucks nicht notwendig, um eine Beeinflussung eines Tauchgangs zu vermeiden. Die Zeit für diese Anpassung wird Adaptationszeit genannt.

Einige Tauchcomputer können diese Adaptationszeit anzeigen; sie entspricht eigentlich der Entsättigungszeit nach einem Tauchgang. Dabei übernimmt der vorangegangene Aufenthalt in geringerer Höhenlage die Rolle des Tauchgangs. Die Berechnung der Adaptationszeit erfolgt also analog zur Berechnung der Entsättigungszeit.

Nach dem Ende der Adaption haben sich also alle Gewebe dem Umgebungsdruck angepasst.

Der Inertgasgehalt des Körpers ist normalerweise vor einem Tauchgang in der Höhe tiefer als vor einem Tauchgang im Meer. Durch den tieferen Luftdruck ist aber bei gleicher Tauchtiefe der Absolutdruck in der Höhe kleiner. Deshalb wird ein Taucher in der Höhe bei gleichem Tauchgang weniger Inertgas in seinen Geweben aufnehmen. In der Höhe sind die Nullzeiten aber kürzer und die Dekompressionszeiten länger. Der Grund für diesen scheinbaren Widerspruch liegt darin, dass während des Aufstiegs auf einen tieferen Umgebungsdruck entsättigt werden muss.

Die Züricher Rechenmodelle sind universell und gelten ohne Einschränkung auch in der Höhe. Werden die korrekten Druckwerte in die Berechnungen eingesetzt, so ergeben sich automatisch die richtigen Resultate. Die einzigen Änderungen betreffen die veränderten Dekompressionsstufen von 4 und 2 m anstelle der 3-m-Stufe. Diese engere Abstufung dient zur Reduktion des Druckgefälles zwischen den Dekompressionstiefen. Man erreicht so etwas kürzere Dekompressionszeiten.

Begibt sich ein Taucher sofort nach dem Tauchgang in eine größere Höhe, kann es durch den tieferen Luftdruck auch nachträglich noch zu einer Dekompressionskrankheit kommen (s. Kap. 6.6, 8.8). Dies geschieht dann, wenn der tolerierte Umgebungsdruck einzelner Gewebe höher ist als der Luftdruck in der Höhe. Neue Computermodelle können die Wartezeit vor einem Aufstieg anzeigen bzw. vor einem Aufstieg in größere Höhen warnen.

Der gleiche Effekt ist beim Fliegen zu beobachten, denn trotz Druckkabine herrscht in einem Verkehrsflugzeug ein Druck entsprechend etwa 2000 m ü. NN. Im Extremfall kann dieser Druck aber auch tiefer fallen (600 mbar/ca. 4200 m ü. NN). Die Flugverbotszeit gibt an, wie lange die Entsättigung der Körpergewebe auf ein Niveau dauert, bei welchem der tolerierte Umgebungsdruck dem tiefstmöglichen Kabinendruck im Flugzeug entspricht. Die Berechnung wird wieder analog zur Bestimmung der Nullzeit durchgeführt, wobei für $p_{t.tol.}N_2$ der Kabinendruck eingesetzt wird.

11.6 Sicherheit

11.6.1 Genauigkeit, Rundungen

Durch die große Anzahl Rechenschritte beim Multilevelverfahren sind die Anforderungen an die Rechengenauigkeit beträchtlich. So treten z. B. bei zu ungenauer Berechnung der Inertgassättigungsdrücke mit zunehmender Berechnungsdauer immer größere Abweichungen auf, da ja jeder neue Berechnungsschritt auf dem Resultat des vorhergehenden Schrittes aufbaut. Da mit zunehmender Halbwertszeit die Änderung des Inertgasdrucks im Gewebe immer kleiner wird, sind die Genauigkeitsanforderungen für langsame Gewebe am größten. Auch zur Berechnung von Nullzeit, Dekompressionszeit, Entsättigungs- und Flugverbotszeit müssen genaue Berechnungen durchgeführt werden.

Eine hohe Genauigkeit ist also für die Berechnungen absolut notwendig. Rundungen müssen immer auf die sichere Seite gemacht werden. Sättigungsdrücke und Entsättigungszeiten müssen z. B. immer aufgerundet, die Nullzeit z. B. immer abgerundet werden.

11.6.2 Tiefen- und Zeitzuschläge

Tiefen- und Zeitzuschläge für die Berechnung der Dekompressionsdaten werden in Tauchcomputern normalerweise nicht verwendet. Bei der Verwendung von Tabellen werden häufig noch mechanische Tiefenmesser benutzt. Bedingt durch die z. T. beträchtliche Ungenauigkeit der Instrumente müssen bei der Tabelle Tiefenzuschläge gemacht werden. Die im Tauchcomputer verwendete elektronische Druckmessung ist so genau, dass diese Tiefenzuschläge entfallen können.

11.6.3   Halbwertszeiten und Übersättigungstoleranzen

Verschiedene Faktoren verlangen u. U. eine Korrektur der Übersättigungstoleranzen und/oder der Halbwertszeiten. Dazu gehören z. B. eine Reduktion der Kompartimentanzahl, der Berücksichtigung von Kälte, Anstrengung, des intrapulmonalen Rechts-links-Shunts und jeder Veränderung der Perfusionsverhältnisse durch Mikrogasblasen, Druckstellen oder ähnlichem.

11.6.4   Höhenklassen

Bergseetaugliche Tauchcomputer verwenden meistens sog. Höhenklassen. Das sind Höhenbereiche, in denen konstante Umgebungsbedingungen angenommen werden. Damit wird ausgeschlossen, dass verschiedene Geräte aufgrund minimalster Luftdruckmessabweichungen für ein und dasselbe Tauchprofil leicht andere Werte anzeigen.

Für die Berechnungen sollten die innerhalb der Klasse ungünstigsten Luftdruckbedingungen berücksichtigt werden. Damit ergibt sich für die Mehrzahl der Tauchgänge eine zusätzliche Sicherheit.

11.6.5   Einsatzgrenzen

Alle für den Taucher machbaren Tauchprofile sollten durch den Tauchcomputer auch richtig berechnet werden können. Tiefen- und/oder Dekompressionszeitenbeschränkungen erscheinen z. B. aus technischer Sicht oft attraktiv (Auflösung der Analog-digital-Wandlung, Genauigkeitsanforderungen usw.), sind aber aus tauchtechnischer Sicht abzulehnen. Ein „Out-of-range-Modus" ohne verlässliche Dekompressionsangaben ermöglicht es dem Taucher nicht mehr, korrekt aufzutauchen. Eine gefühlsmäßige Dekompression und der psychische Druck, ohne ein funktionstüchtiges Gerät auftauchen zu müssen, bergen große Gefahren in sich. Der Tauchcomputer muss dem Taucher in jeder denkbaren Situation die richtigen Werte liefern können, auch wenn er unvernünftig taucht, die Verantwortung liegt weiterhin beim Taucher, nicht beim Gerät.

11.6.6 Warnanzeigen

Der Tauchcomputer kann mit der Überwachung von wichtigen Parametern, v.a. in der Dekompressionsphase, wesentlich zur Sicherheit beitragen.

Die häufigsten Zwischenfälle beim Tauchen betreffen neben der Dekompressionskrankheit auch die Barotraumata des Ohres und der Lunge. Mit der Überwachung der Aufstiegsgeschwindigkeit bietet der Tauchcomputer die Möglichkeit, die Aufstiegsgeschwindigkeit genau einzuhalten und so das Risiko eines Barotraumas zu verringern.

Gasintegrierte Tauchcomputer können den Taucher warnen, wenn der Luftvorrat knapp wird. Hier gibt es allerdings Unterschiede zwischen den verschiedenen Computermodellen. Intelligent berechnet, kann dem Taucher eine „Atemzeit" unter Einbezug des momentanen Verbrauchs und der für den Aufstieg (inklusive allfälliger zukünftiger Dekompressionsstufen) benötigten Luftmenge angegeben werden.

Während der Dekompression wird bei den meisten Modellen auch die Einhaltung der notwendigen Dekompressionstiefen und -zeiten kontrolliert, eine wichtige Funktion, welche die absichtliche oder unabsichtliche Verletzung von Dekompressionsvorschriften verhindern hilft.

11.6.7 Bestimmung des Luftdrucks

Zu Beginn eines Tauchgangs muss der Luftdruck gemessen und gespeichert werden, damit die Tiefe korrekt angezeigt wird und die Berechnungen richtig durchgeführt werden können. Ist der gemessene Luftdruck z.B. zu hoch, weil der Computer den Luftdruckabgleich im Wasser durchgeführt hat (Sprung ins Wasser), zeigt und rechnet der Computer anschließend mit einer um den Fehlbetrag konstant zu geringen Tiefe. Eine zu kleine Tiefe bewirkt einerseits eine zu kleine Aufsättigung der Kompartimente mit Inertgas und andererseits eine Dekompression auf einer zu großen Tiefe.

Von diesen beiden Effekten ist der zweite der mit Abstand schwerwiegendere Punkt. Auf einer zu tiefen Dekompressionsstufe erfolgt der Druckausgleich langsamer als die mit der falschen zu geringen Tiefe berechnete Entsättigung. Zu kurze Dekompressionszeiten um einen Faktor 1,5–2 sind so ohne weiteres möglich. Die Software des Tauchcomputers darf deshalb einen Luftdruckabgleich nur an der Luft zulassen.

11.6.8 Persönlicher oder austauschbarer Tauchcomputer?

Austauschbare Tauchcomputer sind Instrumente, welche durch den Benutzer mittels Schalter oder ähnlichem frisch initialisiert werden können. So wird ein repetierter Tauchgang wieder wie ein Ersttauchgang gerechnet. Persönliche Tauchcomputer sind Instrumente, welche durch den Benutzer nicht in dieser Weise beeinflusst werden können.

Die Unterschiede sind klar:
- Austauschbare Computer ermöglichen eben das Auswechseln des Instruments zwischen verschiedenen Personen, falls diese keine Repetitivtauchgänge durchführen wollen. Dies kann dann von Vorteil sein, wenn Tauchbasen oder Tauchschulen ihre Instrumente an häufig wechselnde Taucher ausleihen. Eine falsche Bedienung des Geräts kann allerdings nicht ausgeschlossen werden.
- Persönliche Tauchcomputer erlauben das Austauschen des Instrumentes nur dann, wenn der Taucher keinen Repetitivtauchgang macht und wenn mit dem Computer vorausgehend kein Tauchgang gemacht wurde. Die Gewebe müssen vollständig entsättigt sein. Dies ist normalerweise spätestens nach 24–48 h der Fall. Diese Geräte sind also für den Gebrauch durch immer denselben Taucher vorgesehen, was dafür das Risiko einer Fehlmanipulation durch diesen Taucher praktisch ausschaltet.

Persönliche Tauchcomputer haben sich heute aus Sicherheitsgründen durchgesetzt. Bei Tauchcomputern mit einer Batterie, welche vom Benutzer selbst gewechselt werden kann, ist ein Zurücksetzen der Sättigung mit allen Konsequenzen trotzdem möglich.

11.7 Ein Blick in die Zukunft

Leistungsfähigere und stromsparendere elektronische Komponenten (Hardware) werden in Zukunft bei der Entwicklung von Tauchcomputern eingesetzt werden. Neue Sensoren werden die Messung von Parametern ermöglichen, welche bis heute nicht oder nur bedingt messbar waren. Vielleicht wird es einmal gelingen, berechnete Daten mit gemessenen Parametern zu vergleichen und wenn nötig online zu korrigieren. Größere Datenspeicher werden zu einer Erweiterung der Datenrecorderfunktionen führen.

Seit längerem gibt es schon Tauchcomputer für andere Atemgasgemische als Luft. Im Vordergrund steht dabei das Gasgemisch Nitrox. Nitrox ist wie Luft ein Sauerstoff-Stickstoff-Gemisch, besitzt aber ein von Luft verschiedenes Mischungsverhältnis (Sauerstoffanteil ist erhöht). Das Ziel des Tauchens mit Nitrox ist die Reduktion der Dekompressionszeit. Als Nachteil ergibt sich eine Reduktion der Tauchtiefe durch die toxische Wirkung des Sauerstoffs.

Als erster Tauchcomputer konnte der Aladin Air X O_2 Daten von einem Gasmessinstrument empfangen, welches bei halbgeschlossenen Kreislaufgeräten (Rebreather) eingesetzt werden konnte. Damit konnte das Gemisch dieses Nitrox-Tauchcomputers automatisch eingestellt und der Sauerstoffanteil und der Sauerstoffpartialdruck des Atemgases überwacht werden. Der Tauchcomputer von morgen kann vielleicht mit einem Mischgastauchgerät kommunizieren. Der Tauchcomputer wird dann das Gasgemisch entsprechend der Tauchtiefe und evtl. auch unter Berücksichtigung weiterer Messwerte überwachen und ggf. steuern.

Der Tauchcomputer der Zukunft wird immer mehr als Informationszentrum dienen. Sein Zweck ist dann nicht nur die Berechnung einer risikoarmen Dekompression, sondern erfüllt viele weitere Aufgaben. Schon seit einiger Zeit bestimmen Tauchcomputer z.B. Wassertemperatur, Sauerstofftoxizität und Gasvorrat. Weitere Informationen werden dazukommen; denkbar sind u.a. Orientierungs- und Kommunikationshilfen.

12   Individuelle Dekompression

Dekompressionstabellen und Tauchcomputer berücksichtigen Toleranzgrenzen, die mit mehr oder weniger großen Kollektiven ermittelt wurden. Diese Kollektive setzen sich mehrheitlich aus gesunden, sportlich trainierten Männern im jugendlichen bis mittleren Alter zusammen. Das gilt auch für die in Kap. 8 dargestellten Resultate.

Tabellen und die Rechenprogramme der Tauchcomputer enthalten „Sicherheitszuschläge" zu den experimentell und empirisch ermittelten Grenzen. Diese Zuschläge können extreme Tauchbedingungen abdecken, falls kein adaptives Rechenmodell im Tauchcomputer verwendet wird oder falls mit der Tabelle getaucht wird. Extreme, gelegentlich nicht voraussehbare Tauchbedingungen sind erschöpfende Arbeit, wie z. B. Schwimmen gegen eine starke Strömung oder die Abkühlung der Haut in sehr kaltem Wasser.

Bei derartigen Bedingungen können auch mit eher konservativen Tabellen oder Tauchcomputern, insbesondere nach wiederholten Tauchgängen, Symptome der Dekompressionskrankheit der Haut, Muskulatur und Gelenke auftreten. Generelle Sicherheitszuschläge können keine persönlichen Abweichungen des Individuums vom Kollektiv berücksichtigen. Frauen sind nach wiederholten Tauchgängen insbesondere für Hautsymptome etwas empfindlicher als Männer. Für beide Geschlechter ist ein beträchtliches Übergewicht ein Risikofaktor für die Dekompressionskrankheit der Haut, Muskulatur und Gelenke. Anatomische Anomalien, wie z. B. ein offenes Foramen ovale, bedeuten z. B. bei Pressatmung, Husten oder beim Druckausgleich (Valsalva-Manöver) ein erhöhtes Risiko.

In der Schweiz wird der Tauchsport seit vielen Jahren im Rahmen des Behindertensports, z. B. von Paraplegikern, betrieben. Dabei ist noch nie ein Fall einer Dekompressionskrankheit bekannt geworden. Von Behinderten werden aber hauptsächlich Tauchgänge innerhalb der Nullzeit in geringen Tiefen durchgeführt.

In gelähmten Extremitäten scheint die Auf- und Entsättigung mit N_2 im Vergleich zur arbeitenden Muskulatur verzögert zu sein, so dass ein erhöhtes Risiko für eine ungenügende Dekompression unwahrscheinlich ist. Bei gefäßbedingten Durchblutungsstörungen, wie beispielsweise bei der diabetischen Angiopathie, ist es möglich, dass die Aufsättigung mit N_2 normal erfolgt, die N_2-Abgabe während der Dekompression und während des Oberflächenintervalls aber beträchtlich verzögert ist. Hier besteht ein erhöhtes Risiko für eine ungenügende Dekompression.

Schwangere Frauen fragen oft, ob sie tauchen dürfen. Es sind viele Beispiele von problemlosem Schwangerschaftsverlauf ohne erkennbare Schädigung des Kindes auch mit taucherischen Aktivitäten bekannt. Es gibt aber Untersuchungen (insbesondere bei Tieren), welche darauf hinweisen, dass Tauchen – v.a. in den ersten Monaten der Schwangerschaft – ein erhöhtes Risiko von Aborten und Missbildungen zur Folge haben kann. Deshalb sollte bei einer bekannten Schwangerschaft vom Tauchen abgeraten werden [34a].

Beim Vorliegen von Zusatzrisiken können gefährdete Taucher, welche mit Tabellen tauchen, individuell dekomprimieren. Die individuelle Dekompression besteht darin, die Dekompression entsprechend einer längeren Aufenthaltszeit durchzuführen, z.B. Tauchtiefe 30 m, Aufenthaltszeit mit Abtauchen 17 min. Dieser Tauchgang entspricht der normalen Nullzeit. Für die individuelle Dekompression wird ein Dekompressionshalt von 5 min auf 3 m entsprechend einer Grundzeit von 25 min auf 30 m durchgeführt.

Dieses Vorgehen ist beim Gebrauch von Dekompressionstabellen einfach. Wird ein Tauchcomputer ohne adaptives Rechenmodell benutzt, wird bei Tauchgängen im Bereich der Nullzeiten, also wenn das Gerät keinen Dekompressionshalt anzeigt, ein Halt von 5 min bei 3 m durchgeführt. Handelt es sich um einen dekompressionspflichtigen Tauchgang, sollte die Haltezeit auf 3 m beim Vorliegen von Zusatzrisiken verdoppelt werden. Diese Regeln sind für Sporttaucher mit kurzen Tauchzeiten praktikabel.

Bei der Verwendung eines Tauchcomputers mit adaptivem Modell sind Tauchbedingungen außerhalb der Norm so weit wie möglich berücksichtigt. Persönliche Abweichungen des Individuums vom Kollektiv hingegen sind ohne Manipulation an den Parametern des Rechenmodells durch den Taucher kaum realisierbar. Dies birgt erhebliche Risiken für den Taucher (Sicherheitsrisiko durch Fehlmanipulation) und den Hersteller des Tauchcomputers (Produkthaftung). Für empfindliche Personen (z.B. offenes PFO oder extreme Fettleibigkeit) kann ein blasenarmes Tauchgangprofil (vorsichtiges Auftauchen in geringen Wassertiefen – tiefe Stopps – und ein Zusatzaufenthalt von einigen Minuten in geringer Wassertiefe) empfohlen werden, falls kein Tauchcomputer verwendet wird, welcher sich auf blasenarmes Tauchen einstellen lässt.

Anhang

Tabelle 32. Luftdekompressionstabelle (Zürich 1986) **A. 0–700 m ü. NN**

Tiefe [m]	Grund-zeit [min]	Aufstieg zum 1. Halt [min]	Haltezeiten [m] [min]					Gesamtauf-stiegszeit [min]	Repe-titiv-gruppe
			15	12	9	6	3		
12	125	1					1	2	G
	150	1					4	5	G
	180	1					10	11	H
	210	1					17	18	H
	240	1					23	24	K
	270	1					31	32	K
	300	1					42	43	L
15	75	1					1	2	G
	90	1					7	8	G
	105	1					10	11	H
	120	1					16	17	H
	150	1					27	28	H
	180	1					39	40	K
	210	1					53	54	L
	240	1				2	69	72	L
18	47	2					1	3	F
	60	2					5	7	F
	70	2					11	13	G
	80	2					18	20	G
	90	2					21	23	H
	105	2					27	29	H
	120	2				2	35	39	K
	150	2				9	45	56	K
	180	2				15	63	80	L
	210	2				21	85	108	L
21	34	2					1	3	E
	40	2					2	4	E
	50	2					8	10	F
	60	2					16	18	G
	70	2					24	26	H
	80	2				2	26	30	H
	90	2				6	30	38	H
	105	2				11	38	51	K
	120	2				17	44	63	K
	150	2				27	62	91	K
	180	1			4	37	88	130	L
24	25	2					1	3	E
	35	2					4	6	F
	40	2					8	10	F
	50	2					17	19	G

Tabelle 32 (Fortsetzung: **A.** 0–700 m ü. NN)

Tiefe [m]	Grund- zeit [min]	Aufstieg zum 1. Halt [min]	Haltezeiten [m] [min] 15	12	9	6	3	Gesamtauf- stiegszeit [min]	Repe- titiv- gruppe
	60	2				4	24	30	G
	75	2				10	29	41	H
	90	2				16	39	57	K
	105	2			3	23	45	73	K
	120	2			6	27	57	92	L
	150	2			14	38	85	139	L
27	20	3					1	4	E
	30	3					5	8	F
	35	3					10	13	F
	40	2				2	13	17	G
	45	2				3	18	23	G
	50	2				6	22	30	G
	60	2				11	26	39	H
	75	2			2	18	36	58	H
	90	2			7	24	45	78	K
	105	2			12	28	59	101	K
	120	2			18	35	75	130	L
	135	2			24	40	92	158	L
30	17	3					1	4	D
	25	3					5	8	E
	30	2				2	7	11	F
	35	2				3	14	19	G
	40	2				5	17	24	G
	45	2				9	23	34	G
	50	2			1	10	28	41	H
	60	2			3	13	35	53	H
	75	2			10	22	43	77	K
	90	2			16	28	56	102	K
	105	2		5	19	39	73	138	L
	120	2		8	24	41	92	167	L
33	14	3					1	4	D
	20	3					4	7	E
	25	3				2	7	12	F
	30	3				4	11	18	G
	35	3				6	17	26	G
	40	2			2	8	23	35	G
	45	2			4	11	28	45	H
	50	2			5	15	31	53	H
	60	2			9	19	37	67	K

Tabelle 32 (Fortsetzung: **A.** 0–700 m ü. NN)

Tiefe [m]	Grundzeit [min]	Aufstieg zum 1. Halt [min]	Haltezeiten [m] [min]					Gesamtaufstiegszeit [min]	Repetitivgruppe
			15	12	9	6	3		
36	12	3					1	4	D
	15	3					3	6	D
	20	3				2	5	10	E
	25	3				4	9	16	F
	30	3			2	5	15	25	G
	35	3			2	8	23	36	G
	40	3			5	10	28	46	G
	45	3			7	15	31	56	H
	50	3			9	17	35	64	H
39	10	3					1	4	D
	15	3					4	7	E
	20	3				3	7	13	F
	25	3			2	4	12	21	G
	30	3			3	7	18	31	G
	35	3			6	10	23	42	G
	40	2		2	7	13	29	53	H
42	9	3					1	4	D
	12	3					4	7	D
	15	3				1	5	9	E
	18	3				4	6	13	F
	21	3			2	4	10	19	F
	24	3			3	6	16	28	G
	27	3			4	7	19	33	G
	30	3		2	4	9	24	42	G
	33	3		2	6	10	26	47	G
	36	3		3	7	13	28	54	H
45	9	4					2	6	E
	12	4					5	9	E
	15	4				3	5	12	E
	18	3			2	4	9	18	F
	21	3			3	5	13	24	G
	24	3			4	6	18	31	G
	27	3		2	4	9	22	40	G
	30	3		3	6	10	27	49	H
48	9	4					3	7	E
	12	4				2	5	11	E
	15	4				4	6	14	F
	18	3			3	4	10	20	F
	21	3		1	4	6	16	30	G

Tabelle 32 (Fortsetzung: **A.** 0–700 m ü. NN)

Tiefe [m]	Grund-zeit [min]	Aufstieg zum 1. Halt [min]	Haltezeiten [m] [min] 15	12	9	6	3	Gesamtauf-stiegszeit [min]	Repe-titiv-gruppe
	24	3			2	4	7	22	38	G
	27	3			4	5	10	26	48	H
	30	3			5	6	13	30	57	H
51	9	4						4	8	D
	12	4					3	6	13	E
	15	4				2	4	8	18	F
	18	4				4	5	13	26	F
	21	3			3	4	7	18	35	G
	24	3			4	5	9	24	45	G
	27	3		2	3	6	13	28	55	H
	30	3		3	4	8	16	32	66	H
54	9	4					1	5	10	D
	12	4				1	4	6	15	E
	15	4				3	4	10	21	F
	18	4			2	4	6	17	33	G
	21	4			4	4	9	21	42	G
	24	4			5	6	12	27	54	H
	27	4			7	8	15	31	65	H
57	9	4					2	5	11	D
	12	4				2	4	8	18	E
	15	4			1	4	5	11	25	F
	18	4			2	5	7	18	36	G
	21	4		2	3	6	10	24	49	H
	24	4		3	4	7	14	30	62	H
60	9	4					4	5	13	E
	12	4				3	5	9	21	F
	15	4			2	4	6	15	31	F
	18	4		1	4	5	9	20	43	G
	21	4		3	4	6	11	28	56	H

Tabelle 32 (Fortsetzung) **B.** 701–2500 m ü. NN. Aufstieg zur Höhe 60 min oder länger

Tiefe [m]	Grund-zeit [min]	Aufstieg zum 1. Halt [min]	Haltezeiten [m] [min]					Gesamtauf-stiegszeit [min]	Repe-titiv-gruppe
			12	9	6	4	2		
9	238	1					1	2	G
12	99	1					1	2	G
	110	1					4	5	G
	120	1					8	9	G
15	62	2					1	3	F
	70	2					4	6	G
	80	2					10	12	G
	90	2					15	17	G
18	40	2					1	3	F
	50	2					4	6	F
	60	2					11	13	G
	70	2					19	21	G
	80	2				4	23	29	H
	90	2				8	25	35	H
21	29	2					1	3	E
	35	2					2	4	F
	40	2					5	7	F
	45	2					9	11	G
	50	2				1	13	16	G
	55	2				3	17	22	G
	60	2				5	20	27	G
	65	2				8	22	32	G
	70	2				11	23	36	G
24	22	2					1	3	F
	30	2					3	5	F
	35	2					7	9	F
	40	2				2	11	15	G
	45	2				4	16	22	G
	50	2				7	19	28	G
	55	2			1	10	21	34	G
27	18	3					1	4	D
	20	3					2	5	E
	25	3					4	7	F
	30	3				2	7	12	F
	35	3				4	11	18	G
	40	2			1	6	16	25	G
	45	2			2	9	20	33	G

Tabelle 32 (Fortsetzung) **B.** 701–2500 m ü. NN. Aufstieg zur Höhe 60 min oder länger

Tiefe [m]	Grundzeit [min]	Aufstieg zum 1. Halt [min]	Haltezeiten [m] [min]					Gesamtaufstiegszeit [min]	Repetitivgruppe
			12	9	6	4	2		
30	15	3					1	4	D
	20	3					3	6	E
	25	3				2	6	11	F
	30	3			1	4	11	19	G
	35	3			2	7	15	27	G
	40	2		1	5	10	20	38	G
	45	2		2	6	12	23	45	G
33	12	3					1	4	D
	15	3					2	5	E
	20	3				2	4	9	F
	25	3			2	3	9	17	G
	30	2		1	3	6	14	26	G
	35	2		2	4	9	20	37	G
	40	2		3	6	12	23	46	G
36	10	4					1	5	D
	15	4				1	3	8	E
	20	3			1	3	6	13	F
	25	3		1	3	5	12	24	G
	30	3		3	3	8	19	36	G
	35	3		4	6	12	23	48	G
39	9	4					1	5	D
	12	4					3	7	E
	15	4				2	4	10	E
	18	3			2	3	7	15	F
	21	3			3	4	10	20	G
	24	3		2	3	6	15	29	G
	27	3		4	4	8	18	37	G
	30	3	1	4	6	11	21	46	G
42	8	4					1	5	D
	12	4				1	4	9	E
	15	3			1	3	5	12	F
	18	3			3	4	8	18	F
	21	3		3	3	5	13	27	G
	24	3		4	4	7	18	36	G
	27	3	1	5	5	9	21	44	G
	30	3	3	6	6	13	24	55	G

Tabelle 32 (Fortsetzung) **B.** 701–2500 m ü. NN. Aufstieg zur Höhe 60 min oder länger

Tiefe [m]	Grund-zeit [min]	Aufstieg zum 1. Halt [min]	Haltezeiten [m] [min]					Gesamtauf-stiegszeit [min]	Repe-titiv-gruppe
			12	9	6	4	2		
45	9	5					3	8	D
	12	4				3	3	10	F
	15	4			3	3	6	16	F
	18	3		2	3	4	11	23	F
	21	3		4	4	7	16	34	G
	24	3	2	4	5	10	21	45	G
48	9	5				1	4	10	G
	12	4			1	3	4	12	F
	15	3		2	2	4	9	20	G
	18	3		4	5	5	14	31	G
	21	3	2	4	4	9	19	41	G
51	6	5					2	7	E
	9	4			1	1	3	9	F
	12	4		1	2	3	5	15	F
	15	4		3	3	4	11	25	G
	18	3	2	4	4	7	17	37	G
	21	3	4	4	6	11	21	49	G
54	6	5					2	7	D
	9	4			1	3	3	11	F
	12	4		2	3	3	7	19	F
	15	4	1	4	4	6	13	32	G
	18	4	3	4	5	9	19	44	G

Tabelle 32 (Fortsetzung) **C.** 2501–4500 m ü. NN. Volle Anpassung an die Höhe

Tiefe [m]	Grund- zeit [min]	Aufstieg zum 1. Halt [min]	Haltezeiten [m] [min]					Gesamtauf- stiegszeit [min]	Repe- titiv- gruppe
			12	9	6	4	2		
9	204	1					1	2	G
12	88	1					1	2	G
	100	1					5	6	G
	110	1					9	10	G
	120	1					13	14	G
15	50	2					1	3	E
	60	2					2	4	F
	70	2					8	10	G
	80	2					14	16	G
	90	2					20	22	G
18	32	2					1	3	D
	40	2					3	5	F
	50	2					7	9	F
	60	2				1	13	16	G
	70	2				3	17	22	G
21	22	2					1	3	D
	30	2					3	5	E
	35	2					6	8	F
	40	2				1	7	10	F
	45	2				3	10	15	F
	50	2				4	13	19	G
	55	2				6	15	23	G
	60	2				8	18	28	G
24	16	2					1	3	D
	25	2					4	6	E
	30	2				1	6	9	F
	35	2				3	8	13	F
	40	2				5	12	19	F
	45	2			1	6	15	24	F
	50	2			3	7	18	30	G
27	14	3					1	4	D
	20	3					4	7	E
	25	3				2	6	11	E
	30	3				5	7	15	F
	35	2			2	5	12	21	F
	40	2			4	6	14	26	G

Tabelle 32 (Fortsetzung) C. 2501–4500 m ü. NN. Volle Anpassung an die Höhe

Tiefe [m]	Grund-zeit [min]	Aufstieg zum 1. Halt [min]	Haltezeiten [m] [min]					Gesamtauf-stiegszeit [min]	Repe-titiv-gruppe
			12	9	6	4	2		
30	11	4					1	5	D
	15	4					3	7	D
	20	3				2	5	10	E
	25	3			1	4	7	15	F
	30	3			3	5	11	22	F
	35	3		1	4	7	15	30	G
33	9	4					1	5	D
	12	4					2	6	D
	15	3				1	4	8	E
	18	3				3	5	11	F
	21	3			1	4	6	14	F
	24	3			3	5	7	18	F
	27	3		1	3	6	11	24	G
36	8	4					1	5	D
	12	4				1	3	8	D
	15	4				3	4	11	E
	18	3			1	4	6	14	F
	21	3			3	5	7	18	F
	24	3		1	4	6	11	25	F
	27	3		3	4	7	14	31	G
39	7	4					1	5	D
	12	4				2	4	10	E
	15	4			1	4	5	14	E
	18	3		1	2	5	6	17	F
	21	3		2	3	6	10	24	F
	24	3		3	5	6	14	31	G
42	7	4					1	5	D
	9	4				1	3	8	E
	12	4			1	3	4	12	E
	15	3		1	2	4	6	16	F
	18	3		2	3	5	9	22	F
	21	3		4	4	6	13	30	F
	24	3	1	5	5	8	16	38	G
45	6	5					1	6	C
	9	5				2	3	10	E
	12	4			2	3	5	14	F
	15	4		2	3	4	7	20	F
	18	4		3	4	6	11	28	F
	21	3	1	5	5	7	15	36	G

Tabelle 32 (Fortsetzung) **C.** 2501–4500 m ü. NN. Volle Anpassung an die Höhe

Tiefe [m]	Grund-zeit [min]	Aufstieg zum 1. Halt [min]	Haltezeiten [m] [min]					Gesamtauf-stiegszeit [min]	Repe-titiv-gruppe
			12	9	6	4	2		
48	6	5					1	6	C
	9	5			1	2	4	12	E
	12	4		1	2	4	6	17	F
	15	4		3	3	5	9	24	F
	18	3	1	4	5	6	14	33	G
51	5	5					1	6	C
	9	5			2	2	5	14	E
	12	4		2	3	4	6	19	F
	15	4	1	3	4	6	11	29	F
	18	4	2	5	5	7	16	39	G
54	6	5				1	2	8	E
	9	4		1	2	3	5	15	F
	12	4		3	3	5	7	22	F
	15	4	2	4	5	6	13	34	G

Tabelle 32 (Fortsetzung) D. **Wiederholungstauchgänge 0–4500 m ü. NN**

Wiederholungsgruppe (Repetitivgruppe, *RG*) am Ende des Tauchgangs und am Ende der Oberflächenpause in min, für „0" und Fliegen in h

	G	F	E	D	C	B	A	„0"	Wartezeit vor dem Fliegen
A								2	2
B							20	2	2
C						10	25	3	3
D					10	15	30	3	3
E				10	15	25	45	4	3
F			20	30	45	75	90	8	4
G		25	45	60	75	100	130	12	5
H	50	65	95	130	180	240	340	24	7
K	180	240	300	360	420	480	560	39	14
L	360	420	510	600	720	840	990	48	24
	G	F	E	D	C	B	A		

Zeitzuschläge in min für Wiederholungstauchgänge

RG [m]	9	12	15	18	21	24	27	30	33	36	39	42	45	48	51	54	57
					Vorgesehene Tauchtiefe in Meter												
A	25	19	16	14	12	11	10	9	8	7	7	6	6	6	5	5	5
B	37	25	20	17	15	13	12	11	10	9	8	7	7	6	5	5	5
C	55	37	29	25	22	20	18	16	14	12	11	10	9	8	7	7	6
D	81	57	41	33	28	24	21	19	17	15	14	13	11	10	9	9	8
E	105	82	59	44	37	30	26	23	21	19	17	16	14	13	12	11	10
F	130	111	88	68	53	42	35	30	27	24	21	19	17	16	15	14	13
G	154	137	115	91	72	57	47	40	35	31	27	25	23	21	20	19	18

Beispiel: Wiederholungsgruppe *F* am Ende des Tauchgangs. Nach 45 min an der Oberfläche *RG C*, nach 90 min *RG A*. Nach 8 h kann ohne Zeitzuschlag getaucht werden. 4 h Wartezeit bis zum Fliegen.
RG C zu Beginn des Wiederholungstauchgangs, vorgesehene Tiefe 27 m, 18 min Zeitzuschlag zur Grundzeit des Tauchgangs (Zwischenwerte abrunden).

Tabelle 33. Dekompressionslose Tauchgänge (Nullzeiten) bei Atmung von 50% O_2 und 50% N_2 „**Nitrox**" **0–700 m ü. NN**

Tiefe [m]	Grundzeit [min]	Aufstieg bis 3 m [min]	Haltezeit bei 3 m [min]	Gesamtauf-stiegszeit [min]	Repe-titiv-gruppe
15	120	2	1	3	B
	210	2	1	3	B
	300	2	1	3	E
18	120	2	1	3	B
	210	2	1	3	C
	300	2	1	3	F
21	90	2	1	3	E
	120	2	1	3	F
	240	2	1	3	H
24	60	2	1	3	E
	120	2	1	3	G
27	45	3	1	4	E
	90	3	1	4	G
30	30	3	1	4	D
	60	3	1	4	F

Wiederholte Tauchgänge: Tabelle 32 D gilt auch für Nitroxtauchgänge.
Nitroxtauchgänge: Zeitzuschlag entsprechend effektiver Tiefe · 0,5.
Bei Zwischenwerten gilt die geringere Tiefe, z. B. 12 m Lufttauchgang nach einem Nitroxtauchgang auf 27 m.
Lufttauchgang: Zeitzuschlag entsprechend effektiver Tiefe.
Nach Nitroxtauchgängen sollen mit Luftatmung nur Nullzeitentauchgänge durchgeführt werden.

Wichtige Internetadressen

Tauchmedizin/Tauchsicherheit

http://www.diversalertnetwork.org/
Divers Alert Network, internationale Seite.
Viele interessante Informationen zu den Themen Tauchmedizin und Tauchsicherheit

http://www.daneurope.org/
Divers Alert Network, europäische Seite.
Viele interessante Informationen zu den Themen Tauchmedizin und Tauchsicherheit

http://www.uhms.org/
Undersea and Hyperbaric Medical Society.
Vereinigung von Physiologen und Wissenschaftlern im Gebiet des Tauchens und der Hyperbarmedizin

http://www.eubs.org/
European Underwater and Baromedical Society.
Vereinigung von Physiologen und Wissenschaftlern im Gebiet des Tauchens und der Hyperbarmedizin

http://www.gtuem.org/
Gesellschaft für Tauch- und Überdruckmedizin e.V.
Forum für wissenschaftlichen Meinungsaustausch. Erarbeitung von Richtlinien für die Weiter- und Fortbildung von Ärzten

http://www.oegth.at/
Österreichische Gesellschaft für Tauch- und Hyperbarmedizin.
Forum für wissenschaftlichen Meinungsaustausch. Erarbeitung von Richtlinien für die Weiter- und Fortbildung von Ärzten

http://www.suhms.org/
Swiss Underwater & Hyperbaric Medical Society.
Forum für wissenschaftlichen Meinungsaustausch. Erarbeitung von Richtlinien für die Weiter- und Fortbildung von Ärzten

238

http://www.ftu.ch/
Schweizerische Fachstelle für Tauchunfälle.
Tauchunfall-Erfassung und Auswertung, Statistiken, Tauchunfallprävention

http://www.gulftel.com/~scubadoc/
Diving Medicine Online.
Internet Site zum Thema Tauchmedizin. Datenbasis, Links usw.

http://www.baromedical.com/newsletter/hypernews.html
Hyperbaric Newsletter.
Internet Site zum Thema Tauchmedizin. Interessante Artikel

Verbände/Ausbildungsorganisationen

http://www.cmas2000.org/
Confédération Mondial des Activitées Subaquatiques.
Weltverband für Unterwassersport

http://www.cmas.de/
CMAS Deutschland

http://www.cmas.ch/
CMAS Schweiz

http://www.vdst.de/
Verband Deutscher Sporttaucher e.V.

http://www.susv.ch/
Schweizer Unterwassersport Verband (SUSV)

http://www.tsvoe.or.at/
Tauchsportverband Österreich

http://www.padi.com/
Professional Association of Diving Instructors.
Weltweit tätige amerikanische Ausbildungsorganisation

http://www.naui.com/
National Association of Underwater Instructors.
Weltweit tätige amerikanische Ausbildungsorganisation

http://www.tdisdi.com/tdi/tdihome.html
Technical Diving International.
Ausbildung für das technische Tauchen

http://www.iantd.com/
International Association of Nitrox and Technical Divers.
Ausbildung für das technische Tauchen

http://www.andihq.com/
American Nitrox Divers International.
Ausbildung für das technische Tauchen

http://www.rab-ev.de/
Rebreather Advisory Board
Ausbildung für das Tauchen mit Kreislaufgeräten

Literatur

1. Balldin UI (1980) Venous gas bubbles while flying with cabin altitudes of airliners or general aviation aircraft 3 hours after diving. Aviat Space Environ Med S 1(7):649-652

1a. Barry PD, Vann RD, Youngblood DA, Peterson RE, Bennett PB (1984) Decompression from a deep nitrogen-oxygen saturation dive. A case report. Undersea Biomed Res 11:387-393

2. Baumgartner D (1990) Zur Häufigkeit von Innenohrschäden bei Sporttauchern in der Schweiz. Med Dissertation, Universität Zürich

3. Beckman EL, Elliott DH (eds) (1974) Dysbarism related osteonecrosis. A symposium. US Government Printing Office, Washington DC

4. Behnke AR (1945) Decompression sickness incident to deep sea diving and high altitude ascent. Medicine (Baltimore) 24:381-402

5. Bennett PB (1967) Performance impairment in deep diving due to nitrogen, helium, neon and oxygen. In: Lambertsen CJ (ed) Proceedings 3rd Symposion on Underwater Physiology. Williams & Wilkins, Baltimore

6. Bennett PB (1982) Inert gas narcosis. In: Bennett PB, Elliott DH (eds) The physiology and medicine of diving, 3rd edn. Ballière Tindall, London, pp 239-261

7. Bennett PB (1982) The high pressure nervous syndrome in man. In: Bennett PB, Elliott DH (eds) The physiology and medicine of diving, 3rd edn. Ballière, London, pp 262-296

8. Bert P (1878) Pression barométrique. Masson, Paris

9. Bert P (1943) Barometric pressure. Researches in experimental physiology. Translated by MA Hitchcock and FA Hitchcock. Columbus College Book, London

10. Böni M, Schibli RA, Nussberger P, Bühlmann AA (1976) Diving at diminished atmospheric pressure. Undersea Biomed Res 3:189-204

11. Bonin B, Straub PW, Schibli RA, Bühlmann AA (1973) Blood coagulation during critical decompression following diving experiments with oxygen-helium. Aerospace Med 44:508-512

12. Bornstein AC (1910) Versuche über die Prophylaxe der Preßluftkrankheit. Berl Klin Wochenschr 27:1272-1275

13. Bove AA, Davis JC (ed) (1990) Diving Medicine. UHMS, Bethesda MD

14. Brauer RW, Dimov S, Fructus XR, Gosset A, Naquet R (1969) Syndrome neurologique et électrographique des hautes pressions. Rev Neurol (Paris) 121:264-268

15. Brunner FP, Frick PG, Bühlmann AA (1964) Post-decompression shock due to extravasation of plasma. Lancet I:1071-1073

16. Brusa G (1986) Tauchunfall. Schweiz Z Sozialversicherung 30:27-33

17. Bühlmann AA (1971) Decompression in saturation diving. In: Lambertsen CJ (ed) Underwater physiology. Proceedings of the 4th Symposion on Underwater Physiology. Academic Press, New York London, pp 221-227

18. Bühlmann AA (1974) Fatal fat embolism following decompression sickness in an experimental dive. In: Beckman EL, Elliott DH (eds) Dysbarism related osteonecrosis. A symposion. US Government Printing Office, Washington DC

19. Bühlmann AA (1981) Zürcher Erfahrungen mit dem high pressure nervous syndrom (HPNS). In: Gerstenbrand F, Lorenzoni E, Seemann K (Hrsg) Tauchmedizin 2. Schlüter, Hannover, S 271-277

20. Bühlmann AA (1982) Experimentelle Grundlagen der risikoarmen Dekompression. Schweiz Med Wochenschr 112:48-59

21. Bühlmann AA (1984) Untersuchungen zur Dekompression bei erniedrigtem Luftdruck. Schweiz Med Wochenschr 114:942–947

22. Bühlmann AA (1985) Dekompressionskrankheit des Rückenmarks. Resultate der Früh- und Spätbehandlung. Schweiz Med Wochenschr 115:796–800

23. Bühlmann AA (1986) The validity of a multi-tissue model in sport diving decompression. (Diving Officers Conference, November 1986, London, pp 25–27)

24. Bühlmann AA (1987) Decompression after repeated dives. Undersea Biomed Res 14:59–66

25. Bühlmann AA (1988) Die Berechnung der risikoarmen Dekompression. Rechenmodell und Ergebnis der experimentellen Dekompressionsforschung. Schweiz Med Wochenschr 118:185–197

26. Bühlmann AA, Gehring H (1975) Inner ear disorders resulting from inadequate decompression. "Vertigo bends". In: Lambertsen CG (ed) Proceedings 5th Symposion on Underwater Physiology. Bethesda Federation, Bethesda

27. Bühlmann AA, Kulstrunk M (1981) Sauerstoffverbrauch der Atemmuskulatur bei erhöhten Atemwegwiderständen. Schweiz Med Wochenschr 111:1752–1756

28. Bühlmann AA, Frey P, Keller H (1967) Saturation and desaturation with N_2 and He at 4 atm. J Appl Physiol 23:458–462

29. Bühlmann AA, Matthys H, Overrath G, Bennett PB, Elliott DH, Gray P (1970) Saturation exposure at 31 ata in an oxygen-helium atmosphere with excursions to 36 ata. Aerospace Med 41:394–402

30. Bühlmann AA, Schibli RA, Gehring H (1973) Experimentelle Untersuchungen über die Dekompression nach Tauchgängen in Bergseen bei vermindertem Luftdruck. Schweiz Med Wochenschr 103:378–383

30 a. Bühlmann AA (1995) Behavior of dive computer algorithms in repetitive dives: Experience and needed modifications. In: Hamilton RW (ed) The effectiveness of dive computers in repetitive diving. Undersea and Hyperbaric Medical Society Inc, Kensington, pp 11–16

31. Bühlmann TA (1979) Unfälle beim Sporttauchen und obligatorische Unfallversicherung. Schweiz Z Sozialversicherung 23:122–148

32. Clark JM (1982) Oxygen toxicity. In: Bennett PB, Elliott DH (eds) The physiology and medicine of diving, 3rd edn. Baillière Tindall, London, pp 200–238

33. Decompression Sickness Central Registry and Radiological Panel (1981) Aseptic bone necrosis in commercial divers. Lancet II:384–388

34. Ehm OF (1989) Tauglichkeitsuntersuchungen bei Sporttauchern. Springer, Berlin Heidelberg New York Tokyo

34 a. Fife CE, Fife WP (1994) Should pregnant women Scuba dive? J Travel Med 10/1:160–167

34 b. Gali-Corleo R (2000) Proceedings. EUBS-Congress WD, Malta

35. Gmür A (1974) Tödliche Unfälle beim Sporttauchen. Med Dissertation, Universität Zürich

35 a. Hagen FT, Scholz D, Edwards G (1984) Incidence and size of patent foramen during the first 10 decades. Proc Mayo Clin 59:17–20

36. Hahn M (1989) Vergleich der Anzeigen digitaler Dekompressiometer mit Druckkammertests. Schweiz Z Sportmed 37:89–92

37. Haldane JS (1922) Respiration. Yale Univ Press, London New Haven

38. Hamilton RW, MacInnis JB, Noble AD, Schreiner RH (1966) Saturation diving at 650 ft. Technical Memorandum B1 411, Ocean System, New York

39. Hart GB, Strauss PA, Lennon PA (1986) The treatment of decompression sickness and air embolism in a monoplace chamber. J Hyperbaric Med 1:1–7
40. Hempleman HV (1982) History of evolution of decompression. In: Bennett PB, Elliott DH (eds) The physiology and medicine of diving, 3rd edn. Baillière Tindall, London, pp 319–351
41. John S, Cabarrou R, Dennhardt HD et al (1984) Späte Rekompressionsbehandlung eines Tauchunfalls mit tetra- und paraplegischer Symptomatik mittels O_2-N_2-He unter einem Behandlungsdruck von 9 bar. In: Gerstenbrand F, Lorenzoni E, Seeman K (Hrsg) Tauchmedizin 3. Schlüter, Hannover, S 231–239
42. Keller H, Bühlmann AA (1965) Deep diving and short decompression by breathing mixed gases. J Appl Physiol 20:1267–1270
43. Lambertsen CJ (1989) Relations of isobaric gas counterdiffusion and decompression gas lesions diseases. In: Vann RD (ed) The physiological basis of decompression. Thirty-Eighth Undersea and Hyperbaric Medical Society Workshop. UHMS, Bethesda MD
44. Lanphier EH (ed) (1987) Decompression in surface based diving. (Undersea and Hyperbaric Medical Society Workshop, Tokyo, UHMS, Bethesda MD)
45. Lanphier EH, Camporesi EM (1982) Respiration and exercise. In: Bennett PB, Elliott DH (eds) The physiology and medicine of diving, 3rd edn. Ballière Tindall, London, pp 99–156
46. Malconian MK, Rock P, Devine J, Cymerman A, Sutton JR, Houston CS (1987) Operation Everest II: Altitude decompression sickness during repeated altitude exposure. Aerospace Medical Association, July 1987, pp 679–682
47. Mallach HJ (1987) Der Stellenwert der Luftembolie in der modernen Medizin. Springer, Berlin Heidelberg New York Tokyo
48. Männche KK (1968) Caissonkrankheit. Zur Geschichte, Physiopathologie und Klinik der Dekompressionskrankheit. Monatsschr Unfallheilkd 71:509–525
48 a. Marroni A, Cali Corleo R, Balestra C et al (2001) The speed of ascent dilemma: "instant speed of ascent" or "time to surface" – which one really matters? Instant speed of ascent vs. delta-p in the leading tissue and post-dive doppler bubble production. DSL Special Project 02/2001. Proceedings of the XXVII Annual Scientific Meeting of the EUBS, Hamburg 12th–16th Sept, p 74
48 b. Marroni A, Cali Corleo R, Balestra C et al (2001) Incidence of asymptomatic circulating venous gas emboly in unrestricted, uneventful recreational diving. Skin cooling appears to be related to post-dive doppler-detectable bubble production. An unexpected finding. DSL Special project 03/2001. Proceedings of the XXVII Annual Scientific Meeting of the EUBS, Hamburg 12th–16th Sept, p 79
49. Matthys H (1983) Medizinische Tauchfibel, 3. Aufl. Springer, Berlin Heidelberg New York Tokyo
50. Mauermayer R, Kessel K, Praml G (1985) Untersuchungen zur Festlegung neuer Ausschleuszeiten aus Druckbereichen um 1 bar Überdruck. In: Bolt HM, Piekarski C, Rutenfranz J (Hrsg) Deutsche Gesellschaft für Arbeitsmedizin, 25. Jahrestagung. Gentner, Stuttgart, S 67–71
51. Moody M (1987) Report on exercise Paddington Diamond Lake Titicaca Bolivia, May 1987. Printing Section, Ordonance Services, Viersen, BFPO 40
52. Moon RE, Camporesi EM, Kisslo JA (1989) Patent foramen ovale and decompression sickness in divers. Lancet I:513–514
53. Polkinghorne PJ, Sehmi K, Cross MR, Minassian D, Bird AC (1988) Ocular fundus lesions in divers. Lancet II:1381–1383

54. Radermacher P, Santak B, Muth CM, Wenzel J, Hampe P, Vogt L, Hahn M, Falke KJ (1991) Nitrogen partial pressures in man after decompression from simulated dives at rest and during exercise. Undersea Biomed Res 17:495–501

55. Russi E, Gäumann N, Geroulanos S, Bühlmann AA (1985) Magenruptur beim Tauchen. Schweiz Med Wochenschr 115:800–803

56. Sahni TK, John MJ, Dhall A, Chatterjee AK (1991) High altitude dives from 7000 to 14 200 feet in the Himalayas. Undersea Biomed Res 18:303–316

57. Schibli RA, Bühlmann AA (1972) The influence of physical work upon decompression time after simulated oxy-helium dives. Helv Med Acta 36:327–342

58. Schreiner HR, Hamilton RW (ed) (1989) Validation of decompression schedules. 37th Undersea and Hyperbaric Medical Society Workshop, UHMS, Bethesda MD

59. Shastri KA, Logue GL, Lundgren CE (1991) In vitro activation of human complement by nitrogen bubbles. Undersea Biomed Res 18:157–165

60. Sheffield PJ (ed) (1989) Flying after diving. 39th Undersea and Hyperbaric Medical Society Workshop, UHMS, Bethesda MD

61. Spiegel MV (1963) Die bronchialen Strömungswiderstände bei Überdruck. Z Klin Med 157:405–419

62. Sterk W, Hamilton RE (eds) (1991) Operational dive and decompression data: collection and analysis. EUBS Publication (DATA) 17-8-901SBN 90-9004500-7, Academic Medical Center, University of Amsterdam

63. Takita H, Olszewski W, Schimert G, Lanphier EH (1968) Hyperbaric treatment of cerebral air embolism as a result of open-heart surgery. Report of a case. J Thorac Cardiovasc Surg 55:682–685

64. US-Navy Diving Manual (1979) Navy Department, Washington DC 20362, Best Bookbinders, Carson CA

65. van Laak U, Simon W (1984) Spätbehandlung bei neurologischer Dekompressionserkrankung. In: Gerstenbrand F, Lorenzoni E, Seemann K (Hrsg) Tauchmedizin 3. Schlüter, Hannover, S 240–246

66. van Liew HD (1991) Simulation of the dynamics of decompression sickness bubbles and the generation of new bubbles. Undersea Biomed Res 18:333–345

67. Vann RD (1982) Decompression theory and applications. In: Bennett PB, Elliott DH (eds) The physiology and medicine of diving, 3rd edn. Ballière Tindall, London, pp 352–392

68. Vann RD, Gerth WA, Leatherman NE (1987) Exercise and decompression sickness. In: Vann RD (ed) The physiological basis of decompression. 38th Undersea and Hyperbaric Medical Society Workshop. UHMS, Bethesda MD

69. Waldvogel W, Bühlmann AA (1968) Man's reaction to long lasting overpressure exposure. Helv Med Acta 34:130–150

70. Ward CA, McCullough D, Fraser WD (1987) Relation between complement activation and susceptibility to decompression sickness. J Appl Physiol 62: 1160–1166

71. Ward CA, McCullough D, Yee D, Stranga D, Fraser WD (1990) Complement activation involvement in decompression sickness of rabbits. Undersea Biomed Res 17:51–66

72. Wilmshurst PT, Byrne JC, Webb-Peploe MM (1989) Relation between interatrial shunts and decompression sickness in divers. Lancet II:1302–1306

73. Wilmshurst PT, Nuri M, Crowther A, Webb-Peploe MM (1989) Cold-induced pulmonary oedema in scuba divers and swimmers and subsequent development of hypertension. Lancet I:62–65

Sachverzeichnis

J

K

L

M

S

T